U0267106

肿瘤疾病
护理健康教育

主　编 孙　丽　吴晓燕

副主编 刘　潋　胡雪芝　柳丽娜　陶利琼

编　者（以姓氏笔画为序）

于　丰　王　磊　孙　丽　刘　潋

成　可　吴晓燕　陈震珍　胡雪芝

胡龙霞　柳丽娜　陶利琼　夏忞婧

长江出版传媒
湖北科学技术出版社

前　言

　　肿瘤是危及人类生命健康的常见病,成为我国重大的公共卫生问题。随着肿瘤护理专业知识和护理理念的不断发展,肿瘤护理已成为一门专业性较强的护理学科,为患者提供切实可行的健康教育知识是临床护理必不可少的内容。为提高肿瘤科护理人员的健康教育能力,特编写此书,供广大临床护理人员参考。

　　本书为上、下两篇。上篇主要讲述肿瘤的致病因素、诊断性检查和特殊治疗、各种肿瘤相关药物知识、肿瘤患者常见症状护理、肿瘤化疗常见毒副作用及处理、肿瘤内科急症及并发症的处理等;下篇主要阐述常见肿瘤的发病特点、临床表现、治疗原则、护理及健康教育的相关内容。

　　本书编者多从方面针对肿瘤相关知识进行详细描述,具有很强的实用性和操作性,为临床护理人员提供指引和帮助;在此对编者的辛勤付出致以诚挚的敬意。

　　在编写过程中,我们力求精益求精,但难免存在一些不足,恳请各位读者批评指正。

孙丽

2017 年 7 月于武汉

目　录

上篇　肿瘤基础知识

下篇　常见肿瘤疾病的健康教育

第一章　肿瘤的致病因素

　　恶性肿瘤是严重危害人类生命和健康生存的疾病之一,目前是全球最突出的公共卫生问题。肿瘤的发生与发展是一个多因素、多基因参与、多阶段复杂形成的渐进的过程,不仅包括宿主的遗传因素、免疫状态等内部因素,还包括体外的物理性、化学性和生物性因素等。不同的因素在肿瘤的发生和发展过程中所起的作用不同,有些是导致肿瘤发生的启动因素,有些则是促发因素。所以对于肿瘤的一级预防就是进行危险因素的干预。

🔲 第一节　生活方式与肿瘤

　　生活方式是指人们长期受一定社会文化、经济、风俗、家庭影响而形成的一系列的生活习惯、生活制度和生活意识。生活方式是由个人和社会群体、整个社会性质和经济条件以及自然地理条件所决定的个人社会群体和整个社会的方式和特点。世界卫生组织癌症控制报告指出,保持良好的生活方式可以预防40%的肿瘤(通过健康饮食、身体活动和不使用烟草及限酒)。

一、不良生活方式与肿瘤

　　(1)经常熬夜。夜间是细胞分裂最旺盛的时期,然而肿瘤细胞的形成是在正常细胞分裂过程中发生突变的。如果夜晚睡眠不足,造成人体的免疫力降低,发生变异的细胞不易被及时清除,易导致恶性肿瘤的发生。

　　(2)不良饮食习惯。长期食用不新鲜蔬菜和腌制蔬菜食品,腌制的蔬菜和不新鲜的蔬菜中含有较高浓度的硝酸盐,硝酸盐在胃内酸性环境中可转变成亚硝酸盐。蛋白质或食品发酵过程中可形成仲胺,它与亚硝酸盐相互作用而生成亚硝胺,而亚硝胺显示可诱发多种器官出现恶性肿瘤;长期摄入高脂肪饮食,高脂饮食进入胃肠道以后,可刺激肝脏分泌胆汁,胰腺分泌胰液,使大肠中的胆汁酸与中性固醇的浓度增加,在肠道细菌作用下诱发肿瘤;食物纤维摄入过少,使肠蠕动减少,粪便在大肠内的停留时间延长,使大肠黏膜的通透性增加,导致致癌物的吸收增多,而引起大肠恶性肿瘤的发生概率增加;长期食用油炸、熏制食品,特别是烤焦的动物食品表面含有高浓度的致癌物;霉变食品,含有大量的黄曲霉素,其代谢产物黄曲霉素有强烈的致癌作用;长期不吃早餐者,胆汁的排泄减少,胆汁浓度增加,其中的成分如胆盐、胆固醇容易形成结晶而析出,易形成结石,胆囊癌的发生率与胆囊结石的关系密切。

（3）不良嗜好。

1）长期大量饮酒:酒精（乙醇）及其中间代谢产物（乙醛）可直接损伤肝细胞,降低肝脏的解毒排毒能力,长期大量酗酒可导致营养失调,降低人体的正常免疫力,增加了恶性肿瘤发生的概率。

2）吸烟:烟草成分及燃烧的烟雾中有多种致癌和促癌物质,吸烟时间越长,吸烟支数越多和开始吸烟的年龄越小,患肺恶性肿瘤的概率越大。

3）混乱的性行为:不洁的性行为,增加了阴茎和宫颈的恶性肿瘤发生率。

二、健康的生活方式

（1）均衡的营养。

1）在保持以谷类为主的膳食结构的同时,逐步增加豆类、豆制品和蛋、奶、禽、鱼类的摄入量,并适当减少主食。

2）增加新鲜蔬菜,特别是富含维生素 A、C 的黄绿色蔬菜,以及新鲜水果的摄入量。

3）改进烹调方法,以减少因加热过久而造成的食物中营养物质破坏。

4）避免高盐饮食,每人每日摄入食盐不超过 6 g。

5）尽量少吃腌、腊、熏制食品。

（2）养成锻炼身体的好习惯。有规律的有氧运动,能够有效调动机体活力,增强机体的免疫力,根据自己的身体情况和爱好制定适合自己的运动计划。有氧运动指的是快步走、骑车、跳绳、爬山、游泳、瑜伽等,每周 3～5 次,每次感觉身体发热,或微微出汗,或脉搏达到每分钟 110～130 次,即可起到健身的作用。当前,有氧体操越来越受到关注,它可增加最大摄氧量和身体耐力,这对于习惯久坐的工作者很有益处。

（3）早睡早起,保持高质量的睡眠。人体是需要劳逸结合的,工作和劳动后,需要休息来恢复体力。首先应保证充足的睡眠时间,如果长时间睡眠不足,易致身体免疫功能低下,容易引发很多疾病,包括恶性肿瘤。其次养成早睡的习惯,因为早睡可以抓住最佳的睡眠时间,保证大脑分泌足够的褪黑素,来抑制交感神经兴奋,使得血压下降、心率减缓、心脏得到休息、免疫功能得到加强,维持人体正常的需要;同时可以保证早起,为锻炼身体留出时间。最后,保证高质量的睡眠,睡眠不是睡得越多质量越高,只要早晨醒来感觉精神舒畅,就可以认为是高质量的睡眠,为保证高质量的睡眠,应减少白天在床上的时间,适当约束午睡时间。

（4）戒烟限酒。少量饮酒可以减少心血管疾病和肿瘤的死亡率,以及缓解某些疼痛。但是吸烟,不仅损害吸烟者自己的健康,还使家属或周围不吸烟者遭受被动吸烟的危害。

（5）保持健康心态。我们要想获得健康,就应该有正确的信念,要相信科学,树立正确的世界观、价值观、健康观。要具有自我保健责任感、了解和掌握必要的保健、预防知识,摒弃不良卫生习惯,同时,在遇到挫折困难的时候,要善于排除不良情绪,保持积极心态,充满责任感,相信正能量。

总之,健康的生活方式可以简单概括为七少七多:少肉多菜,少盐多淡,少糖多果,少食多嚼,少车多走,少怒多欢,少忧多眠。

第二节　身心因素与肿瘤

恶性肿瘤是对人类健康威胁最大、死亡率最高的疾病之一。随着医学模式的转变和研究手段的进步,人们逐渐注意到心理社会因素与恶性肿瘤的发生、发展和治疗存在联系。良好的心理状态和健康的生活方式,不仅可以预防肿瘤,也有利于恶性肿瘤的治疗。

一、心身疾病的概念

心身疾病(psychosomatic diseases)或称心理生理疾病(psychophysiological diseases),有广义和狭义之分。狭义心身疾病是指心理社会因素在发病过程中起重要作用的躯体器质性疾病。而广义是指心理社会因素在发病、发展过程中起重要作用的躯体器质性疾病和功能性障碍。明显地看出,广义的心身疾病包括狭义心身疾病。

二、心理因素与肿瘤

(1)生活事件与应付事件能力与肿瘤。生活事件是指人的一生中遭遇。它大致包括:人际关系、学习和工作方面的问题、生活中的问题、健康问题、婚姻家庭问题、意外事故及幼年时期经历等等。生活事件与应付能力对肿瘤发生发展的影响,二者在研究与肿瘤关系方面是密不可分的。研究显示,负性情绪及生活事件在肿瘤的发生过程中起着一定的促进作用。

(2)个性特征与肿瘤。个性是指一个人由于生活环境、教育背景等不同,而形成的长期以来对于事物的固定看法和反应形式。我们常把人们性格分为三种:A 型性格争强好胜,说话声音响亮,走路急促,常有时间紧迫感,心胸狭窄,并具有泛化式敌意心理,往往树敌太多。动辄发火,性格暴躁,没有耐心;求胜心切,追求成就,有很强的事业心;动作敏捷;时间观念强;情绪容易波动;对人有戒心;缺少运动。B 型性格则多表现为温和平静,从容大度。不过分争强好胜,随遇而安。C 型性格者主要表现为内向、缄默和抑郁,多愁善感,情绪压抑,性格内向,常常克制自己的情绪。人群中存在着一种癌症易感个性,这种个性有许多共同之处,即 C 型性格的心理特点。

三、心理干预

身心因素引起的心身疾病的治疗原则是消除心理社会刺激因素、消除心理学病因、消除生物症状。同时,研究表明心理行为干预不仅可以改善患者的情绪、对疾病的认知和应对方式,而且可以对患者的免疫功能产生影响。马斯洛说过:"心态若改变,态度就跟着改变;态度改变,习惯也跟着改变;习惯改变,性格跟着改变;性格改变,人生就跟着改变。"

好心情有助于预防疾病。好心情来源于人对客观事物的理解,好的情绪状态可使大脑及下丘脑等神经系统通过激素、神经肽、神经递质等信息分子,作用于免疫细胞,从而增强其免疫功能,这对防病防肿瘤非常有利。人类部分肿瘤由基因遗传所致,但基因有结构基因与调控基因之分,后者可因人们良好的饮食、环境和心理状态而朝好的方向表达,从而避免肿瘤的发生。所以要养成正确的人生观、价值观、世界观,培养自信面对自我,不断进取;宽宏大量,淡泊名利;助人为乐,不求回报等。

确诊肿瘤患者护理干预模式如下:

(1)语言要合理,医生护士切勿当着患者面交头接耳,必须先和其家人说明实际情况,一起研究治疗的方案。

(2)为患者提供安全适宜的住院环境,避免外界因素刺激患者的感官,必须做到无噪音、光线柔和、态度和蔼可亲等。

(3)尊重患者,当护士发现患者有焦虑的表现时必须对其实施心理护理,例如哭泣、徘徊、诉说、愤怒等。

(4)为患者制定合理的放松方案,如按摩、热水浴、听音乐、做深呼吸等。

(5)对患者实施卫生知识宣教措施,避免对患者有应激原的刺激困扰,如化疗之前对其实施健康教育,同时对患者提出的问题给予合理的解释,必要时加入肢体语言,避免患者由于知识缺乏导致焦虑。

(6)培养患者坚强的意志,坚强的意志是患者和疾病斗争的必要武器,针对有悲观、失望、抑郁的患者,医生要做到药物治疗结合心理护理,所以护士必须掌握每个患者各自的心理特征,寻找导致患者抑郁的根源。护士必须对患者表示支持,耐心听其诉说,同时向其讲述相关专业知识,使患者的情绪稳定。另外,护士还要对患者的家属实施知识宣教,让其帮助患者建立和疾病作斗争的心理,让患者感受到家庭对自身的关心和支持。

🔲 第三节　饮食营养与肿瘤

随着流行病学、基础科学及临床医学的发展和研究,人们认识到了肿瘤的致病因素,并发现通过控制某些因素可以有效地预防肿瘤。在肿瘤总数中与饮食有关的恶性肿瘤占很大比例,据中国医学科学院肿瘤研究所的估计,与饮食营养有关的肿瘤在我国占 40%以上,其中占男性肿瘤的 50%,占女性肿瘤的 36%,尤以消化道肿瘤最为常见,所以说饮食营养因素在恶性肿瘤发病层面具有重要的作用。

一、对预防肿瘤不利的营养因素

(1)食物中的植物毒素。霉菌毒素与肝恶性肿瘤的发病率有关,它是自然条件下霉菌在食品中生长而产生的代谢物质,可诱发肿瘤生长,如黄曲霉素可污染粮油及其制品。另外蕨类也会诱发肿瘤生长,而有的国家和地区用来作为食用蔬菜或饲料。

(2)N-亚硝基化合物,是由胺类与亚硝酸盐反应形成诱发肿瘤生长的物质。胺类是动植物蛋白质代谢的中间产物,广泛存在于鱼、肉、谷类中。亚硝酸盐存在于腌制食品中。一般情况下,正常食物中所含 N-亚硝基化合物较少,但是生活中常被用于制作火腿、香肠等制品,被用作防腐剂或是发色剂。

(3)多环芳香烃,是由于食物在烘烤、煎炸、烟熏的过程中,在失水条件下高温加热可产生肿瘤的热解物。生活中,有些不法商贩,将已烧黑的旧油反复添加新油,就会加速此物生成,再者用炭火直接烤肉,肉中脂肪滴在火上生成的多环芳烃容易污染食物表面。

二、对预防肿瘤有利的营养因素

(1)维生素 C 是一种抗氧化剂。其防肿瘤作用被认为可以阻止致肿瘤性 N-亚硝基化合物的合成,其解毒作用与刺激机体免疫系统有关。其广泛的食物来源为各类新鲜蔬果。

(2)胡萝卜素和维生素 A。胡萝卜素摄入人体,经消化形成维生素 A。胡萝卜素是一种强抗氧化剂,保护细胞免受氧化损害,与防肿瘤有关。维生素 A 主要功能是维持上皮组织的正常结构,刺激机体免疫系统,调动机体抗肿瘤的积极性,抵御致病物质侵入机体。胡萝卜素来源于南瓜和胡萝卜,维生素 A 包含于鱼类和哺乳动物的肝脏中。

(3)硒等元素与维生素 E。硒是生命必需的微量元素,其防肿瘤机制与其抗氧化作用有关,有清除生物膜的脂质过氧自由基的作用,还可加强机体免疫功能。维生素 E 也是抗氧化剂,与硒元素有协调作用,能促进细胞分裂,延缓细胞衰老,延长癌症患者的生命。动物内脏、鱼类、海鲜、蘑菇、鸡蛋、大蒜、银杏等含硒元素都比较高,而维生素构成了许多水果和蔬菜的表皮,同时富含在红棕榈油和橄榄油中。

(4)膳食纤维。是一种不溶性的纤维在消化道内形成较大的体积,能吸附或稀释致癌物,缩短肠道通过时间,从而减低结肠肿瘤的发生,其存在以谷类食物为主,并辅以蔬菜果类。

(5)其他营养元素。包含在茶类、菌菇类、杂粮类、中草药类中等。

三、饮食预防肿瘤的原则

世界卫生组织(WHO)提出的饮食防肿瘤的 10 条原则为:

(1)不吃发霉的粮食及其制品。花生、大豆、米、面粉、植物油等发霉后,可产生黄曲霉素,是一种强烈的致肿瘤(特别是肝癌)物质。

(2)不吃熏制或腌制的食物。如熏肉、咸肉、腌酸菜等,这些食物中含有一种可能导致胃和食道肿瘤的化学物质。

(3)不吸烟。香烟中焦油等物质是导致肺和胰腺肿瘤的因素。最近研究证明,吸烟和妇女宫颈肿瘤也有关系。

(4)不酗酒。特别是不饮烈性酒。浓度高的酒精会刺激口腔、食道壁和胃壁的上皮细胞并引发恶性肿瘤。

(5)同时吸烟与喝酒会大大增加恶性肿瘤的发病。

(6)不要用有毒的塑料制品包装食物。

(7)不吃被农药污染的蔬菜、水果和其他东西。

(8)不吃过热、过硬、烧焦或太咸的食物,不喝过烫的水。

(9)多吃新鲜蔬菜,吃饭不要过饱,控制肉类食物,体重不要过胖,这样可以减少恶性肿瘤的发病率。

(10)不要经常吃有可能导致肿瘤的药物,如激素类药物、大剂量的维生素 E 等。

四、肿瘤患者的饮食护理

恶性肿瘤患者由于消化液分泌减少,胃肠黏膜萎缩等原因,导致消化功能减退,日进食能力逐渐下降。对于肿瘤患者,清晨为最佳进餐时间,故主张早餐要吃好,对于日间采取少食多餐。同时,饮食的配制应根据患者自身需要:患者由于味觉改变、胃肠道反应等会对某些食物产生反感或喜好,所以在化学治疗、放射治疗期间应尽可能满足患者的要求。根据肿瘤的部位及治疗方案,选择相应的饮食,如口腔、咽部、食道的肿瘤给予高蛋白的流食,也要根据患者的营养状况,选择完全胃肠外营养或(和)完全胃肠内营养的等多营养支持途经。

目前国际公认 1/3 肿瘤可预防,1/3 可治愈,1/3 可延长寿命。肿瘤不等于死亡,重要的是做好预防工作和早期发现、早期诊断以及早期治疗。积极开展全民健康教育,提高公众对恶性肿瘤主要相关危险因素的知晓率,大力提倡戒烟、合理膳食、适量运动、心理平衡等健康生活方式,改变不良生活习惯,降低恶性肿瘤发病风险。

第四节　病毒与肿瘤

肿瘤的发生是一个极其复杂的过程,受多种因素作用引起机体细胞的遗传物质变异或是表达异常,包括体内因素和体外因素。体外因素包括物理性、化学性和生物性等,其中生物性致肿瘤因素可包括病毒、细菌、寄生虫等,而经过多年研究证明,病毒对人类肿瘤的作用是比较肯定的。

一、肿瘤病毒的概述

近 20 年来,通过流行病学调查和分子生物学的研究,发现人类肿瘤和病毒两者存在密切关系,尤其是近 10 年开展了预防病毒感染可降低肿瘤发生的实验,更加明确地证明了人类肿瘤和病毒存在密切关系。目前,较为明确与人类肿瘤有关的病毒包括 4 种 DNA 病毒和 2 种 RNA 病毒,其中前者包括 EB 病毒、高危型人乳头瘤病毒、乙型肝炎病毒及人疱疹病毒,后者有 T 细胞白血病病毒和丙型肝炎病毒。

据分析研究,现认为凡能引起人或动物发生肿瘤或体外能使细胞转化为恶性表型的病毒,均可称为致肿瘤病毒。确定肿瘤病毒的标准:

(1)先有病毒感染,后有癌变发生。

(2)新分离的肿瘤组织内存在病毒的核酸和蛋白质。

(3)体外组织培养中能转化细胞。

(4)分类学上同属的病毒可引起动物肿瘤。

(5)存在流行病学依据。

(6)用肿瘤或病毒的组织成分免疫高危动物或人群,其肿瘤发生率下降。

二、肿瘤病毒表达机制

人类肿瘤病毒感染后一般具有长期潜伏和隐蔽的特点,只有在人体体内或体外因素作用下才可激活病毒的致瘤性。而人类肿瘤的发生是多阶段多基因改变的过程,一方面是病毒进入细胞对宿主细胞遗传信息的改变,包括 DNA 突变、染色体异常、对 DNA 的后天修饰和组蛋白的各种修饰等,以及蛋白质与蛋白质间的交互作用;另一方面是机体免疫系统被破坏或免疫力下降时,肿瘤病毒使宿主细胞异常增生而发生癌变。

三、常见的肿瘤病毒

(1)人T细胞白血病病毒。人T细胞白血病病毒(human T cell leukemia virus, HTLV)与成人T细胞白血病(adult T cell leukemia, ATL)的发生有病因学上的联系。HTLV分为1型和2型(HTLV-1,HTLV-2)。HTLV-1是现已公认的成人T细胞白血病的致病因素。而目前研究表明,成人T细胞白血病的发病涉及多种因素,包括病毒本身的特性、宿主细胞的状态以及宿主的免疫系统等。HTLV-1可以通过病毒调控转录激活蛋白和转录后调节蛋白的表达,使得细胞代谢发生改变,从而容易引发成为成人T细胞白血病。HTLV-1的感染者是经过长期的潜伏,有一小部分发展成为成人T细胞白血病,其中感染者中的发病率为5%~10%。

(2)乙型肝炎病毒。人乙型肝炎病毒(HHBV)是一种独特的病毒,被称为嗜肝DNA病毒,与肝细胞肝癌(hepatocellular carcinoma, HCC)有密切联系。肝细胞肝癌是常见的恶性肿瘤,发病率在男性肿瘤中居第5位,女性肿瘤中居第8位。有研究表明超过80%的肝细胞肝癌患者都有感染HHBV的病史,经过数十年的慢性HHBV感染后,有30%~40%的患者进展为肝硬化,这些肝硬化患者中每年又有1%~5%发展成为肝细胞肝癌。HHBV感染最终导致肝细胞肝癌目前认为有两条主要途径:①炎症导致的慢性坏死,即肝细胞发生炎症反应,导致细胞损伤,进而细胞有丝分裂,肝细胞增生发生重构,这个过程最终导致一系列突变在体内积累。②HHBV通过与宿主基因整合顺式激活或通过病毒蛋白反式激活细胞基因组而具有直接致癌作用,这个过程与被整合的宿主基因的持续复制有关。

(3)丙型肝炎病毒。丙型肝炎病毒(HCV)传播途径主要有输血传播、母婴传播及性传播等。HCV的急性感染期可出现流感样症状,但通常无任何表现,80%左右的急性感染者会导致慢性感染,最终会导致肝硬化,甚至肝细胞肝癌。HCV感染诱导的慢性炎症反应、细胞因子以及肝细胞的再生在肝癌的发病过程中起重要作用。HCV主要的复制部位在肝脏,肝脏中HCV的浓度比血液中高100倍。

(4)EB病毒。EB病毒属于γ疱疹病毒科,其形态与其他人类单纯疱疹病毒属相似,经研究证明EB病毒与伯基特淋巴瘤、鼻咽癌、霍奇金淋巴瘤、传染性单核细胞增多症等有密切的关系。EB病毒主要侵犯B细胞,对人的B细胞、咽上皮细胞和腺细胞有亲和力,其作用机制可能包括染色体异位、细胞分化被阻滞和EB病毒持久刺激细胞生长等。从现有研究结果分析,鼻咽癌的发生除EB病毒作用外,还应考虑机体的遗传因素、环境的化学因素等。

(5)人乳头瘤病毒。人乳头瘤病毒(human papilloma virus, HPV)是一类无包膜球状小DNA病毒,属于乳多空病毒科,可通过人体间密切接触而传播,导致感染者发生皮肤寻常疣或生殖器尖润湿疣等疾病。1995年,国际癌症研究中心(IARC)证实HPV与宫颈癌密切相关,根据HPV基因型与女性生殖道恶性肿瘤发生危险性高低的相关性,HPV可分为低危型和高危型。现已知HPV引起宫颈癌是一个多步骤的过程,包括:①HPV侵入细胞及其基因表达;②HPV持续性感染的建立;③HPV有关基因编码产物与宿主细胞基因产物相互作用;④宿主细胞功能紊乱,导致细胞转化。有研究表明,HPV DNA在宿主细胞中以两种方式存在：一种是整合状态；另一种是染色体外的附加体形式。良性或癌前病变中的 HPV 一般以游离状态存在，而在恶性肿瘤中则以整合状态存在。

第五节　理化因素与肿瘤

肿瘤的发生与发展是一个多因素、多基因参与、多阶段形成复杂渐进的过程。不仅包括机体本身的因素，也包括外界环境的影响，其中有理化因素的影响，即包括化学因素和物理因素。

一、化学因素

化学致癌(chemical carcinogenesis)是指化学物质引起正常细胞发生恶性转化并发展成肿瘤的过程)。其具有种类多、性质与作用机制多样、致癌强度不一等特点。可列举的分类有：①烷化剂类；②稠环芳烃类；③芳香胺类；④金属和类金属；⑤真菌和植物毒素类；⑥亚硝胺类及亚硝酸胺类；⑦石棉及二氧化硅；⑧嗜好品，如烟草等；⑨食物的热裂解产物；⑩药物（包括某些激素）；⑪其他某些植物成分；⑫促癌物。

化学致癌作用有明显的致癌个体差异，以及器官细胞特异性，其主要原因是由于代谢活化和受体的不同，而且还受遗传因素以及环境因素的决定和影响。现研究表明，正常细胞经过遗传学改变的积累，才可转变为癌细胞，至少经历三个阶段，包括引发、促进、演变。而且如果能诱导正常细胞转化恶变为肿瘤细胞，兼具引发、促进和演变 3 种作用的化学致癌剂则称为完全致癌物。

与人类密切相关的化学致癌物，其中绝大部分存在于人们的日常生活中，如室内空气、饮食以及与生活方式有关。①烟草的致癌作用。②含乙醇饮料的致癌作用。研究证明，少量饮酒可以减少心血管疾病和肿瘤的死亡率，以及缓解某些疼痛，但是过量饮酒与肿瘤关系的流行病学证据已经明确。与饮酒有联系的肿瘤包括口腔和喉肿瘤、咽癌、食管癌、肝癌、胃癌、结肠癌、胰腺癌等。在过量饮酒引起的咽喉癌、食管癌、肝癌患者中，吸烟具有协同联合作用。乙型肝炎病毒感染、黄曲霉毒素与过量饮酒在肝癌发病中有明显的协同增强作用。③食物的热裂解产物的致癌作用。据相关报道，从煎烤或烟熏的牛肉或鱼的表面切下的焦痂物质有很强的致突变性，通过实验证明了这一报道，煎烤的动物性蛋白质中可检测出这类热裂解产物，被总称为杂环胺类化合物。④黄曲霉素的致癌作用。饮食中黄曲霉毒素是由污染花生、高粱和大米的黄曲霉和寄生曲霉产生的。黄曲霉毒素的暴露与 HHBV 感染是肝癌发生的主要病因。

在工作环境中长期接触某种致癌因素，最常见的是化学致癌物，经过较长的潜伏期而患某种特定的肿瘤，被称为职业性肿瘤。职业性肿瘤由于致癌因素比较明确，有可能采取相应的措施得以预防。

所以，我们要加强对职业性致癌因素的控制和管理，限制对职业致癌剂的使用，健全医学监护制度，加强健康教育，注意饮食安全，保持个人卫生，健康生活。

二、物理因素

生活、工作环境中存在的与健康相关的物理因素有:气象条件、生产性噪声与振动、辐射、紫外线及电磁波等,而最常见的物理性致癌因素中,最重要的是电磁辐射和紫外线。目前,对于物理因素致癌研究较多且较系统的主要是辐射和紫外线致癌。一次大剂量放射线照射后很有可能诱发白血病,长期小剂量放射后可诱发肝癌、肺癌、乳腺癌以及其他软组织的恶性肿瘤,紫外线照射可以产生皮肤的基底细胞癌和鳞状细胞癌。

(1)电离辐射。由于近年通信设备及技术的发展迅速,世界上几乎每个人都暴露在范围0~300 MHz的混合磁场中,电磁辐射已经成为最普遍的环境污染因素之一。辐射所致肿瘤的发生非常复杂,与其他因素诱发肿瘤过程相比,既有共性,也有其特殊性。其共性表现在肿瘤的形成均经历启动、促进、进展等几个阶段;其特殊性在于诱发肿瘤的分子机制可能有区别,但是具体机制目前尚不清楚。一般认为,辐射造成细胞核DNA分子的严重损伤,也有研究表明,辐射诱导的基因不稳定性、细胞质受到辐射所致的突变以及辐射引起的细胞群旁效应等在肿瘤的发生中同样有着重要作用。

目前公认的辐射致癌标准是:①患肿瘤前有明确的放疗史,肿瘤常发生在射野内或边缘;②从放疗到第二原发肿瘤发生有足够的潜伏期;③第二原发肿瘤的病理不同于原来的肿瘤病理,排除放疗后复发或转移的可能;④所患肿瘤必须是能够由辐射所引起,即在辐射敏感器官发生(至今尚未发现与辐射致癌相关的器官有输尿管、尿道、前列腺、胆管等)。

(2)紫外线。据世界气象组织报道,由于臭氧层破坏,在几十年内人类将暴露在强紫外线下,过量的紫外线暴露引起皮肤老化、免疫抑制及皮肤癌,是人类面临的重大健康威胁。皮肤癌主要是鳞状细胞癌和基底细胞癌,在白种人中的发生率居各种肿瘤之首,黄种人有增加趋势。

紫外线是一个完全的致癌因子。它既能引发突变,又有促发、促长作用,其致癌表现为多作用位点、多阶段的复杂过程。

(3)电磁波。对于弱电磁场和低频率电磁波诱发肿瘤至今尚存争论,世界卫生组织所属的国际癌症研究组织提出,电磁波有致癌的可能性。全世界的很多相关机构对手机电磁波的影响进行研究,初步研究结果显示不能排除手机电磁波可能对人体造成危害。电磁波诱发肿瘤还需长期的研究、随访和观察。

🔲 第六节　吸烟与肿瘤

吸烟是世界面临的最严重的公共卫生问题之一。而针对癌症,控烟被世界卫生组织确立为能够预防死亡的首项措施。同时,吸烟还可以导致包括呼吸系统和心血管系统在内的多种疾病。

一、烟草成分

烟草点燃时在产生的烟草烟雾中含有 4000 多种化学物质,其中多种物质具有致癌性。

到 2000 年为止,卷烟中共发现 69 种致癌物,其中有 11 种已经被国际癌症研究中心定为 I 类致癌物,包括多环芳烃、烟草特异性亚硝胺、1,3-丁二烯、氨基甲酸乙酯、氧化乙烯、镍、铬、镉、210Po、砷和联胺。

从来源上看,烟草致癌物的来源主要包括:

(1)烟草在燃烧过程中由于缺氧燃烧产生的致癌化合物;

(2)烟草本身含有的肼、砷、镍、铬、镉、铅等无机物;

(3)在生产加工运输过程中产生的亚硝胺类化合物。

二、吸烟与肿瘤

(1)吸烟与肺癌。吸烟是导致肺癌的最常见原因,有研究表明,男性肺癌中有 $83\%\sim92\%$ 与吸烟有关,而女性中有 $57\%\sim80\%$。烟草中所含的多环芳烃和 4-甲基亚硝胺-1-3-吡啶基-1-丁酮(NNK)是重要的致癌物,其通过 DNA 加合物的形成而引起基因突变,导致正常的细胞生长、分化和凋亡等过程失调,从而诱发肺癌等肿瘤。

影响吸烟危险性的 3 项重要因素分别是每日吸烟量、烟龄、开始吸烟年龄,其中每日吸烟量是最重要的影响因素。吸烟没有安全水平,即使很小的吸烟量,也能导致肺癌危险性上升。肺癌包括多种组织类型,其中最常见的是鳞癌、腺癌、大细胞癌、小细胞癌。在吸烟引发肺癌发病出现的早期,鳞癌在吸烟者中最为常见,其次为小细胞癌,目前腺癌的发病率在逐年上升,已经成为吸烟者发生肺癌最主要的组织类型。

肺癌是癌症死亡的重要原因,而吸烟是发生肺癌的最重要危险因素,所以戒烟可以降低吸烟者发生肺癌的危险性,而且研究也表明所有的烟草制品都包含有致癌物质,无论何种性质的卷烟降低肺癌危险性的效果远远不及戒烟的效果。

(2)吸烟与口腔癌和咽癌。口腔和咽部作为与烟草、烟雾直接接触的部位,有害物质可以直接进入口腔黏膜上皮,破坏黏膜上皮,而且致癌物直接作用于上皮细胞的遗传物质,由于长期作用使上皮细胞的分化失去控制,发生癌变。

一些研究提示口腔癌的复发与持续吸烟有关,烟酒协同作用,进一步增加了发生口腔癌的危险性。

(3)吸烟与食管癌。吸烟一直被认为是食管癌的危险因素,吸烟者发生食管癌的危险性高于戒烟者,而戒烟者高于不吸烟者。当吸烟的同时饮酒,尤其是大量饮酒,可使发生食管癌危险性成倍上升。所以,控烟是食管癌防治中的重要策略。

(4)吸烟与胰腺癌。吸烟是胰腺癌发病的重要危险因素,一般来说,吸烟者发生胰腺癌的危险性是从不吸烟者的 2 倍。因为胰腺癌的预后不良,所以预防吸烟和戒烟是减少胰腺癌的重要措施。

(5)吸烟与膀胱癌和肾癌。由于烟草中的很多致癌物质需要通过尿液排出体外,因此肾和膀胱直接暴露在这些致癌因子和它们的代谢产物中。膀胱癌和肾癌危险度的大小与烟草的不同制品和类型以及开始吸烟年龄、吸烟年限、吸烟量和吸烟深度等因素有关。

(6)吸烟与胃癌。吸烟是胃癌的危险因素,吸烟者发生胃癌的概率是不吸烟者的 1.5 倍,并随着每日吸烟量和吸烟年限的上升,发生胃癌的危险性也在上升。

吸烟可增加胃-十二指肠反流的机会,减少胃液和胰液的分泌,增加自由基的产生和抗利尿激素的分泌,同时减少了血清和血浆的β胡萝卜素和维生素C的水平,这些维生素对胃癌的发生起到保护作用。另一方面,吸烟可以增加幽门螺杆菌的感染。

(7)吸烟与急性白血病。在急性非淋巴细胞白血病导致的死亡中,有12%~58%可归因于吸烟,而烟草中含有苯和离子辐射,都是急性淋巴细胞白血病的致病因素。

(8)吸烟与宫颈癌。每日吸烟量上升和吸烟年限的延长,发生宫颈癌的危险性也有所上升。研究所示,吸烟者的宫颈分泌物中含有尼古丁、NNK等诱发突变的物质,而且吸烟者的宫颈活检中查到的DNA加合物的含量高于不吸烟者。同时,吸烟可以加速人乳头状病毒感染发生为宫颈癌的进程。

(9)吸烟与其他肿瘤。目前的研究表明,吸烟与大肠癌、肝癌、成人脑部肿瘤、前列腺癌、乳腺癌不存在因果关系。

三、被动吸烟与肿瘤

吸烟可以引发多器官的肿瘤,被动吸烟者经常、长期吸入烟草烟雾后也能够引起癌症,是因为二手烟雾中含有4000多种已知的有毒物质,69种致癌物。已经被证实的是,被动吸烟导致肺癌机制和主动吸烟者相似,由于暴露剂量相对较低,导致肺癌的危险性小于吸烟者。

四、戒烟方法

肿瘤的控制首先是控烟,同时控烟可以预防多种慢性病。根据实际情况,控烟措施可归纳为:减少被动吸烟、减少新吸烟者以及促进吸烟者戒烟3个方面。

(1)减少被动吸烟是指在指定区域内禁止和限制吸烟的政策、规章制度和法律。

(2)减少新吸烟者的策略及措施,提高烟草制品的单位价格;通过传媒教育、学校教育等。

(3)促进吸烟者戒烟,针对个体的戒烟干预主要包括两个部分:一部分基于心理社会学模式,强调自控能力,如阶段变化模型、自我效能理论和社会认知理论;另一部分基于医学模式,强调控制戒烟后症状来促进戒烟成功,主要为药物治疗。

第七节　遗传与肿瘤

越来越多的证据表明,肿瘤在一定意义上是一种遗传性疾病,许多肿瘤的患病倾向可以从父母传给子女,恶性表象从细胞传递到细胞。

一、肿瘤的家族聚集性

(1)人群水平肿瘤的家族聚集性。在人群水平上,肿瘤患者亲属患同种肿瘤的风险及患其他肿瘤的风险较高。该种家族聚集性可能是因为家族成员具有共同的遗传特征,也可能是家族成员具有同样的环境暴露,同样也可能是遗传与环境的交互作用。

（2）常见肿瘤在极少数家庭的家族聚集性。一些家族中聚集了多个某种肿瘤病例。尽管这些是一般人群的常见肿瘤，但在这些家族中的发病率远超过一般人群，且发病年龄早，家族成员癌前病变的发生率高。结直肠癌和乳腺癌是最为典型的该类肿瘤。

（3）罕见综合征及其相关肿瘤。一些罕见综合征的患者，若同时携带突变型基因，患肿瘤的危险显著上升，且所患均为罕见肿瘤。通过该类疾病在家族中发生模式体现遗传的重要性。这些综合征的发生通常提示基因突变的发生，携带者具有异常的患病危险。但是，在一般人群中具有该种倾向的个体非常少。

二、肿瘤发生的遗传机制

1. 与癌症发生有关的基因。一些参与细胞和组织正常发展及保持的基因，在特定的环境下，参与到癌症的启动和进展中。这些基因被分为 3 类，即原癌基因、抑癌基因和 DNA 修复基因。

（1）原癌基因是在组织正常的生长和保持过程中调控细胞复制的未突变等位基因。当原癌基因发生突变会阻止其正常的调控，变得过度活跃，并不受控制地刺激细胞复制。这种原癌基因过度活跃的突变的等位基因称为癌基因。

（2）抑癌基因是在无正常有丝分裂信号时，阻止细胞生长。抑癌基因的功能突变导致生长抑制机制的缺失、抑癌基因功能的修复可抑制癌细胞的生长。

（3）DNA 修复基因与原癌基因和抑癌基因不同，DNA 修复基因不刺激或者抑制细胞的复制，而是具有感受和修复 DNA 突变的功能，因而被称为"基因组的看守"。DNA 修复基因的突变会导致基因表型的改变，加速突变的原癌基因或抑癌基因的积累，可促进癌症的起始和进展。

2. 遗传的不稳定性。在分子水平上，癌症是复杂的。细胞转化、肿瘤的生长来自于多个遗传和表遗传的改变。人类癌症细胞包括了大量染色体异常，即染色体数量及结构完整性的改变。

（1）染色体数量异常。

（2）染色体结构的不稳定 包括 DNA 序列不稳定、染色体易位等。

DNA 序列不稳定多数是 DNA 聚合或修复机制缺陷导致的碱基置换、碱基切除、核苷酸的缺失和插入。

染色体易位可能是不同染色体的融合以及单一染色体正常情况下非相邻片段的融合。这些异常导致染色体的异常，其特征为基因的不稳定性。基因的不稳定性导致这些人群中各种异常的发生，包括癌症发病率的升高，如共济失调性毛细血管扩张综合征、Bloom 综合征、Warner 综合征、Fanconi 贫血症等。这些是非常罕见的隐性遗传疾病。

三、肿瘤发生的表观遗传机制

表观遗传是指在基因表达水平发生的可遗传的无 DNA 序列变化的改变。可表现为 DNA 甲基化或组蛋白乙酰化的变化。基因可以因非突变机制而沉默或关闭，沉默的基因仍然显示在基因组中，但是不表达，因此在功能上等同于表达突变产物的基因或者完全缺失的基因。DNA甲基化是癌症的表观遗传异常中研究最多的一种,其改变可影响基因的稳定性。

在致癌的过程中,这些表观遗传修饰补充遗传的改变在细胞水平上被继承下来,有时候也会是个体水平上。和致癌有关的遗传和表观遗传的改变在癌细胞中比正常细胞中发生的频率更高,两种类型的改变被认为与肿瘤的进展有关。

四、遗传易感性与环境的交互作用

遗传在肿瘤的发病中具有重要作用,但是也观察到携带同样遗传信息的个体只有部分发病,提示肿瘤的发生机制中,环境因素的暴露同样具有重要作用。也就是说,肿瘤是机体内(遗传)和外因(环境)交互作用的结果。基因-环境之间的交互作用,是指某些基因的功能突变需要在特定的环境下才表达,即生物学上的相关,可能是由于功能突变影响的代谢通路同时依赖于环境提供的底物或传递环境信息转移因子与多态性导致功能的不同。

第八节　免疫与肿瘤

机体免疫系统通过免疫监视功能,识别和清除包括肿瘤、微生物等"非己"成分,来维持机体的稳定。而恶性肿瘤在机体内往往表现出免疫逃逸的特殊状态,与机体抗肿瘤的免疫效应之间形成此消彼长的矛盾关系。

免疫,即机体为维持自身稳定、免除危险因素(外界感染、损伤、内部突变)可能导致的机体损伤,由复杂的免疫系统发挥长期的、多方位的免疫监视、免疫识别和应答及免疫清除危险物质的系统功能。免疫功能的缺陷,将直接促进肿瘤的发生、发展;而人工免疫生物治疗的介入,将有助于肿瘤患者清除已发生的肿瘤细胞、抑制肿瘤转移、加速肿瘤的消退。

一、肿瘤抗原

肿瘤细胞中诱导肿瘤特异性免疫应答的抗原称为肿瘤抗原。肿瘤抗原是在正常细胞恶化过程中出现的新的或异位表达(表达上调)抗原的总称。由于肿瘤细胞来源于正常细胞,因此肿瘤抗原成分复杂,包含正常细胞抗原、胚胎发育期抗原、易位抗原、突变抗原和新产生抗原等。并且各种肿瘤的抗原在基因定位、细胞学定位、免疫原性和免疫特异性等方面各不相同。肿瘤抗原主要成分分为肿瘤特异性抗原(tumor specific antigen,TSA)和肿瘤相关抗原(tumor specific antigen,TAA)。

(1)肿瘤特异性抗原(TSA)是指肿瘤细胞特有的,而正常组织细胞上不表达的抗原。

(2)肿瘤相关抗原(TAA)系指正常组织细胞低表达而肿瘤细胞高表达的抗原。TAA并非癌细胞所特有。但在细胞癌变时表达增加。其中癌胚抗原(CEA)是TAA的典型代表,它在胚芽阶段表达,但在出生后逐渐丧失表达,细胞恶化后又重新出现表达。

(3)不同因素诱发的肿瘤抗原,包括理化因素诱发的肿瘤抗原、病毒感染诱导的肿瘤抗原、自发性肿瘤抗原、胚胎抗原和分化抗原。

二、抗肿瘤固有免疫和适应性免疫

抗肿瘤免疫按照人体免疫的发生规律和时间顺序依次分为抗肿瘤固有免疫(innate immunity)和抗肿瘤适应性免疫(adaptive immunity)。

(1)固有免疫。是生物体长期进化过程中发展出来的先天具有泛特异性抗原识别、在感染和肿瘤早期发挥功能的免疫应答,包括免疫屏障、固有免疫细胞和固有免疫分子三大组成部分。免疫屏障包括血脑屏障、胎盘屏障,可天然阻滞危险生物和分子对器官的入侵。

固有免疫是在感染或肿瘤发生早期迅速发生的缺乏特异性的广谱初级免疫反应,尽管其效应远低于适应性免疫,但是,首先它在感染或肿瘤发生的最早期和最初部位予以及时反应,使危险降低;其次,固有免疫细胞对抗原予以呈递,提供抗原特异性 T 细胞第一和第二信号,是激活适应性免疫的重要前提;再者,固有免疫细胞被激活后所分泌的多种细胞因子和趋化因子,有效地调节适应性免疫的方向和特征。因此,固有免疫构成了生物体抵御感染和肿瘤的重要的第一道防线。

(2)抗肿瘤适应性免疫。肿瘤抗原激活免疫系统诱导的适应性(特异性)免疫应答是清除肿瘤的主要和决定性力量。适应性免疫主要由抗体介导的体液免疫和 T 细胞介导的细胞免疫两条重要分支组成。正确评价体液免疫和细胞免疫在抗肿瘤免疫中的作用和意义十分重要,也是阐明抗肿瘤免疫的关键。

三、肿瘤免疫治疗

肿瘤的免疫治疗是一种旨在激活人体免疫系统,希望依靠自身免疫机能杀灭癌细胞和肿瘤组织的抗癌疗法,已成为继手术、化疗、放疗和内分泌治疗以外的有效治疗手段,该方法针对的靶标不是肿瘤细胞和组织,而是人体自身的免疫系统。由于缺乏肿瘤特异性,因此在损伤肿瘤细胞的同时,也严重损伤患者机体的免疫系统功能。肿瘤生物免疫治疗的主要范围如下:

(1)细胞因子(CK)疗法。是由活化的免疫细胞或间质细胞等合成、分泌,具有调节细胞生长、分化成熟、调节免疫应答、参与炎症反应、促进创伤愈合和参与肿瘤消长的功能,是一种小分子多肽类活性物质。代表药物种类:干扰素、白介素、造血刺激因子、肿瘤坏死因子。

(2)体细胞治疗。是指应用人体的自体、同种异体或异种的体细胞,在体外经过一定的操作程序激活扩增和其他修饰"改造"后回输入人体的治疗方法。代表药物种类:淋巴因子激活的杀伤细胞(LAK)、细胞因子诱导的杀伤细胞(CIK)、树突状细胞(DC)、肿瘤浸润性淋巴细胞(TIL)、细胞毒性 T 淋巴细胞(CTL)。

(3)单克隆抗体与分子靶向治疗。是利用肿瘤组织或细胞素具有的特异性结构分子作为靶点,使用某些能与这些靶分子特异性结合的抗体、配体等达到直接治疗或导向治疗目的的一大类治疗手段。代表药物种类:曲妥珠单抗(赫赛汀)、利妥昔单抗(美罗华)、西妥昔单抗(爱必妥)、贝伐单抗(阿伐他汀)、甲硫酸伊马替尼胶囊、吉非替尼、拉帕替尼等。

(4)生物免疫调节剂疗法(BRM)。是一类具有免疫调节作用的生物活性物质,具有广泛性的生物学活性和抗肿瘤活性,能调节、增强、兴奋和恢复机体生命功能。代表药物种类:

化学类(左旋咪唑、西咪替丁等)、生物类(转移因子、胸腺素、免疫核糖核酸、丙种球蛋白)、多糖类(香菇多糖、灵芝多糖)、微生物类(卡介苗、高聚金葡素、沙培林、短线棒状杆菌、胞必佳)。

从免疫学理论角度而言,有效激活宿主的主动的肿瘤特异性应答,才是实现从根本上清除肿瘤的关键。所以从长远趋势看,免疫生物治疗与放化疗的有机结合才是肿瘤防治的理想状态。

⊡ 第九节 内分泌与肿瘤

内分泌系统是通过分泌成百上千种激素来完成其相应的生理功能。而激素发挥作用主要包括内分泌、外分泌、旁分泌、自分泌及胞分泌等的方式,激素可以调控生长因子、癌基因、抑癌基因、细胞因子,以及其他涉及信号传导、细胞周期调控及细胞死亡(凋亡)的相关因子,因此激素在细胞增殖和分化的过程中的作用十分活跃。激素表达的异常可以直接或间接地导致肿瘤的发生与发展。激素从结构上可分为非类固醇激素和类固醇激素。

一、非类固醇激素

非类固醇激素包括肽和氨基酸的衍生物,范围从复杂的多肽如黄体生成素,到小分子多肽如血管紧张素,以及单个氨基酸衍生物。非类固醇激素不能直接穿过细胞膜进入细胞,而是通过细胞膜上的受体及信号传导机制间接地发挥调节细胞的作用。

二、类固醇激素

类固醇激素是在肾上腺皮质、性腺(睾丸和卵巢)及胎盘某些特定细胞内的滑面内质网中合成的,其前体均为胆固醇。类固醇激素合成后即被释放到细胞外,并且其可通过单纯扩散进入细胞,也可以与特殊的受体结合,并将其激活来发挥作用。所有体内合成的类固醇激素均含有一个共同的化学结构,及类固醇核心环。类固醇核心环与其他不同的化学结构相结合则决定了糖皮质激素、盐皮质激素、孕激素、雌激素及雄激素等不同激素的特定生物学功能。

(1)糖皮质激素。糖皮质激素具有多种生理学功能,如氢化可的松、泼尼松和地塞米松常用于治疗肿瘤患者,这些激素具有直接抑制肿瘤的作用(抑制淋巴细胞),可用于治疗淋巴细胞白血病、骨髓瘤和淋巴瘤等肿瘤;它们还可以减少 T 细胞的数量(可通过抑制 T 细胞生长因子 IL-2 的基因转录而发挥作用),以及抑制 B 细胞的活性与增生。肿瘤出现脑转移,糖皮质激素还可以缓解脑水肿,糖皮质激素可直接作用于中枢神经系统的呕吐中枢,因此常用于化疗后,以预防恶心和呕吐。

(2)盐皮质激素。盐皮质激素是维持机体电解质平衡以及细胞外液容量必需的一种激素。醛固酮是最主要的盐皮质激素,由肾上腺皮质产生,主要作用于远端肾小管,促进钠的重吸收。实体瘤(如乳腺癌、肺癌等)的转移可导致肾上腺皮质的破坏,因此有时可导致醛固酮生成的减少。

（3）孕激素。孕激素对于细胞的生长和分化非常重要，其主要功能是为子宫受孕和乳腺泌乳做好准备，同时对乳腺的正常发育也起到了重要的作用。最主要的孕激素是黄体酮，黄体酮在乳腺中可促进乳腺腺泡的增生、肥大。此外，黄体酮还可以诱导组织和细胞的分化（如子宫），抑制雌激素刺激细胞增生作用。所以孕激素及孕激素拮抗剂常用于治疗肿瘤（如子宫内膜癌和乳腺癌）。

（4）雌激素。雌激素与女性第二性征的发育有关。雌激素通过刺激特定细胞的增殖和生长，以促进、维持乳腺与子宫的生长、发育。雌激素还可以促进黄体酮受体（PR）的表达。雌、孕激素可以共同调节，如生长因子、细胞周期相关基因的表达以促进细胞的增殖。目前认为，这两种激素在乳腺肿瘤的发生和发展过程中起着重要的作用。

（5）雄激素。雄激素主要与男性第二性征的发育有关，其合成受下丘脑—垂体轴的控制。雄激素大多数来源于睾丸，主要的激素是睾酮，而少数由肾上腺合成，肾上腺合成的雄激素可促进青春期发育。雄激素可刺激前列腺肿瘤的生长，因此，抑制雄激素或抑制其作用对前列腺肿瘤的治疗非常关键。

三、激素与肿瘤

激素对肿瘤的发生起到了一定的作用，目前已知它们对细胞的分化具有重要的影响。异常的激素信号传导通路可以刺激细胞的增殖，导致细胞内基因水平表达的异常。

1. 乳腺癌相关的危险因素

（1）月经初期的年龄。月经初潮年龄过早（≤11岁）以及绝经年龄过晚（≥55岁）均可微增加患乳腺癌的风险。

（2）生育史。妇女首次妊娠的年龄过早，患乳腺癌的风险也就越小。足月妊娠也可以降低发生乳腺癌的风险。

（3）肥胖。可增加绝经妇女患乳腺癌的风险，这可能是由于脂肪细胞是主要的芳香化场所，因此肥胖的妇女可以产生较多的雌激素。

（4）年龄。乳腺癌的发病率随年龄的增加而逐渐增长。

（5）乳房X线摄片密度增高。X线摄片上显示密度增高的妇女患乳腺癌的风险增加。雌激素可以影响乳腺密度，而且雌激素水平下降后可以降低乳腺的密度。

（6）口服避孕药。由于不同避孕药所含的激素成分不同，且使用方式也有所差异，没有确凿的证据提示口服避孕药可以增加患乳腺癌的风险。

2. 前列腺癌相关的危险因素

（1）阉割。在青春期前睾丸就被切除的男性是不会患前列腺癌的，这提示完整的激素环境对于前列腺癌的发生、发展极为重要。

（2）性行为。首次性行为的年龄过早，有多个性伙伴或有性传播疾病病史的男性患前列腺癌的风险轻度升高。

（3）输精管切除术。行输精管切除术的男性患前列腺癌的风险是正常对照人群的1.54倍。

（4）年龄。前列腺癌的患病率随年龄的增长而上升。

（5）饮食。高脂肪饮食与前列腺癌有一定的相关性。

（6）肥胖。肥胖可以轻微增加患前列腺癌的风险。

（7）吸烟。吸烟者患前列腺癌的风险是正常对照人群的1.16倍。在吸烟的中年男性体内，外周循环中的睾酮的含量较高。

四、激素在肿瘤中的应用

1. 乳腺癌的治疗

（1）去除卵巢的功能能够减少与受体相结合的雌激素的数量，从而减少雌激素诱导的基因转录，可抑制肿瘤的生长。

（2）雌激素拮抗药可以与雌激素受体（ER）竞争性结合，从而抑制雌激素诱导的细胞增殖。雌激素拮抗药物按照结构可以分为两类：非类固醇类和类固醇类。他莫昔芬是非类固醇雌激素拮抗药物，毒性较低，因此常常作为一线药物治疗对激素敏感的转移性乳腺癌，用于绝经前和绝经后的妇女。

2. 前列腺癌的治疗

目前所有前列腺内分泌治疗的目标就是去除雄激素。

（1）去势治疗：可以减少能够与受体结合的雄激素数量，从而减少雄激素诱导的基因转录，继而发挥抑制肿瘤生长的作用。

（2）非类固醇类雄激素拮抗药物：通过与雄激素（睾酮、双氧睾酮）竞争性结合雄激素受体，而发挥抑制雄激素的作用。

（3）类固醇类雄激素拮抗药物如环丙黄体酮、具有双重的作用机制。这些药物既可以与雄激素受体竞争性结合（如上所述），也具有孕激素的作用，能够抑制LH的分泌，因此可降低睾酮水平。

（4）直接抑制雄激素的合成：能够抑制一种或多种合成睾酮所需限速酶活性的药物已被应用于前列腺癌的治疗中，包括氨鲁米特和酮康唑。

（孙　丽）

17

第二章　诊断性检查和特殊治疗

田 第一节　影像学检查

计算机性能的改进极大地带动了成像技术的发展。新的成像技术方法,如螺旋 CT (helical computerized tomography,CT)、术中磁共振成像(intraoperative magnetic resonance imaging,MRI)及融合成像,使肿瘤科医生在肿瘤的诊断和评价方面具有更多的灵活性和更高的准确性。

一、螺旋 CT 检查患者的健康教育

断层摄影(tomography)一词源于希腊语 tomos 和 grephein,分别是切片和写的意思。螺旋扫描使得 CT 成为在医疗领域广泛应用的一个突破性技术。由于螺旋 CT 提高了图像质量,故能够提高病变的检出率并进行肿瘤分期。通常有三种检查方法:一是平扫,即普通扫描,为常规检查;二是增强扫描;三是造影扫描。

(一)适应证与禁忌证

1. 适应证

CT 检查基本上可用于全身各个部位,尤其对密度差异大的器质性占位病变都能检查出来并做出定性诊断。

2. 禁忌证

CT 检查没有绝对的禁忌证。特殊造影的禁忌证如下:

(1)对碘有变态反应者(可选用非离子型且毒副作用较少的造影剂如优维显,但价格较贵)。

(2)严重肺、肝、肾功能不良、衰竭者。

(3)严重高血压、心脏病者。

(4)甲状腺功能亢进者。

(5)大出血(急性胃出血、咯血、膀胱出血)者。

(6)各系统急性炎症期者。

(7)代偿功能不良者(如高热、衰竭、哮喘等)。

(8)妊娠期妇女。

(二)健康教育要点

1. 检查前健康教育

（1）检查前须将详细病史及各种检查结果告知检查医生。告知有无过敏史、哮喘病史、对碘造影剂有无不良反应等。

（2）患者接受检查前需去除检查部位所佩戴的金属物品，包括带有金属物质的内衣、头饰、发夹、耳环、项链、玉佩、钱币、皮带和钥匙等，以防止伪影的产生。

（3）胸部扫描患者进行呼吸训练；腹部扫描患者在检查前1周内不能做钡剂造影，前3天内不能做其他各种腹部脏器的造影（如静脉肾盂造影等），前2天内不服泻药，少食水果、蔬菜、豆制品等多渣、易产气的食物；盆腔扫描前禁食8～12小时，并给予口服造影剂。

（4）做增强扫描前需空腹，禁食4～6小时。

2. 检查中健康教育

（1）CT增强扫描如用离子型造影剂，需做静脉注射造影剂碘过敏试验，20分钟后无反应，方可进行检查。

（2）在检查过程，听从技术人员的指导，保持体位不动，配合检查进行平静呼吸、屏气、不吞口水、不眨眼睛等。如有心慌、头晕、恶心时，及时报告医生。

（3）对做CT增强扫描的儿童、神志不清者，需有家人陪同。

3. 检查后健康教育

（1）增强CT检查后，嘱患者多饮水，加速造影剂的排泄。注意观察有无恶心、打喷嚏、面部潮红、荨麻疹、胸闷气急、头晕头痛、轻度喉头水肿、心跳加快、血压下降等造影剂过敏反应，并及时通知医护人员对症处理。

（2）增强CT检查后，观察注射局部血管有无外渗、疼痛、水肿，一旦出现这种情况，告知医护人员，局部给予硫酸镁外敷，并抬高患肢。

二、磁共振成像检查患者的健康教育

核磁共振（nuclear magnetic resonance，NMR）成像通常称为磁共振成像（MRI）。在1978－1985年间MRI发展成为一项重要的临床检查方法。长时间以来，肿瘤科医生一直很重视MRI在软组织成像及鉴别良恶性组织的独特能力。MRI因此成为肿瘤诊断、分期和治疗的主要方法。

（一）适应证与禁忌证

1. 适应证

（1）神经系统病变，包括肿瘤、梗死、出血、变性、先天畸形、感染等。

（2）脊髓、脊椎病变，如脊椎肿瘤、萎缩、变形、外伤椎间盘病变，为首选的检查方法。

（3）关节软组织病变和骨髓、骨的无菌性坏死。

（4）心脏大血管病变和纵隔病变。

（5）腹部、盆腔脏器的检查。

（6）胆道系统、泌尿系统疾病的检查。

2. 禁忌证

（1）在检查中不能保持体位者；有生命危险的急诊及危重患者。

（2）体内有磁铁物质者，如装有心脏起搏器、动脉瘤等血管手术后、人工瓣膜置换术后、重要器官旁有金属异物残留等。

(3)怀孕3个月以内的孕妇。

(二)健康教育要点

1. 检查前健康教育

(1)说明检查目的,告知注意事项,签署磁共振检查知情同意书。

(2)检查前要向技术人员说明以下情况:有无手术史,有无任何金属或磁性物质置入体内包括金属节育环等,有无义齿、电子耳、义眼等,有无药物过敏。

(3)检查前需去除所佩戴的金属物品,如项链、耳环、手表、磁片、钥匙、腰带、手机及助听器等,避免造成人身伤害和机器损坏。检查前用棉球将耳朵塞好,套上鞋套。

2. 检查中健康教育

(1)指导患者平静呼吸,勿随意运动,避免产生运动伪影而影响图像质量。

(2)扫描检查时,检查时间较长,可能产生较大噪声,指导患者不宜紧张。

3. 检查后健康教育。脱下鞋套,丢入铅桶,多饮水,注意休息。

🔲 第二节　实验室检查

近年来,实验医学发展得很快,而且在肿瘤诊断中发挥着越来越重要的作用。肿瘤实验诊断主要涉及3个领域,即免疫血清学、细胞与组织病理学和分子生物学。这三个领域构成的一门学科,即肿瘤实验诊断学。临床常规诊断方法包括:肿瘤标志物的检测、针吸及脱落细胞学诊断、分子分型和基因诊断。

一、肿瘤标志物的检测

(一)相关知识

肿瘤标志物(tumor marker,TM)是反映肿瘤存在或性质的相关化学物质,可能是肿瘤产生过程中由肿瘤细胞分泌或诱使机体产生,能反映肿瘤发生、发展,借以了解肿瘤组织的发生、细胞分化、细胞功能,以帮助肿瘤的诊断、分类、预后判断以及指导治疗。

现已发现的TM有200余种,常用的仅有40多种。根据检测操作方法分类,将TM分为血清或血浆类和组织细胞类两类。前者运用血标本作检测,后者则通过病理组织切片或组织化学染色进行检测。最常用分为七类:

(1)抗原类肿瘤标志物。如甲胎蛋白(AFP)、癌胚抗原(CEA)等。

(2)糖类抗原肿瘤标志物。如CA125、CA15-3、CA19-9、SCC等。

(3)酶和同工酶类肿瘤标志物。如乳酸脱氢酶(LDH)、神经元特异性烯醇化酶(NSE)、前列腺酸性磷酸酶(PSA)等。

(4)激素和异位激素类肿瘤标志物。如雌激素受体(ER)、孕激素受体(PR)、人绒毛膜促性腺激素(β-HCG)等。

(5)其他蛋白及多肽类肿瘤标志物。如角蛋白(Keratin)、膀胱癌抗原(UBC)、DR70等。

(6)肿瘤相关病毒类肿瘤标志物。如 EBV、HPV、HBV 等。

(7)癌基因、抑癌基因及其产物类肿瘤标志物。由于肿瘤中都有癌基因、抑癌基因及其产物异常表达,因而是较佳的广谱肿瘤分子标志物。

(二)健康教育要点

(1)指导患者采集血液前一天晚 10 点后禁食水,当天清晨空腹采血。

(2)告知患者相关血项送检流程。

(3)指导患者采血后按压穿刺点 5 分钟,直到没有出血。

二、针吸及脱落细胞学诊断

(一)相关知识

脱落细胞学(exfoliative cytology)是采集人体各部位,特别是管腔器官表面的脱落细胞,经染色后用显微镜观察这些细胞的形态的一门科学。取材方法有:自然管腔器官内表面黏膜、体腔抽出液、针吸细胞。

脱落细胞学诊断的优点:

(1)安全、患者痛苦少,无不良反应,可多次重复取材。

(2)所需设备简单,操作方便,可用于普查。

(3)癌细胞检出率较高,一般在 60% 以上,尤其对早期癌,组织学无从取材时,脱落细胞学更显示出其独特优势。

(4)采集的细胞代表范围较大的黏膜脱落细胞,如肾盂、输尿管和膀胱的癌细胞均能在尿液细胞学涂片中检出。

脱落细胞学诊断的缺点:有一定的误诊率,误诊率为 10%~40%。

(二)健康教育

(1)针吸采取细胞常用方法。本方法是在螺旋 CT 和超声引导下组织穿刺获得组织细胞。

(2)脱落细胞学常用方法。本方法主要检查胸腹腔穿刺引流积液、鼻咽部、口腔、食管、乳腺导管上皮等上皮细胞。详见本章后面相关详细介绍。

三、肿瘤的分子分型和基因诊断

(一)相关知识

临床上肿瘤分期和分型的诊断往往有一定的局限性,分子诊断技术的发展正在弥补传统诊断的缺点,提高肿瘤诊断的质量。基因检测就是通过血液、其他体液或肿瘤组织,对基因序列进行检测分析的技术。肿瘤防治越来越趋向于个体化模式,通过综合分析肿瘤在分子分型、病理类型和临床分期上的差异将不同患者进行详细分组并采取针对性的防治策略,可最大限度改善肿瘤患者的临床预后和生存质量。因此,早期肿瘤迫切需要更加合理的分期和分型来指导临床综合治疗。

(二)健康教育

(1)告知患者基因检测的技术先进性,取得配合。

(2)基因检测费用较高,给患者带来一定的经济压力,多数患者会有心理压力,向患者说明该项检测的必要性以及检测后能提高治疗效果,延长生存期。

🔲 第三节　全身骨显像检查

成年人骨骼中的晶体对体液中可交换的离子或化合物能充分发生离子交换或化学吸附作用。当局部骨骼有病损时所引起的局部血流量和(或)骨盐代谢及成骨过程的改变,均可在相应的骨显像上显示局部放射性异常,据此可对各种骨骼疾病做出诊断和明确定位。对其临床分辨、治疗效果判断有较大的参考价值。

一、检查优势及适用范围

1. 检查优势

^{99m}Tc-MDP全身骨骼显像最主要的优点是在骨病的探查上有很高的敏感性,能在X线检查和酶试验出现异常前更早地显示病变的存在。骨显像的假阴性率比较低,通常在3%以下,假阳性率也在5%以下。

2. 适用范围

(1)适应证:恶性肿瘤患者术前分期;有恶性肿瘤病史,早期寻找骨转移灶,治疗后随诊;评价不明显原因的骨痛和血清碱性磷酸酶升高;已知原发骨肿瘤,检查其他骨骼受累情况以及转移病灶;临床怀疑骨折;早期诊断骨髓炎;临床可疑代谢性骨病;诊断缺血性骨坏死;骨活检的定位;观察移植骨的血供和存活情况;探查、诊断骨、关节炎性病变和退行性病变;评价骨病治疗前后的疗效等。

(2)禁忌证:无明确禁忌证,相对禁忌证有幽闭恐惧症、妊娠期及哺乳期的妇女。

二、健康教育要点

1. 检查前健康教育

(1)心理指导。说明检查的目的、意义及配合要点,取得患者配合。核医学检查的患者常担心射线对自己身体会造成伤害,对接受检查有一定顾虑。一次照射不会造成身体伤害,消除患者担心辐射的顾虑,积极配合检查。

(2)检查前指导。告知显像前24小时不做X线消化道造影。患者检查当日可正常饮食,检查前需要静脉注射^{99m}Tc-MDP骨显像剂,注射骨显像剂2小时后进行全身骨显像。注射后嘱患者多饮水或饮料以充分水化,促进药物吸收及加速药物排泄。

2. 检查中健康教育

(1)体位指导。告知患者检查中需保持平卧位15分钟以上,因病痛不能卧床或坚持完成检查者,可先注射镇痛药物。

(2)检查配合。嘱患者取下身上金属物品,让患者或家属自行保存。告知患者显像前尽量排尽尿液以减少膀胱内高活性尿液对骨盆显像的影响。

3. 检查后健康教育

(1)饮水指导。检查完毕后嘱患者多喝水。有利于排除体内放射性药物。

(2)防护指导。告知检查后 24 小时内避免与婴幼儿、孕妇接触,并要求哺乳妇女在检查结束后禁止哺乳 24 小时,在此期间要远离婴幼儿。

第四节 PET/CT 肿瘤显像

PET/CT(正电子发射断层显像/X 线计算机体层成像,positron emission computer tomography/electronic computer X-ray tomography)将 PET/CT 是目前最为完美、最高档次的医学影像设备,同时也是一种独特的医疗诊断技术,堪称"现代医学高科技之冠"。它可以灵敏地反映各脏器的功能和代谢状况,其检查结果被形象地称为医学影像上的"半透明人",能发现超早期处于代谢异常状态的恶性肿瘤。

^{18}F-FDG 是目前临床广泛使用的葡萄糖代谢显像剂。使用 ^{18}F-FDG 显像可以区别良性和恶性细胞的代谢差异,发现代谢旺盛的恶性肿瘤组织。大量资料证实,^{18}F-FDG 显像在区别良恶性肿瘤和对恶性肿瘤进行分明、分级以及探测恶性肿瘤复发和监控肿瘤疗效等方面均具有重要临床价值。

一、检查优势及适用范围

1. 检查优势

(1)PET/CT 能在病灶形成之前的代谢异常阶段发现病变,所以可以早期(先于其他影像学手段如 X 线、CT、MRI)发现诊断病变,为治疗争取到宝贵的时间。

(2)精准 PET/CT 中的 PET 提供有价值的功能和代谢方面的信息,同时 CT 提供精确的解剖信息,PET 和 CT 的融合图像能帮助确定和查找肿瘤的精确位置。特别显著提高了对微小病变的诊断能力,使疾病的早期诊断和治疗成为可能。

(3)PET/CT ^{18}F-FDG 肿瘤显像一次全身扫描仅需 20 分钟左右,能分别获得 PET/CT 及两者融合的全身横断面、矢状面和冠状面图像,可直观地看到疾病在全身的受累部位及情况。

(4)PET/CT 检查安全无创。受检者所接受的剂量略多于一次胸部 CT 扫描的剂量,十分安全,可以重复检查。

2. 适用范围

(1)适应证:鉴别病变的良恶性;寻找原发性肿瘤;恶性肿瘤分期;监测肿瘤的治疗效果;检查肿瘤的复发,尤其是肿瘤标志物升高时;肿瘤治疗后,其他影像发现局部异常时,鉴别肿瘤、纤维化或坏死;指导活检穿刺定位;指导放疗计划;非肿瘤方面的应用,如判断感染与动脉硬化等。

(2)禁忌证:一般无明确禁忌证,相对禁忌证有血糖控制差的糖尿病患者、幽闭恐惧症患者、妊娠期及哺乳期的妇女。

二、健康教育要点

1. 检查前健康教育

（1）预约指导。由于正电子药物的特殊性，PET/CT ^{18}F-FDG 肿瘤显像需提前预约，合理安排受检者，避免药物的浪费。在接诊时向患者或家属发放预约通知单，了解患者相关资料，告知检查前准备，根据患者的年龄、身体状况、预约先后安排检查时间。

（2）病史资料收集。检查前医生需要全面收集患者的资料。了解检查前一周内有无钡餐检查史，判断患者是否能够平卧 15～20 分钟。提醒患者和家属带齐以往检查资料，包括病史、CT、MR、X 线片、病理结果及治疗情况等相关资料。

（3）糖尿病受检者。检查前医生要了解糖尿病患者的用药情况及血糖控制水平。理论上 PET/CT ^{18}F-FDG 肿瘤显像要求血糖保持在 8.33 mmol/L 水平以下，糖尿病患者应该是 8.33～11.1 mmol/L，超过 11.1 mmol/L 的患者，如条件允许，应考虑重新安排检查时间。应用胰岛素或降糖药物最好与注射 ^{18}F-FDG 间隔 4 小时以上。

（4）病情评估。检查前医生要评估患者的心理状态，能否保证在检查过程中无骚动，无严重胸闷、憋气现象。如有疼痛或需要吸氧等其他情况，应提前做好准备，嘱家属陪同。

（5）检查时机。化疗患者告知在化疗结束后 2～8 周再进行，对于临床要求观察治疗效果的患者按要求具体进行；放疗通常要求在放疗结束后 3～6 个月再进行，对放疗野以外的病灶可在任何时候观察疗效；手术患者，手术会造成局部解剖结构改变，创口、吻合口可以摄取 ^{18}F-FDG，一般在手术 4～6 周后逐渐变淡、消失。PET/CT ^{18}F-FDG 肿瘤显像整个流程约需 70 分钟，考虑到患者的耐受性，检查应安排在术后 2～8 周后进行。女性患者正在妊娠状态或处于哺乳期，在预约时应予以说明。尽量避免检查或陪同检查。

（6）心理指导。由于 PET/CT 设备分布数量相对较少，应向患者和家属讲解 PET/CT ^{18}F-FDG 肿瘤显像是一种无创、无痛苦的检查方法。药物本身无明显的不良反应，极少有过敏反应发生。因 PET/CT 检查费用昂贵，很多家属和患者对其期望甚高，应耐心细致地做好解释工作。

（7）检查前准备。告知 PET/CT ^{18}F-FDG 肿瘤显像前需空腹 4～6 小时。检查前晚进清淡易消化饮食，检查前 24 小时内禁服酒精、咖啡、灵芝等饮料和中药。晨起禁食，可喝白开水，禁糖果、饮料、茶水及其他含糖食品。如为糖尿病患者，检查当日自备降糖药物。检查当日禁止静脉滴注含糖液体和药物，检查前一晚静滴在 10 点之前结束。检查时要注意保暖，以防棕色脂肪显像影响诊断。检查前 24 小时内禁止剧烈运动及重体力劳动以防肌肉显像。

2. 检查中健康教育

（1）注射前准备。告知注射前要精确测量体重，根据体重计算 ^{18}F-FDG 的注射用量。如果体内血糖浓度过高，由于它和 ^{18}F-FDG 竞争的结果，会导致本来恶性的肿瘤对 ^{18}F-FDG 摄取不高，从而不能得出准确的诊断结论。

（2）注射后待检。告知患者注射 ^{18}F-FDG 后，应在专用的待检室安静休息 50～60 分钟后再上机检查。进入待检室前嘱患者取下身上的金属物品，让患者或家属自行保管。嘱患者保持舒适的坐位或平卧位，尽量放松。不宜随意走动，更不能到诊室以外公共场所走动。提醒患者尽量少讲话，不进食，不饮含糖饮料，不咀嚼，尽量少做吞咽动作，以免造成口咽部放射性浓聚而影响诊断。注射药物 10 分钟后需喝温白开水 500～600 mL,利于药物代谢。在此期间告知患者可以随时大小便,无须憋尿。排便时注意避免尿液污染衣物、手及皮肤。如患者的病变部位在泌尿系统,应嘱患者多饮水、多排尿,减少尿液中^{18}F-FDG 的含量,利于显像。上机前 5 分钟排空膀胱,并再次饮水 500～600 mL,充盈胃部。根据受检者的实际情况,可遵医嘱以泛影葡胺溶液替代水。

(3)特殊患者的护理指导。对疼痛患者要给予关心和帮助,了解患者能否配合完成检测;对疼痛较严重,配合有困难者上机前 30 分钟可遵医嘱给予止痛药物,疼痛缓解后再进行检查;对胸闷、憋气较重者要给予氧气吸入;对腰部疼痛不能平卧者可给予腰部支撑,如不可耐受可改为侧卧位;对于不能自行排尿者上机前需要导尿,有留置尿管者应将引流袋中的尿液放出;对于精神异常、躁动的患者或不能配合的患儿,可遵医嘱给予镇静药,使其安静入睡后再行检查,防止因身体移动影响图像质量。

(4)检查体位。告知患者检查时需仰卧于检查床上,体部检查时需双臂举于头顶。PET/CT^{18}F-FDG 肿瘤显像时间较长,一定要叮嘱患者身体保持绝对制动状态,以免产生伪影和移位。要尽量使患者保持在舒适状态,可用枕头或下肢支撑物等增加患者的舒适度,减少患者的移动,保证图像质量。

(5)心理指导。告知患者全身检查需 15～20 分钟,要保持身体放松、平静呼吸。对于疼痛、幽闭恐惧症、焦虑症及小儿要特别予以注意。如不能耐受者可征得家属同意后陪同检查,但要告知家属会接受一定量的辐射,需签署知情同意书,并给予适当防护。

3. 检查后健康教育

(1)体位护理。告知家属检查完毕后协助患者下床,少数患者于检查后会出现类似晕车的感觉,扶起后可在检查床上稍作休息,然后到候诊室等待。图像合格后,通知患者离开,并告知取报告时间。如需延迟显像,安排患者继续等候,可酌情给予适当饮食,避免出现低血糖反应,并做好解释工作,避免紧张。

(2)体内放射性显像剂的处理。指导检查结束后,患者体内放射性药物尚未完全代谢排出,放射性约为注射量的 1/4～1/3。由于显像剂主要通过肾脏排泄,检查完成后嘱患者多饮水,尽快排出体内的显像剂;24 小时内避免与婴幼儿及孕妇接触,并要求哺乳妇女在检查结束后禁止哺乳 24 小时,在此期间要远离婴幼儿。

第五节　螺旋 CT 引导下肺部肿瘤穿刺活检术

螺旋 CT 引导下肺部肿瘤穿刺活检术是指在螺旋 CT 引导下,经皮穿刺取少量活体组织进行病理检测,螺旋 CT 扫描速度快,可减少呼吸伪影,避免小瘤灶因呼吸移动而漏诊,有利于病灶的检出和定性。

一、适应证与禁忌证

1. 适应证

(1)肺部孤立性或多发结节性病灶需排除恶性病变者。

（2）肺部转移性肿瘤的分期及分类。

（3）肺部良性病变的进一步确诊。

（4）肺部病变透视或支气管镜活检失败者。

（5）纵隔良性、恶性肿瘤的鉴别诊断；心包肿瘤和囊肿的定性诊断。

（6）放疗、化疗前取得细胞学、组织学诊断为临床提供治疗依据。

（7）胸膜腔积液、胸膜肥厚性病变伴肺内肿块的定性诊断；取得肺部感染的细菌学资料以制定治疗计划。

2. 禁忌证

（1）有严重出血倾向者，严重肺气肿、肺纤维化、肺动脉高压者。

（2）疑肺内血管性病变，如动脉、静脉畸形、动脉瘤等。

（3）恶病质及不能配合者。

（4）疑为肺包虫病，穿刺可能造成囊液外溢引起种植者。

二、健康教育要点

1. 检查前健康教育

（1）检查前向患者简要介绍手术过程，做好患者的心理辅导，稳定患者的情绪，使之配合检查。

（2）行出凝血时间、血小板计数和凝血酶原时间测定。

（3）咳嗽患者服镇静剂，精神过度紧张者可给予少量镇静剂；术前禁食 4～6 小时，并签署活检检查同意书。

2. 检查中健康教育

（1）根据病灶位置协助患者取仰卧位、俯卧位或侧卧位。

（2）皮肤消毒局部麻醉后，指导患者屏住呼吸，避免咳嗽及深呼吸，防止发生气胸与出血。

3. 检查后健康教育

（1）术后嘱患者穿刺点朝下卧床休息 2～4 小时，并行心电监测。

（2）穿刺后出现咯血者，给予止血药物，保持呼吸道通畅，防止窒息发生，必要时行体位引流、吸氧、气管插管及吸引器吸引。如有胸闷、气促、心慌等不适，及时告知医护人员。

（3）术后 24 小时复查胸片了解有无迟发性气胸。

第六节　纤维支气管镜检查

纤维支气管镜（简称纤支镜）是支气管和肺部疾病诊断、治疗常用的方法，也是教学及科研的重要手段。纤维支气管镜检查的目的是为了确定侵犯气管、支气管病变的部位和范围，明确肺部疾病的病理和细胞学诊断，清除阻塞气道的分泌物或气管内异物，还可以进行气管、支气管内的介入治疗等。

一、适应证与禁忌证

1. 适应证

(1)明确肺部肿块的性质。应用纤维支气管镜检查,结合活检和刷片检查技术,可使肺部肿块性质诊断阳性率显著提高。

(2)咯血治疗。顽固性咯血患者,可以经纤维支气管镜下在出血部位应用正肾冰盐水等止血药物,有一定的止血效果;可用高频电刀通过纤维支气管镜止血,也可用导管气囊止血。

(3)清除气管、支气管分泌物。部分危重、年老体弱患者,咳嗽咳痰能力差,常致痰液阻塞气道引起通气功能障碍,并继发肺部感染或加重肺部感染,纤支镜可清除气道分泌物,并可取痰培养。

(4)其他适应证。通过纤支镜微波、冰冻治疗肺癌;纤支镜引导下置放支架治疗气管狭窄;协助麻醉行气管插管等。

2. 禁忌证

(1)一般情况差、体质衰弱不能耐受支气管镜检查者。

(2)有精神不正常,不能配合检查。

(3)有慢性心血管疾病,如不稳定性心绞痛、心肌梗死、严重心律失常、严重心功能不全、高血压病、检查前血压仍高于 160/100 mmHg、动脉瘤等。

(4)有慢性呼吸系统疾病伴严重呼吸功能不全,可在吸氧下进行;呼吸道有急性化脓性炎症伴高热、急性哮喘发作和正在咯血者,可在病情缓解后进行。

(5)麻醉药物过敏,不能用其他药物代替者;有严重出血倾向及凝血机制障碍者。

二、健康教育要点

1. 检查前指导

(1)解释检查目的、方法、注意事项,以消除顾虑,配合检查。

(2)告知患者术前 4 小时需禁食水,术前取下活动义齿。

(3)说明术前 30 分钟,需肌肉注射阿托品 0.5 mg,地西泮(安定)10 mg,用药后指导患者安静等待,避免活动,以防出现头晕等症状。

2. 检查中指导

(1)嘱患者按要求采用正确的呼吸和放松技巧,积极配合检查。

(2)当需要进行活检钳夹取肺组织时,指导患者尽量避免咳嗽且需屏住呼吸。

(三)检查后指导

(1)告知患者术后 2 小时之内不能进食水,2 小时后如需进食水时,应逐渐尝试进行,可先小口饮水,吞咽顺利,无呛咳方能进食。

(2)告知患者如出现气短、气喘等症状要及时报告,以便及早发现并发症。

(3)嘱患者咳出口腔及气道分泌物,术后少量咯血属正常现象,勿产生紧张心理。

第七节　超声支气管镜检查

超声支气管镜检查是利用微型超声探头经支气管镜的操作,气管镜的活检通道进入气道对呼吸系统疾病进行诊治的重要手段,也是教学及科研的重要方法。超声支气管镜检查目的是为了更准确地了解管壁、管周及纵隔内病变的性质和范围,明确肺部疾病的病情和细胞学诊断。

一、适应证与禁忌证

1. 适应证

(1)肺门和纵隔肿物、肿大淋巴结有待确诊:可进行肺癌分期,发现病灶后可测量其大小,鉴别其性质,如实性、囊性或血管性。

(2)气道外压性改变:鉴别外压原因是肿块、淋巴结、胸水还是异常扩大的心血管腔室。

(3)气道黏膜下病变:评估肿瘤在气管支气管壁浸润的深度。可了解肿瘤在黏膜下的扩散范围与隆突的距离,帮助预测手术切除线,避免手术切除不全的问题。

(4)气管腔内病变:拟行气道内介入治疗患者。

(5)肺周围性的结节、肿块:适用于邻近气道的病变。

2. 禁忌证

同常规纤支镜检查,主要包括严重心肺功能不全、有出血倾向和不合作者。

二、健康教育要点

1. 检查前指导

(1)心理指导。说明检查的目的、意义、操作过程及术中注意事项,消除患者紧张情绪,取得患者合作。

(2)检查前准备。告知患者术前应禁食水 6 小时,以防误吸。若有活动性义齿应事先取出。检查前 30 分钟需遵医嘱给予 0.2% 丁卡因凝胶含漱 5 分钟,指导患者正确吸入利多卡因 0.1 g。询问并检查患者鼻腔通畅情况,告知患者鼻腔内滴 2～3 滴呋麻液的作用及配合方法。

2. 检查中指导

(1)体位指导。指导患者用药后取平卧位,连接心电监测仪并讲解心电监测的意义,指导患者通过深呼吸稳定情绪,放松身体,积极配合检查。

(2)检查配合指导。告知患者穿刺时,应尽量避免咳嗽且需减小呼吸幅度。

3. 检查后指导

(1)饮食指导。告知患者检查后 2 小时内禁食、禁水,待麻醉作用消失,咳嗽和吞咽反射恢复后可先试验小口饮水,无呛咳后可进温凉流食或半流食饮食。检查后数小时内应避免吸烟、谈话和咳嗽,以利于声带休息,减轻声音嘶哑和咽喉部疼痛。

(2)病情观察。嘱患者咳出口腔内及气道分泌物,术后少量咯血为正常现象,勿产生紧张心理。如出现气短、气喘等症状应及时报告，以便及早发现并发症。

第八节　胸腔镜手术

电视辅助的胸腔镜外科（VATS）于 20 世纪 90 年代传入中国，随着电子成像、照明系统和胸腔镜器械等技术的改进，近年来获得了长足的发展。目前，肺和食管的良性和恶性肿瘤、纵隔肿瘤及胸膜和心包等病变均可以通过胸腔镜手术得到治疗，对于一些良性疾病，如自发性气胸、纵隔良性肿瘤等，首选胸腔镜手术治疗。

一、手术特点

（1）胸腔镜手术同常规开胸手术一样，需要全麻，双腔管气管插管，术中健肺通气，使术侧肺萎陷，所以存在同开胸手术一样的麻醉风险。

（2）一些年龄大、心肺功能差、不能耐受常规开胸手术的患者选择胸腔镜手术，其并发症的发生率相对较高。

二、健康教育要点

1. 手术前的健康教育

（1）手术知识指导。介绍胸腔镜手术、麻醉相关知识，告知患者胸腔镜手术虽然创伤小，但其性质同常规开胸手术一样，也可能出现并发症，使其有充分的心理准备。

（2）配合知识指导。讲解术前抽交叉配血、备皮、药物过敏试验等准备的配合要点，术前强制戒烟的意义及方法。告知患者术晨取下义齿、首饰、手表等，绝对禁食水，以防气管插管时呕吐物阻塞呼吸道引起窒息。

（3）适应行为指导。指导患者练习坐位胸式深呼吸和平卧位腹式深呼吸，每天 2～3 次，每次 15 分钟。教会有效咳嗽方法，每次 2～3 次，教会数字模拟疼痛评估表达方法，术后会用数字表达疼痛。

2. 手术后的健康教育

（1）活动与饮食指导。告知患者麻醉清醒后取半坐位，当天可带管下床活动，活动顺序为坐位—站位—扶床移动—独立移步—室内走动。手术当日可进食，次日进半流饮食或普食，注意保持口腔清洁，以增进食欲。

（2）对症护理指导。对留置胸腔闭式引流管的患者，告知翻身和下床活动时要防止引流瓶的倾倒、引流管的松脱，以免气体进入胸腔内而致气胸。对留置尿管的患者指导夹管排尿，并争取早日拔出尿管。提示用数字表达疼痛，讲解自控止痛泵使用注意事项，说明过量应用止痛药物的危害。

（三）出院健康教育

（1）自我护理指导。胸腔镜手术创伤小，术后恢复快。告知患者出院后可适当增加活动量，注意休息与睡眠，保持良好的情绪状态。帮助患者制定饮食计划，多进高蛋白、高维生素、粗纤维等食物，少食高脂肪，尤其是油腻的食品，如油炸食品、肥肉等。

(2)复诊指导。肿瘤患者按医生要求选择放、化疗种类和治疗时间,按时术后治疗,定期到医院复查。

第九节 胸腔穿刺置管术

胸腔穿刺置管术又称中心静脉导管胸腔置管术,是自胸腔内抽液及胸膜腔内给药的一种较新的诊治手段。通过胸腔穿刺置管可以引流胸腔内积液,检查积液性质,减轻肺压缩程度,缓解呼吸困难症状,或通过穿刺胸膜腔内给药治疗恶性胸腔积液或抽脓灌洗治疗。

一、适应证与禁忌证

1. 适应证

(1)胸腔积液性质不明,抽取胸水进行实验室检查,用于诊断。

(2)胸腔大量积液或气胸者,抽液或抽气减压。

(2)脓胸抽脓灌洗治疗或恶性胸腔积液,需胸腔内注入药物者。

2. 禁忌证

病情危重,有严重的出血倾向、大咯血,严重肺结核、肺气肿者。

二、健康教育要点

1. 术前健康教育

(1)心理指导。说明胸腔穿刺置管术的意义和必要性,解释操作过程、术中注意事项、术后预期取得的良好治疗效果,增强患者信心,消除恐惧、焦虑心理,使患者主动配合穿刺。

(2)术前准备指导。告知患者术前应常规进食,避免空腹接受手术。指导患者练习穿刺体位,掌握呼吸和放松技巧,咳嗽者术前口服镇咳药。

2. 术中健康教育

(1)体位指导。指导患者反坐在椅子上,双手抱着椅背,嘱患者穿刺过程中不要随意活动、咳嗽或深呼吸,以免损伤胸膜或肺组织。

(2)术中配合。告知患者术中如出现呼吸困难、头晕、冷汗、心悸、四肢发冷等反应时应立即通知术者停止操作,平卧休息。

3. 术后健康教育

(1)体位护理指导。告知患者术后应平卧2~4小时,待呼吸平稳、神态自如后方可离床活动。

(2)引流护理指导。告知患者术后要妥善固定胸腔引流袋(瓶),穿刺部位避免沾水,防止感染。活动时勿使引流管打折、扭曲、受压,引流袋(瓶)应低于穿刺部位。

(3)常规护理指导。鼓励患者深呼吸、有效咳嗽、戒烟酒、加强营养,应给予高蛋白、高热量、高维生素、易消化饮食。

(4)拔管后护理指导。指导患者及家属拔管后应压迫穿刺点5分钟以上,防止出血、渗血。引流管拔除后24小时内禁止洗澡,以免穿刺部位感染。

第十节 纵隔镜检查

纵隔镜手术检查是一种用于上纵隔探查及活检的手术技术,应用于临床已有40余年的历史。因其具有微创、安全、取材可靠等不可替代的优点,迄今为止,仍是纵隔疑难疾病诊断、治疗以及肺癌患者术前病理分期最重要的手段之一。相信随着电子技术及医用器械的不断发展,纵隔镜手术在临床上的应用将会更加广泛。

一、适应证与禁忌证

1. 适应证

(1)明确纵隔肿物的性质。

(2)观察肺癌纵隔淋巴结的转移情况,决定能否手术切除及协助分期。

(3)明确纵隔肿大淋巴结的性质,是否为转移或其他疾患,如结核病、结节病、组织胞浆病和淋巴瘤等。

(4)用于治疗,如切除纵隔内胸腺组织、胸腺瘤、支气管囊肿及植入心脏起搏器等。

2. 禁忌证

主动脉瘤、上腔静脉综合征、严重的贫血或出血倾向及心肺功能不全、恶病质等。另外行第二次纵隔镜检查时应慎重。

二、健康教育要点

1. 手术前健康教育

(1)手术知识指导。告知手术前一天护士要为其做的术前准备工作,以便患者配合。介绍手术及麻醉知识,手术将采取全身麻醉、仰卧位、肩下垫枕这种方式,讲解术后需进行适当监护的内容,使患者有充分的精神准备。

(2)适应行为指导。讲解手术前晚保持良好睡眠的意义,指导患者放松训练,安静睡眠。告知患者手术当日晨要禁食水,更换内衣、内裤。指导患者做好床上大小便训练和数字模拟疼痛评估训练。

2. 手术后健康教育

(1)监护知识指导。麻醉清醒后讲解吸氧意义及注意事项,避免随意调整吸氧流量。告知患者术后各项监护指标监测的意义及必要性。

(2)预防肺不张指导。讲解术后半卧位的意义和目的,尽量保持半卧位。鼓励患者自主咳嗽、咳痰。对留有胸腔闭式引流的患者,告知活动时保持引流管位置固定,防止脱管,告知患者咳嗽时引流管插管处疼痛是正常现象,必要时可以请护士协助按压胸部切口。

(3)减轻疼痛指导。指导患者用数字模拟法正确表述疼痛,讲解镇痛泵的应用方法,告知患者不要随意调整药物浓度,按护士提供的药物剂量、持续时间进行镇痛。

(4)生活指导。指导患者尽量自行排尿,防止尿潴留。说明术后进食的要求和营养支持的意义,使患者做到遵医嘱进食,术后第一天早晨可进清淡、易消化的半流质饮食,逐渐增加营养物质的摄入。

第十一节　超声引导下肝肿块穿刺活检术

超声引导下肝肿块穿刺活检术是在超声引导下进行,用穿刺针穿刺,以获得肝脏活组织进行细胞学和病理学诊断的一种检查方法。在早期几乎所有活检都用细针(21～22 G),虽然安全,但只能得到细胞学的诊断,近几年来已转为用粗针(16～19 G),这类针可切割边缘,能取得少量组织块。超声引导下的穿刺方法具有简便、安全、定位准确、可靠的特点。目前活检准确率达90%以上。

一、适应证与禁忌证

1. 适应证

(1)肝脏内局限性或弥散性占位性病变,性质不明者。

(2)临床疑诊肝癌,拟行化学治疗、介入或高强度聚焦超声(HIFU)、射频、微波治疗前须明确病理诊断者。

(3)肝声像图不典型含液性低回声病变。

(4)原发部位不明的肝转移肿瘤。

(5)临床疑为各型肝炎、肝硬化或脂肪肝、肝血吸虫等需要确诊或了解、评价其衍变过程、治疗效果和预后时。

2. 禁忌证

(1)一般情况差,有严重出血倾向者。

(2)有明显腹水,尤其是肝前腹水者。

(3)重度梗阻性黄疸,肝内胆管明显扩张者。

(4)位于或接近肝包膜下的巨大肿瘤且内部声学界面较复杂者或肝脏血管瘤。

(5)穿刺路径无法避开肺、胆囊及大血管等重要器官。

二、健康教育要点

1. 检查前健康教育

(1)向患者告知穿刺目的及方法,取得患者的同意,签订"损伤性诊断治疗知情同意书",做好心理护理,消除紧张情绪。

(2)穿刺前训练屏气,穿刺时指导患者先深吸气,然后在呼气末屏气或平静呼吸,以保证穿刺成功及减少并发症的发生。

(3)穿刺前禁食、禁水6～8小时。

2. 检查中健康教育

嘱患者取仰卧位或侧卧位,不可随意改变体位,安慰、鼓励患者,保持镇静,取得配合。

3. 检查后健康教育

(1)穿刺完毕,患者需在恢复室观察30分钟,如无不适,用平车或轮椅送回病房。

(2)患者返回病房后,绝对卧床休息6小时,并密切观察血压、脉搏、呼吸及穿刺处的变化,询问患者有无疼痛或疼痛加剧的症状,以监测有无出血征象,遇有异常及时通知医生,给予对症处理。

(3)穿刺后禁食4～6小时,第一餐以清淡食物为主。

(4)给予患者适时的心理疏导,关心患者,治疗期间配合音乐疗法,转移患者对疾病的关注,缓解紧张情绪,利于疾病恢复。

🔲 第十二节 胃镜检查与治疗

一、常规胃镜检查的健康教育

纤维胃镜检查使用光玻璃纤维束制成的胃镜,从口插入食管进入胃或十二指肠内,直接观察人体的食管、胃或十二指肠的病变。胃镜末端有一个小的摄像机,装有一个光源,可以拍照或摄像,有助于诊断溃疡、息肉、肿瘤及发炎区域或确定胃内出血的位置,并取活组织进行病理检查,还可以对某些消化道疾病进行治疗。纤维胃镜具有柔软可曲、冷光光源、窥测清晰、操作直接、安全、痛苦小等优点。

(一)适应证与禁忌证

1. 适应证

(1)检查范围:凡疑有食管、胃及十二指肠疾病,经全面检查(包括 X 线检查)未能确诊者,均可通过胃镜协助诊断。常见疾病有食管肿瘤或溃疡、食管炎、食管异物、食管静脉曲张等;胃炎、胃内异物、胃憩室、胃癌等。

(2)治疗范围:病灶止血、肿物切除、碎取结石、摘取异物、黏膜下注射剂、曲张静脉结扎、硬化治疗等,还可对治疗前后或手术效果进行对比观察。

2. 禁忌证

(1)绝对禁忌证:严重冠心病及心肌损伤伴严重心功能不全者;食管狭窄或贲门部梗阻;主动脉瘤;出血性休克;急性咽炎及扁桃体炎;肺炎或其他感染伴有高热;哮喘性呼吸困难;重度肺功能障碍;体质极度衰弱;患者不予合作或精神不正常者。

(2)相对禁忌证:急性病或慢性病急性发作经治疗后可恢复者,如急性扁桃体炎、咽炎、食管炎、支气管哮喘发作期等。

(二)健康教育要点

1. 检查前健康教育

(1)说明检查目的、意义、安全性和配合检查的方法,告知患者检查前禁食、禁药、禁烟12小时,有幽门梗阻者检查前2～3天进流食饮食,如梗阻严重者检查前一天晚上应多饮水,然后吐出胃内容物。接受胃肠钡剂检查者,3天内不宜做胃镜检查。

(2)说明检查前半小时皮下注射阿托品 0.5 mg 的目的是减少唾液、胃液的分泌及减慢胃蠕动。检查前5～10分钟要进行咽喉部的麻醉,嘱患者每次喷药后做吞咽动作,借以麻醉咽喉下部,减少呕吐反射及疼痛。

（3）指导患者解开衣领、放松腰带、取出义齿。检查时出现恶心、腹胀等不适时，耐心介绍配合方法，如恶心时可做深呼吸，插入胃镜时做吞咽动作，消除患者对检查的恐惧、紧张心理。协助患者取左侧卧位，头部略向前倾，如有口水让其自然流入弯盘中，以免呛咳。

2. 检查后健康教育

（1）说明检查后 2 小时或待患者作呕反射恢复后可以进食水，当日饮食以流食或易消化的半流质为宜，以减少食物对胃黏膜创面的摩擦，造成出血。

（2）解释检查后出现腹胀的原因是检查时反复胃内注气，部分气体进入小肠所致，嘱患者可坐起哈气，亦可进行腹部按摩，促进肠道气体排出。如腹部无出血或未取病理者腹部可做热敷，缓解腹胀和腹痛。

（3）告知电灼术后或取活检组织患者应卧床休息，并注意观察有无出血倾向，如出现严重的呼吸急促、头晕、心率增快、呕吐咖啡样物质和黑粪，提示消化道出血，及时告知医护人员，必要时进行纤维内镜下止血。

二、无痛胃镜检查的健康教育

常规胃镜检查，患者常会出现恶心、呕吐、腹痛等不良反应，多数患者因此产生恐惧，不愿接受检查。所谓无痛胃镜检查就是在做胃镜检查时，注射一定剂量的麻醉镇静药，使患者出现一短暂的睡眠过程，操作完毕时患者立即清醒如常，对整个检查过程无记忆、无痛苦感。

（一）适应证与禁忌证

1. 适应证

自愿要求无痛胃镜检查者；有胃镜检查适应证，但惧怕普通胃镜检查者；剧烈呕吐或其他原因难以完成常规胃镜检查；伴有其他疾病又非常有必要行胃镜检查者，如高血压、心绞痛、陈旧性心肌梗死、癫痫病史及小儿或精神病等不能合作者。

2. 禁忌证

同常规胃镜检查。

（二）健康教育要点

1. 检查前指导

说明无痛胃镜检查的优势是患者可在无痛状态下完成检查和治疗，整个操作过程无痛苦感、不适感，检查和治疗恢复快，患者一般只需休息 5～10 分钟即可回家。但患者在检查前应注意以下要点：

（1）检查前一天避免吸烟，以免检查时因咳嗽影响插管，禁烟还可以减少胃酸分泌，便于胃镜下观察。

（2）检查前至少要空腹 6 小时以上，如当日上午检查，前 1 天晚餐后要禁食，检查当天早上禁食水，检查前患者应排尿，松开领口裤带。

（3）检查时要有成人亲友陪伴，术前摘下义齿、首饰及眼镜。

（4）主动告知医生既往病史和过敏史，对有心脏病史者，检查之前要做心电图，便于术中麻醉观察。

2. 检查后健康教育

告知患者做完胃镜半个小时内,咽部麻醉药仍在起作用,此期间不要喝水、进食,以免水及食物误入气管引起呛咳。体检者做完无痛胃镜后,应避免驾车、高空作业等。做活检的患者,检查后 1～2 天应进半流质饮食,忌食生、冷、硬和刺激性食物。禁止吸烟、饮酒、喝浓茶和咖啡,以免诱发创面出血,并注意有无黑粪,如出现黑粪应及时随诊。

第十三节　肠镜检查与治疗

一、常规肠镜检查与治疗的健康教育

纤维结肠镜由细长易弯曲的导光玻璃纤维镜构成,通过安装于肠镜前端的电子摄像探头将结肠黏膜的图像经计算机处理,便于检查者通过监视器屏幕观察结肠黏膜的微小变化。纤维结肠镜检查是将结肠镜经肛门插入直肠,经全程结肠可至回肠末端的回盲部,直接观察其病变并取活组织进行病理检查,是目前诊断大肠黏膜病变的最佳选择。

(一)适应证与禁忌证

1. 适应证

(1)检查范围:包括原因不明的腹泻、便秘或下腹疼痛未发现上消化道病变者;X 线钡剂灌肠有可疑病变需进一步明确诊断者;原因不明的低位性肠梗阻;不明原因的消瘦、贫血;判断肠道内肿物性质、程度和范围;结肠切除术后,需要检查吻合口情况者。

(2)治疗范围:结肠腔内手术、激光治疗,如结肠息肉切除术;药物治疗前后对比观察和某些结肠疾病的追踪研究。

2. 禁忌证

(1)肛门、直肠有严重的化脓性炎症或疼痛性病灶者,如肛周脓肿、肛裂;妇女妊娠期,曾做过盆腔手术及患盆腔炎,妇女月经期一般不宜做检查。

(2)各种急性肠炎、严重的缺血性疾病及放射性结肠炎,如细菌性痢疾活动期、溃疡性结肠炎急性期,尤其暴发型者;腹膜炎、肠穿孔、腹腔内广泛粘连及各种原因导致的肠腔狭窄者。

(3)肝硬化腹水、肠系膜炎症、腹部大动脉瘤、肠管高度异常屈曲及癌肿晚期伴有腹腔内广泛转移者。

(4)体弱、高龄病例及有严重的心脑血管疾病,对检查不能耐受者;小儿及精神病患者不宜实施检查,必要时可在全麻下进行。

(二)健康教育要点

1. 检查前健康教育

(1)说明电灼术前 3 天进少渣饮食或无渣饮食,忌纤维饮食,手术前一晚进流质饮食,检查当日禁食。

(2)说明肠道准备的意义及服用肠道泻药的方法。检查前 1 天晚 21:00 点指导口服蓖麻油 40 mL 同时饮温开水 500 mL;凌晨 4 点口服硫酸镁 30 g,然后口服温开水 500～1 000 mL,

并轻揉腹部使泻药和水分充分溶解；能活动者嘱其不要卧床，最好在走廊活动，凌晨 5 点再次口服硫酸镁 30 g 后，服温开水 500～1 000 mL，强调温开水要在 10～15 分钟服完，至凌晨止排便至少 4～6 次，直至为清水样无渣便。告知患者排泄过度出现头晕、出汗、四肢无力等症状应及时报告医生，必要时补液或输入葡萄糖，以防虚脱。如果肠道准备不充分，需要清洁灌肠。

（3）因知识缺乏引起紧张焦虑的患者，讲清心理因素对手术的影响，教会放松技巧及术中配合的方法。告知患者术中疼痛或不适时，可张口做深呼吸动作。进镜过程要注入少量空气使肠腔张开，如感到腹胀不可忍受时可告知医生。

（4）电灼术后应卧床休息，检查前应训练在床上排尿，以免诱发术后出血。注意保持肛门部清洁，防止交叉感染。

2. 检查后健康教育

（1）告知患者电灼术顺利的信息。为防止术后出血须卧床 3 天，如感到腹胀，可指导患者取胸膝卧位，并轻敲后背使肠道气体排出，腹胀自然减轻。

（2）说明肠道息肉电灼术后限制饮食的目的及内容，术后第一天为流食，第二天为软食，一周内要进无渣饮食，同时观察大便的颜色及形状，警惕肠道出血。床上排便时指导患者不要用力过度，便后用温水擦洗，保持臀部及肛周的清洁干燥。

（3）解释肠道息肉电灼术后用药的种类及目的，特别是便秘患者应口服液体石蜡，以免粪块刮破电灼结痂引起出血。告知患者如有发热、腹痛和排便性质异常及颜色（如血便）改变时，及时报告医生。

二、无痛肠镜检查的健康教育

所谓无痛肠镜检查就是在做肠镜检查时，注射一定剂量的麻醉镇静药，使患者出现一短暂的睡眠过程，操作完毕时患者立即清醒如常，对整个检查过程无记忆、无痛苦感。

（一）适应证与禁忌证

1. 适应证

自愿要求无痛肠镜检查者；有肠镜检查适应证，但惧怕普通肠镜检查者；原因不明的下消化道出血，包括明显的出血或持续性隐血阳性者；患者有腹痛、便秘、排便困难或大便习惯改变、不明原因体重减轻、乏力者；大肠癌术后随访、大肠息肉摘除后随访。

2. 禁忌证

同常规肠镜检查。

（二）健康教育要点

1. 检查前指导

告知患者检查是在无痛状态下完成。交代以下检查注意事项：

（1）检查前一天吃不含纤维的食物。前一天晚上应进半流质、少渣饮食，如稀饭，不要喝牛奶，不吃蔬菜水果。检查当天早晨禁食，清肠后不进食。

（2）遵医嘱进行肠道准备，服药后要多饮水，要求最后排出的大便呈清水或淡黄色。若服药 4 小时仍未排便，应进行清洁洗肠。

（3）尽量穿宽松的衣服,女性应避免月经期检查。60岁以上应做心电图检查,以便术中麻醉观察。

2. 检查后健康教育

告知患者做完肠镜检查后需要休息5～10分钟,体检者应避免驾车或高空作业,以防意外。做完检查上厕所排空气体即可进食,但应禁食辛辣食物,不能饮酒。做活检的患者,特别是老年人,检查后1～2天应进食半流质饮食,1周内无渣饮食或半流质饮食。提示患者检查后如有头晕、腹痛、腹胀症状应及时报告医生处理。取活检息肉电切术后的患者,强调要绝对卧床休息,3天内勿剧烈活动,给予静脉补液,同时观察大便颜色,如出现黑粪应及时随诊。

第十四节 膀胱镜检查

膀胱镜分硬性镜与软性镜两种,由光源、观察镜及操作部分组成,膀胱镜检查有诊断和治疗作用,其作用是对尿道、膀胱颈和膀胱黏膜的大体病理进行直接观察,可以获得活检标本,从而明确诊断下尿路疾病,还可以进行造影诊断某些上尿路疾病,也对某些疾病进行手术治疗。

一、适应证与禁忌证

1. 适应证

常规检查、B超等一般检查不能明确诊断的膀胱、尿道及上尿路疾病;了解泌尿系统外疾病对泌尿系统的影响;血尿原因及出血部位的确定;膀胱肿瘤、结石、异物,需进一步检查以明确诊断或治疗者。

2. 禁忌证

包茎开口狭小或严重尿道狭窄者;膀胱痉挛,膀胱容量小于50 mL者;距前一次同类检查不足1周者;泌尿系统感染在急性炎症期;妇女月经期或妊娠3个月以上者;骨关节病变或畸形,不能采取截石位者;全身出血性疾病应尽可能避免此项检查。

二、健康教育要点

1. 检查前健康教育

（1）心理指导。了解病史,讲解检查的目的、方法,说明检查的安全性和必要性,消除患者恐惧心理,取得患者的配合。

（2）术前准备。指导告知患者检查前需排空尿液,排大便,操作时医生会给予局部表面麻醉药,以减轻疼痛,不用紧张。

2. 检查中健康教育

（1）体位配合指导。为方便检查,患者需取截石体位,协助患者摆好体位,并嘱双手放置于身体两侧或头上,操作过程中严禁将手放于腹部。

（2）操作配合指导。为减轻插管带来的不适,术中可指导患者进行深呼吸,放松腹部肌肉。检查过程中因需要向膀胱内灌入生理盐水,告知患者如有强烈尿意应立即报告医生。

3. 检查后健康教育

（1）护理指导。检查后患者会有尿道灼痛，轻者可多饮水，重者可应用止痛药缓解不适。检查后常有血尿发生，告知患者为术中损伤黏膜所致，一般 3～5 天后可自行停止，如出血较多及时到医院就诊。

（2）用药指导。告知患者检查后如有发热及腰痛，可能为尿路感染，可遵医嘱使用抗生素控制。

（3）病情通报。指导说明检查后医生会及时向患者及家属反馈检查结果。但对高度疑似恶性肿瘤的患者，家属得知病情真相后，不宜立即告知患者本人，以免增加患者的心理负担，应根据患者的性格特点，决定告知病情的时机与程度，以取得患者对下一步治疗的配合。

第十五节　宫腔镜手术检查

宫腔镜是一项新的、微创性妇科诊疗技术，用于子宫腔内检查和治疗的一种纤维光源内窥镜，包括宫腔镜、能源系统、光源系统、灌流系统和成像系统。利用宫腔镜技术可直接检视子宫腔内病变，进行定位采集病变组织送检，诊断准确、及时、全面、直观，可早期发现癌症；输卵管插管，检查输卵管通畅度，疏通输卵管间质部阻塞准确、有效；宫腔镜手术切除子宫内膜，黏膜下肌瘤，内膜息肉，子宫纵隔，宫腔粘连和取出异物疗效好，不开腹，创伤小，出血少，痛苦轻，康复快。

一、适应证与禁忌证

1. 适应证

（1）宫颈管癌和子宫内膜癌的早期诊断。

（2）绝经前及绝经后异常子宫出血。

（3）异常宫腔声像学所见（B 超、HSG 等）。

（4）诊断或决定能否经宫颈取出黏膜下肌瘤或子宫内膜息肉。

（5）探查不孕症、习惯性流产和妊娠失败的宫颈管和（或）宫内因素。

（6）月经过少或闭经。

（7）迷失的宫内节育器定位或试行取出。

（8）诊断宫腔畸形、宫腔粘连并试行分离。

2. 禁忌证

（1）急性和亚急性生殖器官炎症和盆腔感染。

（2）大量子宫出血或月经期。

（3）欲继续妊娠者。

（4）6 个月内曾有子宫穿孔修补术。

（5）宫腔过度狭小或宫颈过硬，难以扩张者。

（6）浸润性宫颈癌。

（7）患有严重的心、肺、肝、肾等内科疾患，难以耐受膨宫操作者。

（8）生殖道结核，未经抗结核治疗者。

二、健康教育要点

1. 检查前健康教育

(1)心理指导。让患者充分理解宫腔镜的微创、先进等手术优势,取得患者的配合。

(2)告知患者需做心肺检查,测量血压、脉搏,行白带常规检查,宫颈刮片。

(3)检查时间。除特殊情况外,一般以月经干净后 5 天内为宜。术前可适当憋尿,便于术中 B 超监护。

(4)麻醉准备。告知患者麻醉方法。

1)吲哚美辛栓:检查前 20 分钟将吲哚美辛栓 50～100 mg 塞入肛门深处。

2)宫颈旁神经阻滞麻醉:两侧宫颈旁各注入 1％普鲁卡因 5～10 mL。

3)宫颈管黏膜表面麻醉:用长棉签浸 2％利多卡因溶液插入宫颈管,宫颈内口水平,保留 1 分钟。

4)子宫黏膜喷淋麻醉:0.25％丁哌卡因 8 mL 通过特制管腔喷注器喷淋于子宫内膜表面,5 分钟后检查。

(5)告知患者检查需保持截石体位,宫腔镜会从外阴经阴道进入子宫内,嘱患者放松心情,配合操作。

2. 检查后健康教育

(1)术后除高危患者外,鼓励患者术后 6 小时内床上适当翻身运动,6～8 小时后可下床活动,并逐渐增加活动量。

(2)术后患者可出现不同程度的疼痛,嘱患者分散注意力,放松心情多可自行缓解,若不能缓解者可给予镇痛剂。

(3)鼓励患者尽早排尿,确实排尿困难者可诱导排尿,必要时给予导尿。

(4)术后可进营养丰富的软食,减少刺激性食物的摄入。告知 2 个月内应禁止性生活、游泳、盆浴等。

(5)观察阴道出血情况:对手术创面大、出血多的患者,多在术后放置宫腔气囊导尿管,向气囊内注入生理盐水 8～10 mL,起到压迫止血作用。术后要注意观察阴道出血情况,如有大量鲜血流出,应及时报告医护人员,给予处理。如无异常一般术后 24 小时可以撤掉宫腔气囊导尿管。

第十六节 纤维鼻咽喉镜检查

纤维鼻咽喉镜是一种光纤设备,在进行喉部详细的检查时,通过显微镜的显像技术,可将病灶放大到数千倍,医生可将放大的声带囊肿等病变组织利用其自带的手术钳对声带息肉、声带小结及其他声带病变进行门诊手术治疗,操作时间短,患者基本上无痛苦。

一、适应证与禁忌证

1. 适应证

(1)鼻腔、鼻旁窦和鼻咽部疾病。①鼻腔、鼻旁窦和鼻咽部不明原因的出血。②了解鼻腔、鼻旁窦和鼻咽部炎症或病变。③观察鼻腔、鼻旁窦和鼻咽部异物或肿瘤的大小和部位。④通过光导纤维镜采取组织或刷取细胞送病理检查,以明确诊断。目前,由于鼻内镜的应用和普及,对鼻腔、鼻旁窦和鼻咽部检查,多在鼻内镜下完成。

(2)喉部疾病。①间接喉镜检查有困难,如咽反射极度敏感,上切牙突出,舌体过高等。②一般直达喉镜检查不能承受者,如牙关紧闭、颈椎强直、短颈等。③对喉部隐蔽的病变或微小的早期喉肿瘤的检查,以及观察声带活动等。④进行活检或较小的声带息肉和小结的手术治疗。

2. 禁忌证

除鼻腔、鼻旁窦和鼻咽部有急性炎症或大量出血时应暂缓进行外,并无其他严格禁忌证,但对有重度全身疾病,特别是心脏病,呼吸困难或年老体弱者,勿急于检查。急需者,应慎重施行。

二、健康教育要点

1. 检查前健康教育

(1)向患者讲解检查的操作流程及成熟性,消除紧张情绪,配合操作。

(2)嘱患者术前 4 小时禁食禁水,术前 30 分钟给予皮下注射阿托品 0.5 mg,对于过度紧张者,可以适当给予镇静剂,如地西泮或苯巴比妥。

(3)检查前告知医生是否有活动义齿,并取下。

(4)患者鼻涕过多时,可使用吸引器清除鼻腔分泌物。

(5)麻醉准备。告知患者麻醉方式和方法:①用 1%麻黄素对鼻腔喷雾 2~3 次。②可用浸有 1:10 000 肾上腺素及 1%丁卡因棉片麻醉总鼻道、中鼻道及下鼻道。③用 0.5%~1%丁卡因做鼻腔、咽部及喉部喷雾 3~4 次,声门滴入 1~2 次,丁卡因总量不超过 60 mg。

2. 检查后健康教育

(1)指导患者局麻术后 6 小时可半坐卧位,进半流质饮食(如稀饭、牛奶、奶粉、汤面等)。

(2)手术后 1~2 天抽出鼻腔堵塞纱条,鼻腔填塞纱条期间容易口干,宜少量多次喝温开水。鼻腔纱条拔除后改普通饮食,但避免刺激性强的食物(如煎、炸、辛、辣的食物)。

(3)术后勿用力吐痰,避免咳嗽、打喷嚏,如有咳嗽、打喷嚏先兆时请张口深呼吸或用舌头尖顶住上颚,同时勿自行拔除鼻腔填塞纱条,以防鼻腔活动性出血。

第十七节　乳管内视镜检查

乳管内视镜又称电子乳腺纤维内窥镜,目前已经取代乳管造影成为乳头溢液病因诊断的首选手段。整个检查过程 10~15 分钟,无须局部注射麻醉药,患者亦无任何痛苦或不适。乳腺导管癌、导管内乳头状瘤、导管炎症分别有其特征性的乳管内视镜下表现,因而可据此做出诊断。乳管内视镜的另外的作用是可以在乳管内视镜引导下进行病灶的活检以获得病理确诊;对病灶进行体表皮肤的标记或通过乳导管镜下置定位导丝为手术准确的定位;通过乳管镜对乳管内良性疾病的治疗。

一、适应证与禁忌证

1. 适应证

（1）乳管灌洗，行细胞学检查明确诊断，并可达到一定的治疗效果。

（2）浆细胞性乳腺炎等疾病，病变乳管冲洗，并注入抗生素等药物。

（3）乳管镜下网篮的使用，清除大块的絮状物或疏通乳管。

（4）乳管镜下钩针定位肿瘤性病变，准确切除病变。

（5）乳管镜辅助病变乳管微创切除手术。

2. 禁忌证

1周内做过乳管造影者，乳腺炎性反应严重者，有隆胸史或精神病史者。

二、健康教育要点

1. 检查前健康教育

（1）患者非哺乳期乳头溢液，于月经期后1周进行，检查前禁挤捏患侧乳房。

（2）向患者及家属介绍检查目的、方法及优越性，以减轻患者对检查的恐惧心理，使患者能正确认识此项检查，积极配合检查。

2. 检查中健康教育

（1）检查时取平卧位，如果患侧乳房有溢液，挤捏至有液体溢出。

（2）检查治疗过程中注意观察患者的生命体征、面部表情，并询问患者的主观感受。

3. 检查后健康教育

（1）检查完毕后，嘱患者安静休息观察30分钟。

（2）检查后如有不适及时通知医护人员。

（3）告知患者24小时内禁止沐浴。

第十八节　骨髓穿刺术

骨髓穿刺术（以下简称骨穿）是通过穿刺骨髓腔抽取骨髓液的一种常用医疗操作技术，通过穿刺获得的骨髓液可进行细胞学、细菌学和寄生虫的检查，对血液系统疾病、放化疗后骨髓抑制及是否有骨髓内肿瘤转移提供诊断线索、观察治疗效果有重要意义。

一、骨穿前健康教育

1. 心理指导

患者多数是血液系统疾病，精神紧张，对骨穿有一种恐惧感，有些患者更认为骨髓是人体的精髓，担心抽取后会影响健康甚至残疾，加重病情。因此术前应反复向患者及家属说明骨穿的目的、方法、安全性及注意事项，以消除顾虑及紧张情绪，取得合作。

2. 穿刺前准备指导

告知患者穿刺检查应避免在空腹下进行，排空大小便。询问患者有无麻醉药物过敏史。

二、骨穿中健康教育

1. 体位准备指导

穿刺部位的选择较多，如髂前上棘、髂后上棘、胸骨柄、腰椎棘突、胫骨等，一般多采用髂后上棘进行穿刺。穿刺时体位常选择俯卧位。如患者为高龄、过度肥胖、妊娠等特殊情况下可采用坐位、左右侧卧位以保证穿刺能顺利进行。协助患者准备好合适体位，注意保暖，认真做好穿刺部位皮肤的清洁。

2. 骨穿中配合指导

骨髓穿刺术过程中要严格执行无菌操作，常规消毒穿刺部位皮肤，给予利多卡因 0.1 g 局部麻醉，用稍粗一些的针头穿刺。取得标本后拔出骨穿针，并用 2％碘酒消毒针眼处，用 3M 敷贴覆盖。告知患者穿刺过程应注意保持体位，以便于医生操作，有疼痛感时应放松呼吸。操作过程中可与患者谈论一些轻松的话题，分散注意力，同时可告知患者操作进行到哪一步，使之有心理准备，积极配合医生完成操作。

三、骨穿后健康教育

1. 体位护理指导

穿刺后患者至少应卧床休息 30 分钟，压迫穿刺处 10～30 分钟，如有出血倾向可延长压迫时间，直至不出血为止。

2. 局部护理指导

说明穿刺部位需要保持清洁干燥，注意观察有无渗出液、血肿，定时更换无菌敷贴。嘱患者 2 天之内不可洗澡，以免发生感染。

3. 疼痛护理指导

因个体差异，有少数患者于穿刺后可出现穿刺部位疼痛，应密切观察，必要时通知医生给予止痛药物对症处理即可缓解。对疼痛较剧烈者可给予冷敷，严重者可给予镇静剂，告知患者不必紧张，1～2 天即可缓解。

（吴晓燕　夏态婧）

第三章　治疗肿瘤的各种药物

🔲 第一节　烷　化　剂

烷化剂(alkylating agents)属于细胞毒类药物,又称生物烷化剂。本类药物具有活泼的烷化基因,能与细胞中DNA或蛋白质分子中的氨基、巯基、羟基、羧基、磷酸基等亲核基团发生烷化作用,主要是与DNA两条互补链上的碱基发生共价结合,形成交叉联结,造成DNA结构和功能损害,呈现细胞毒作用而导致细胞死亡。代表药物如氮芥、环磷酰胺、噻替哌。

一、药理作用

烷化剂的共同特点是存在一个或多个高度活跃的烷化基团,在体内能和细胞的蛋白质和核酸相结合,使蛋白质和核酸失去正常的生理活性,从而伤害细胞,抑制癌细胞分裂。烷化剂因对细胞有直接毒性作用,故被称为细胞毒类药物。其生物效应与放射线照射作用相似,故又称为"拟放射线药物"。因对骨髓、胃肠道上皮和生殖系统等生长旺盛的正常细胞有较大的毒性,对体液或细胞免疫功能的抑制也较明显,所以在临床应用方面受到一定的限制。

二、毒副作用

(1)骨髓抑制白细胞、血小板的减少,严重时全血细胞减少。

(2)胃肠道反应如食欲减退、恶心及呕吐。

(3)脱发、皮肤色素沉着。

(4)栓塞性静脉炎。

(5)肝毒性导致中毒性肝炎。

(6)大剂量输注环磷酰胺类药物并缺乏有效预防措施时可导致膀胱刺激症状,少尿、血尿及蛋白尿,系其代谢产物丙烯醛刺激膀胱所致。长期严重刺激可导致膀胱纤维化。

(7)局部反应药物一旦漏出血管外,可导致局部组织坏死。

(8)对生殖功能影响,长时间使用可导致睾丸萎缩、精子减少、活动能力降低、不育,妇女可致月经紊乱、闭经。

三、临床使用注意事项

(1)药物稳定性差,稀释后尽快使用,最好现配现用。

(2)氮芥禁止口服、皮下及肌肉注射。

（3）大剂量应用环磷酰胺应水化利尿，同时应用尿路保护剂，以预防出血性膀胱炎。

（4）肝肾功能障碍慎用该类药物，严重贫血、早孕者禁用。

（5）因骨髓抑制发生较迟，密切观察血象变化。有出血倾向者，立即停药。

（6）使用中勿外渗至皮下组织或与皮肤接触，以免引起组织坏死。

（7）给药前应先给予止吐剂，以防呕吐，用药当天不可饮酒。

四、健康教育

1. 治疗指导

（1）使用化疗药物静脉推注或静脉滴入前，应选择安全输注通路，如 PORT、PICC，预防药物外渗导致局部组织坏死。

（2）使用环磷酰胺时，鼓励患者多饮水，配合医生水化利尿，注意观察用药后有无血尿发生。

（3）使用异环磷酰胺的患者，应指导其配合尽量减少镇静药、镇痛药、抗组胺药及麻醉药与 IFO 同时使用，可减少中枢神经系统毒性。

（4）给药前需配合检查血常规、肝肾功能、心电图，血常规出现异常、肝肾功能不全、心功能不佳的患者需慎用或禁用。

2. 护理知识指导

（1）尽量将患者安排在单间或较安静的房间，告知患者化疗期间避免出入院外公共场所，此期间免疫力低下，以防交叉感染。

（2）使用化疗药物要求水化的患者，应鼓励其多饮水，每日饮水量应为 3 000 mL，避免咖啡、浓茶等影响睡眠的饮品，可选择菊花茶、金银花茶等清热降火的饮品。

（3）饮食上应给予易消化的饮食，少食多餐，鼓励进食，避免吃刺激性大、油腻等食物，多吃高蛋白、高维生素的食物，如肉、蛋、奶、鱼，多吃新鲜水果及蔬菜等，以增强机体的抵抗力。

（4）化疗前向患者解释注意口腔卫生的重要性，预防口腔黏膜炎的发生。

（5）女性患者化疗前 10 分钟可给患者带上冰帽，使头皮血管收缩，减少脱发，并向其解释脱发是暂时的现象，治疗结束后头发会重新长出，可建议患者佩戴假发套。

（6）告知患者保证充足的睡眠，调整作息时间，避免熬夜。

（7）对于有不良嗜好的患者，劝其戒除不良嗜好，戒烟戒酒，改善生活习惯。

（8）预防跌倒知识，指导化疗期间患者一定要有家属留陪，实在无家属的患者要多关心勤巡视；讲解预防跌倒十知道的安全知识，如穿防滑鞋，保持病室照明，起床遵循"起床三部曲"原则等。"起床三部曲"为：首先要完全清醒，在平仰卧的状态下，凝视天花板或窗外 30 秒，然后才缓缓坐起来，将双脚移至床沿，双眼正视前方，或头颈稍作转动，持续 30 秒，再扶着床边站立 30 秒，这时如果认为头脑清晰，反应正常，便可离床缓步去做想做的事情。告知患者在紧急情况下的各种求救方法，如床头呼叫器、卫生间紧急呼叫铃等。

3. 心理指导

（1）每日与患者沟通 5 分钟以上，使其放松心情，观察其目前状态，有无紧张、恐惧及其他化疗副反应发生。

（2）鼓励患者与家人交流，增强社会存在感，讲解化疗药物的毒副反应及注意事项，减轻患者对化疗药物的恐惧心理。

（3）帮助患者认识焦虑和紧张的情绪不利于疾病的治疗，开朗乐观的心态利于疾病的恢复，保持情绪稳定，以平常心对待生活，勿焦虑。向患者介绍自我放松训练的方法，如呼吸放松、肌肉放松、想象放松等。

（4）对于有不良情绪的肿瘤患者给予相应的情绪疏导及行为干预，帮助其消除癌症等同于死亡的错误观念，提高生活质量，延长生存期。

（5）向患者讲解肿瘤患者的成功案例，传递正能量，树立其战胜疾病的信心。

（6）与医生共同提供相关治疗及预后的实际信息，建立患者对疾病合理的期望值。

（7）对于病情治疗效果不明显的患者，转移其对于疾病的注意力，放松心态，提高生活质量。

（8）个别心理问题突出的患者，可通过心理量表进行测试并给予对症处理。

4. 出院指导

（1）建立合理的作息时间，注意休息，避免劳累与情绪波动。

（2）注意饮食营养结构搭配，戒烟酒，按时服药。

（3）注意检测体温，根据气候变化增减衣物。

（4）定期检查血常规，肝肾心功能检查，如有不适，随时就诊，按时返院复查。

（5）注意个人卫生，保持口腔清洁，每日用温开水清洗外阴。

（6）置入 PORT、PICC 的患者做好院外维护指导。

第二节　抗 代 谢 药

本类药物的化学结构与机体正常代谢必须物（如叶酸、嘌呤、嘧啶等）相似，通过特异性对抗作用，干扰核酸的生物合成，阻止肿瘤细胞的生物繁殖。属周期特异性药物，主要作用于 S 期细胞。代表药物为甲氨蝶呤（MTX）、氟尿嘧啶、替加氟。

一、药物作用

通过抑制 DNA 合成所必需的叶酸、嘌呤、嘧啶及嘧啶核酸等途径，从而抑制肿瘤细胞的生存和复制所必需的代谢途径，导致肿瘤细胞死亡。抗代谢药物的抗瘤谱相对烷化剂较窄，由于作用点各异，交叉耐药性较少。抗代谢药物结构上与代谢物很相似，大多数抗代谢物正是将代谢物的结构作细微变化而得的。

二、毒副作用

（1）MTX 的剂量限制性毒性是骨髓抑制和黏膜炎。白细胞及血小板减少发生在用药后 4～14 天，21 天恢复。胃炎、腹泻、口腔溃疡较常见。长期低剂量口服易导致慢性肝纤维化。

（2）氟尿嘧啶局部注射后可产生静脉炎、色素沉着，并有消化道反应，骨髓抑制表现为白细胞及血小板减少，停药后 2～3 周可恢复。此药因在肝脏代谢，故有可逆性的肝脏损害。

(3)有些患者可出现脱发、皮疹、皮炎。

三、临床使用注意事项

(1)MTX与弱酸性药物,如阿司匹林或磺胺类药物合用时能增加本药的疗效与毒性。

(2)使用洛拉曲克时勿用叶酸作为维生素补充剂。

(3)氟尿嘧啶使用期间,应注意观察尿量,成年人需在1 500 mL/24小时以上,该药可致腹泻,凡每日腹泻5次以上或血性腹泻,均停药治疗。

(4)替加氟可透过血脑屏障,故应注意神经症状,如头晕、头痛、共济失调等,且用注射剂应避免与含钙、镁离子及酸性较强的药物合用。

(5)用药期间不宜饮酒,以免出现深度醉酒现象。

(6)治疗中应密切观察血常规与肝肾功能。

四、健康教育

1. 治疗指导

(1)使用化疗药物静脉推注或静脉滴入前,应选择安全输注通路,如PORT、PICC,预防药物外渗导致静脉炎或局部组织坏死。

(2)使用氟尿嘧啶时,鼓励患者多饮水,督查每日尿量是否达标。观察有无腹泻或血性腹泻的发生。

(3)给药前需配合检查血常规、肝肾功能、心电图,血常规出现异常、肝肾功能不全、心功能不佳的患者需慎用或禁用。

(4)如患者用药后出现神经系统症状,应指导其家属24小时留陪,注意预防跌倒。

2. 护理知识指导

(1)治疗期间告知患者避免出入院外公共场所,此期间免疫力低下,以防交叉感染发生。

(2)使用化疗药物要求水化的患者,应鼓励其多饮水,每日饮水量应为3 000 mL,避免咖啡、浓茶等影响睡眠的饮品,可选择菊花茶、金银花茶等清热降火的饮品。

(3)该类药物可发生胃肠道反应,饮食上应给予易消化、高蛋白食物,如肉、蛋、奶、鱼、多吃新鲜水果及蔬菜等,少食多餐,避免吃刺激性大、油腻等食物。有高血压或糖尿病的患者提供治疗性饮食指导。

(4)如患者在治疗期间出现口腔黏膜炎,应做好口腔护理,预防感染。

(5)药物会产生脱发现象,告之女性患者可使用冰帽进行相关预防,于化疗前10分钟带上冰帽,使头皮血管收缩,减少脱发,并向其解释脱发是暂时的现象,治疗结束后头发会重新长出,可建议患者佩戴假发套。

(6)如用药后出现腹泻,应指导患者使用止泻药物,并讲解保持肛周清洁的重要性。

(7)对于有不良嗜好的患者,劝其戒除不良嗜好,戒烟戒酒,改善生活习惯,调整作息时间,避免熬夜。

(8)该药物可能出现神经系统症状,指导患者进行跌倒的相关预防。具体详见第一节烷化剂的健康教育中的护理指导内容。

3. 心理指导

(1)注意与患者及其家属沟通,了解患者的不适与需求,增加患者对医护人员的信任感,减轻患者对化疗药物的恐惧心理。

(2)鼓励患者与志愿者交流,增强社会存在感,适当转移注意力,参加医院为患者组织的快乐驿站、HAPPY 站台、周末影院等活动。

(3)鼓励患者以平常心对待生活,勿焦虑,向患者介绍自我放松训练的方法,如呼吸放松、肌肉放松、想象放松等。

(4)对于病情治疗效果不明显的患者,转移其对于疾病的注意力,给予相应的情绪疏导及行为干预,帮助其消除癌症等同于死亡的错误观念,提高生活质量,延长生存期。

(5)向患者讲解肿瘤患者的成功案例,传递正能量,树立其战胜疾病的信心。

(6)与医生共同提供相关治疗及预后的实际信息,建立患者对疾病合理的期望值。

(7)个别心理问题突出的患者,可通过心理量表进行测试并给予对症处理。

4. 出院指导

(1)置入 PORT、PICC 的患者做好院外维护指导。

(2)注意饮食营养结构搭配,戒烟酒,按时服用护肝、生血药物。

(3)注意检测体温,根据气候变化增减衣物。注意休息,避免劳累与情绪波动。

(4)定期检查血常规,肝肾心功能检查,如有不适,随时就诊,按时返院复查。

(5)注意预防跌倒的发生,向患者及家属强调其重要性。

(6)注意口腔黏膜炎的护理,预防感染。

第三节　抗肿瘤抗生素

抗肿瘤抗生素主要通过与 DNA 形成非共价结合,影响转录过程,阻止 DNA 的复制,抑制 DNA、RNA 和蛋白质的合成,属周期非特异性药物。代表药物为放线菌素 D、丝裂霉素、博来霉素、平阳霉素。

一、药物作用

此类药物通过直接嵌入 DNA 分子,改变 DNA 模板性质,阻止转录过程,抑制 DNA 及 RNA 合成。属周期非特异性药物,但对 S 期细胞有更强的杀灭作用。如多肽类和蒽醌类抗肿瘤抗生素。

二、毒副作用

(1)胃肠道反应和骨髓抑制。

(2)静注后可产生静脉炎、渗至血管外可导致局部组织坏死。

(3)有些患者可出现脱发、皮疹、皮炎。

(4)膀胱内灌注可引起膀胱炎及血尿。

(5)使用博来霉素约 1/3 的患者出现发热反应,约 38℃,几小时后自行消退。

（6）肿瘤处疼痛。

（7）过敏反应，极个别患者可出现过敏性休克。

（8）肺炎样症状和肺纤维变，少见。

（9）使用阿霉素患者有累积心脏毒性，表现为出血性心力衰竭。大多发生于总量>400 mg/m² 的患者。

（10）肝肾功能不全及中枢神经系统反应。

三、临床使用注意事项

（1）放线菌素 D 与放疗同用，能增强肿瘤对放疗的敏感性，但有可能在放疗部位出现新的炎症，而产生"放疗再现"皮肤改变。

（2）此类化疗药一旦发生外渗，应立即停止输注，并行封闭处理。

（3）BLM 可引起肺纤维化，故对肺功能差的或做肺部放疗的患者应慎用。

（4）为预防该类药物引起发热，可于用药前 1 小时口服氯苯那敏、吲哚美辛或地塞米松，如仍有发热应停用此药。

（5）给药时应注意给药的总剂量，以免累积剂量出现药物毒性。

（6）出现口腔溃疡时表示骨髓受抑制，应停止使用该药。

四、健康教育

1. 治疗指导

（1）使用化疗药物静脉推注或静脉滴入前，应选择安全输注通路，如 PORT、PICC，预防药物外渗导致静脉炎或局部组织坏死。

（2）给药前需配合检查血常规、肝肾功能、心电图，血常规出现异常、肝肾功能不全、心功能不佳的患者需慎用或禁用。

（3）使用丝裂霉素进行膀胱灌注时，指导患者多饮水，避免引起膀胱炎及血尿。

（4）如患者用药后出现发热症状，应指导其立即使用降温药物，并停止使用该药。

2. 护理知识指导

（1）治疗期间告知患者避免出入院外公共场所，此期间免疫力低下，以防交叉感染发生。

（2）该类药物可发生胃肠道反应，饮食上应给予易消化、高蛋白食物，如肉、蛋、奶、鱼，多吃新鲜水果及蔬菜等，少食多餐，避免吃刺激性大、油腻等食物。有高血压或糖尿病的患者提供治疗性饮食指导。

（3）使用该类药物要求水化的患者，应鼓励其多饮水，每日饮水量应为 3 000 mL，避免咖啡、浓茶等影响睡眠的饮品，可选择菊花茶、金银花茶等清热降火的饮品。

（4）如患者在治疗期间出现口腔黏膜炎，应做好口腔护理，如使用含抗菌成分的漱口水，预防感染。

（5）药物会产生脱发现象，告之女性患者可使用冰帽进行相关预防，于化疗前 10 分钟带上冰帽，使头皮血管收缩，减少脱发，并向其解释脱发是暂时的现象，治疗结束后头发会重新长出，可建议患者佩戴假发套。

（6）如用药后出现发热,应指导患者使用降温药物或行冰敷等物理降温,并讲解发热的原因及停药的重要性。

（7）对于有不良嗜好的患者,劝其戒除不良嗜好,戒烟戒酒,改善生活习惯,调整作息时间,避免熬夜。

（8）如放线菌素 D 与放疗同时进行,应注意有无皮肤"放疗再现"的发生,注意皮肤的完整性,指导穿棉质宽领衣物,勿暴晒,勿用酒精、安尔碘及沐浴露等刺激性用品涂抹,如伴痒感时勿搔抓,保持该处皮肤清洁。

3. 心理指导

（1）注意与患者及其家属沟通,了解患者的不适与需求,增加患者对医护人员的信任感,减轻患者对化疗药物的恐惧心理。

（2）鼓励患者与志愿者交流,增强社会存在感,积极参加医院为患者组织的快乐驿站、HAPPY 站台、周末影院等活动来转移注意力。

（3）鼓励患者以平常心对待生活,勿焦虑,向患者介绍自我放松训练的方法,如呼吸放松、肌肉放松、想象放松等。

（4）对于病情治疗效果不明显的患者,给予相应的情绪疏导及行为干预,可向患者讲解肿瘤患者的成功案例,传递正能量,树立其战胜疾病的信心,提高生活质量,延长生存期。

（5）与医生共同提供相关治疗及预后的实际信息,建立患者对疾病合理的期望值。

（6）个别心理问题突出的患者,可通过心理量表进行测试并给予对症处理。

4. 出院指导

（1）置入 PORT、PICC 的患者做好院外维护指导。

（2）注意饮食营养结构搭配,戒烟酒,按时服用护肝、生血药物、抗肿瘤等药物。

（3）注意检测体温,根据气候变化增减衣物,注意休息,避免劳累与情绪波动。

（4）定期检查血常规,肝肾心功能检查,告之本科室护士站电话,如有不适,随时咨询或就诊,并按时返院复查。

（5）注意预防跌倒的发生,向患者及家属强调其重要性。

（6）注意口腔黏膜炎的护理,预防感染。

第四节 植物类抗癌药

植物类抗癌药即是从天然产物中寻找活性成分。中药有着几千年的实际应用经验,因而从中寻找新药和先导化合物有着更高的命中率。特别是与现代分子生物学的进展结合起来,有着良好的应用前景。临床常用药物有长春新碱、紫杉醇、依托泊苷、伊立替康等。

一、药物作用

本类药物能与微管蛋白结合,使其变性,从而影响微管装配和纺锤体的形成,使细胞的有丝分裂停止于中期。主要作用于 M 期,属周期特异性药物,

二、毒副作用

(1)长春新碱有剂量限制性毒性,为神经系统毒性,主要引起外周神经症状,如手指、足趾麻木,腱反射迟钝或消失,外周神经炎。腹痛、便秘、麻痹性肠梗阻偶见。神经毒性多于6~8周出现,与累积量有关。

(2)紫杉醇的过敏反应发生率为39%,表现为用药后最初10分钟内的支气管痉挛性呼吸困难、荨麻疹、低血压。

(3)使用伊立替康80%~90%可发生延迟性腹泻,中位发生时间为用药后第5天,平均持续4天。以及出现乙酰胆碱综合征:表现为多汗、多泪、唾液分泌增多、视物模糊、痉挛性腹痛。

(4)其他:胃肠道反应、骨髓抑制、局部组织刺激、脱发。

三、临床使用注意事项

(1)依托泊苷静滴时速度不宜过快,至少半小时以上,否则易引起低血压。且不能与葡萄糖液混合,可产生细微沉淀。

(2)伊立替康使用期间避免使用可能导致腹泻的食物和饮料,禁用增加肠蠕动的药物。

(3)紫杉醇类药物治疗前应先采用肾上腺皮质激素治疗。

(4)静脉用药不可漏于血管外,否则可发生局部坏死。

四、健康教育

1. 治疗指导

(1)滴注化疗药物时滴数不可自行调节。

(2)配置好的化疗药物不可经阳光直射,以免变质。

(3)使用化疗药物静脉推注或静脉滴入前,应选择安全输注通路,如 PORT、PICC,预防药物外渗导致静脉炎或局部组织坏死。

(4)紫杉醇药物可导致心脏毒性,心电图检查非常重要,给药途中一定要心电监护,向患者解释其重要性。

2. 护理知识指导

(1)避免出入嘈杂的环境,保持病室安静。

(2)使用伊立替康期间避免使用生冷、粗纤维食物,注意饮食卫生,避免引起腹泻,用药前应提前备好止泻药物,如十六角蒙脱石、易蒙停(洛哌丁胺)。易蒙停有导致麻痹性肠梗阻的危险,故所有患者以此剂量不得连续用药超过48小时,此药不应用于预防给药。

(3)该药物可产生外周神经毒性,目前并没有好的针对性治疗。据文献报道,化疗时肢体局部放置冰袋可以减轻末梢神经炎的发生,化疗间歇时给予 B 族维生素有利于末梢神经症状的减轻,停止化疗后多数患者的症状会有减轻,甚至消失。

(4)紫杉醇类药物易发生过敏反应,给药前需使用肾上腺皮质激素,此药物会对睡眠产生影响,可采取睡前泡脚、喝牛奶、听催眠曲等方法改善睡眠。

（5）如出现多汗、多泪、唾液分泌增多、视物模糊、痉挛性腹痛等乙酰胆碱综合征的症状，需指导患者预防跌倒及坠床的发生，严重者可用阿托品 0.5 mg 肌肉注射。

（6）药物会产生脱发现象，向其解释脱发是暂时的现象，治疗结束后头发会重新长出，可建议患者佩戴假发套，对于这种明显引起脱发的药物，可指导患者剃光毛发，告知待治疗结束后，毛发会重新长出，将更加浓密，黑亮。

（7）预防跌倒：指导化疗期间患者一定要有家属留陪，实在无家属的患者要多关心勤巡视；讲解预防跌倒十知道的安全知识，如穿防滑鞋，保持病室照明，起床遵循"起床三部曲"原则等。"起床三部曲"：首先要完全清醒，在平仰卧的状态下，凝视天花板或窗外 30 秒，然后才缓缓坐起来，将双脚移至床沿，双眼正视前方，或头颈稍作转动，持续 30 秒，再扶着床边站立 30 秒，这时如果认为头脑清晰，反应正常，便可离床缓步去做想做的事情。告知患者在紧急情况下的各种求救方法，如床头呼叫器、卫生间紧急呼叫铃等。

3. 心理指导

（1）注意观察患者的心理动态，及时了解患者的需求与不良心理。

（2）鼓励患者与患者交流，互通信息、寻求共通点，并肩作战，增强战胜疾病的信息。

（3）鼓励患者以平常心对待生活，勿焦虑，向患者介绍自我放松训练的方法，如呼吸放松、肌肉放松、想象放松等。

（4）对于病情治疗效果不明显的患者，给予相应的情绪疏导及行为干预，指导避免情绪激动，动怒不利于疾病。

（5）向患者讲解肿瘤患者的成功案例，传递正能量，树立其战胜疾病的信心，提高生活质量，延长生存期。

（6）与医生共同提供相关治疗及预后的实际信息，建立患者对疾病合理的期望值。

4. 出院指导

（1）置入 PORT、PICC 的患者做好院外维护指导。

（2）注意饮食营养结构搭配，戒烟酒，按时服用护肝、生血药物、抗肿瘤等药物。

（3）注意检测体温，根据气候变化增减衣物。

（4）定期检查血常规，肝肾心功能检查，告之本科室护士站电话，如有不适，随时咨询或就诊，并按时返院复查。

（5）保持心态平和，有条件者可外出散心游玩，需避免劳累，保证高质量睡眠。

（6）注意饮食卫生，避免腹泻。

第五节　激素类及内分泌类药物

人体某些恶性肿瘤的发生与体内相应激素失调有关。因此，应用相应激素或激素拮抗剂改变体内激素的水平，可抑制这些肿瘤的生长。代表药物有肾上腺皮质激素、雄激素、雌激素、他莫昔芬。

一、药物作用

肾上腺皮质激素能抑制淋巴组织，使淋巴细胞溶解。具有免疫抑制作用，可促使肿瘤扩散,仅在肿瘤引起发热不退、毒血症状明显时,可少量短期用于缓解症状。雄激素有对抗雌激素作用,抑制垂体促卵泡细胞的分泌,在肿瘤细胞上对抗催乳素作用,从而抑制肿瘤的生长。雌激素可抑制下丘脑及垂体,从而减少雄激素的分泌,并直接对抗雄激素,抑制肿瘤生长。

二、毒副作用

(1)长期大量应用肾上腺皮质激素的毒副作用为:①由于水钠潴留可使血容量增加,血压升高,水肿等,以及排钾增加,导致乏力、腹胀等。②可引起肌萎缩、骨质疏松、自然性骨折。③可使血糖升高,诱发糖尿病或使原有糖尿病加剧。④可使胃酸、蛋白酶分泌增多。消化性溃疡加剧,甚至出血、穿孔。⑤长期应用可引起精神症状。⑥呃逆。

(2)长期大量服用雄性激素可引起性功能紊乱,女性可引发男性化改变,如闭经、乳腺退化。由于促进肾小管对水及电解质的重吸收,引起水肿。可抑制卵巢功能,抑制排卵,使月经推迟。

(3)长期应用雌激素可引起子宫内膜过度增生及子宫出血,并有恶心、呕吐、厌食、乳房增大、皮肤松弛、尿频、尿急等。

三、临床使用注意事项

(1)应用时应严格掌握适应证,防止滥用,避免大剂量长期服用。

(2)停药时应逐渐减量,不宜骤停。

(3)经肝脏代谢活化,肝功能不良者、电解质紊乱、水肿者不宜使用。

(4)糖尿病及胃溃疡者慎用肾上腺皮质激素。

(5)孕妇、前列腺癌患者禁用雄激素。

(6)乳腺癌患者绝经前期,忌用雌激素。

(7)与强心苷和利尿药合用时注意补钾。

四、健康教育

1. 治疗指导

(1)如患者有肝功能不良、糖尿病、对性功能有要求者需及时告之医务人员。

(2)如药物需口服,应按时服用,应为餐后服用或使用药物前给予护胃药输注,避免造成胃溃疡。

(3)激素类药物需按医嘱服用,不可随意增减药量。

(4)注意观察患者体温变化,避免诱发或加重细菌、病毒、真菌等各种感染。

2. 护理指导

(1)患者用药期间抵抗力低下,避免出入公共场合,以防交叉感染。

(2)使用该类药物期间,其药物会抑制胃内黏液的分泌,削弱胃部保护屏障,降低胃肠黏膜抵抗力。如果同时胃酸过多,可诱发或加剧胃、十二指肠溃疡,甚至造成消化道穿孔、出血。故宜食用减少胃酸分泌的、易消化的碱性食物。避免食用辛辣、油腻、易产气的食物。

（3）讲解使用药物可造成的毒副反应,如面色潮红、失眠、高血压等。指导患者适当增减衣物,注意体温变化。如影响睡眠,指导合理助眠方法,如睡前倾听催眠曲、热水泡脚、睡前避免情绪激动等。

（4）该药物长期服用可出现精神症状,指导家属需 24 小时留陪,并讲解其重要性。

（5）长期大剂量服用可出现满月脸、水牛背、痤疮、向心性肥胖,指导其勿用刺激性药物涂擦痤疮部位,正确引导患者勿过多关注自身形象变化,此乃暂时性现象,停药后会逐渐恢复。

（6）该类药物不可突然停药或随意增减,需遵医嘱严格执行,否则会出现激素反跳现象,加重病情或诱发新的感染。

（7）长期服用他莫昔芬可出现视力障碍,讲解预防跌倒相关知识。详见第一节烷化剂的健康教育。

（8）激素可使血糖升高,如患者有糖尿病,应监测患者血糖变化,如异常应及时处理,并指导参照糖尿病饮食原则。

（9）使用激素对膈肌的刺激作用,患者常出现呃逆,待药物吸收后症状会缓解。指导患者可采用舌下含糖法、饮热水弯腰法缓解该症状,严重呃逆者可给予冬眠治疗。

3. 心理指导

（1）注意倾听患者主诉,了解其心理动态,及时发现不良心理状况。

（2）鼓励患者与患者相互交流,相互关怀,增强战胜疾病的信心。

（3）鼓励患者以平常心对待生活,勿焦虑,向患者介绍自我放松训练的方法,如呼吸放松、肌肉放松、想象放松等。

（4）该药可导致肥胖、痤疮等形象紊乱,及时开导患者勿过多注意自身形象,分散其注意力,提高生活质量,延长生存期。

（5）该药易使患者情绪激动,给予相应的情绪疏导及行为干预,指导避免情绪激动,动怒不利于疾病。

（6）与医生共同提供相关治疗及预后的实际信息,建立患者对疾病合理的期望值。

4. 出院指导

（1）出院期间药物需按时服用,勿放置于阳光直射区域。

（2）注意饮食营养结构搭配,勿食辛辣、油腻食物,注意食物清洁,戒烟酒。

（3）注意检测体温,根据气候变化增减衣物。

（4）定期检查血常规,肝肾心功能检查,告之本科室护士站电话,如有不适,随时咨询或就诊,并按时返院复查。

（5）保持心态平和,有条件者可外出散心游玩,需避免劳累,保证高质量睡眠。

第六节　杂　类　药

凡不能归入上述几类的抗肿瘤药则列入杂类。临床常用药物如门冬酰胺酶（L-ASP）、顺铂、卡铂、奥沙利铂、羟基脲等。

一、药物作用

L-ASP影响癌细胞蛋白质合成,从而抑制癌细胞生长。铂类作用类似于烷化剂,在细胞内解离出氯离子后,二价铂与DNA链上碱基形成交叉联结,破坏DNA的结构和功能,属周期非特异性药物。

二、毒副作用

(1)L-ASP的成人毒副作用大于儿童,毒副作用:①由于是异体蛋白,易产生抗体引起过敏反应。②发热,可能是由于L-ASP含内毒素所致。③可有头痛、头晕、嗜睡及情绪激动等神经毒性。④可诱发或加重胰腺炎。

(2)顺铂的毒副作用:①剂量限制性毒性为肾毒性。②呕吐,于用药后2小时开始,6~8小时达高峰。③骨髓抑制。④耳毒性:先为耳鸣,继而发展为听力丧失,重度听力丧失不可逆。⑤脱发。⑥皮疹。⑦肝功能异常。

三、临床使用注意事项

(1)重复使用L-ASP可致其过敏反应增高,需做皮试观察有无过敏现象。

(2)化疗药物需同厂家、同批次的方可配备。

(3)L-ASP与甲苯磺丁脲、苯乙双胍、胰岛素等合用时可使血糖升高,需调整药物剂量。

(4)使用顺铂时需根据剂量进行水化利尿。

(5)使用前做好肝肾功能检查。

四、健康教育

1. 治疗指导

(1)使用化疗药物静脉推注或静脉滴入前,应选择安全输注通路,如PORT、PICC,预防药物外渗导致静脉炎或局部组织坏死。

(2)给药前需配合检查血常规、肝肾功能、心电图,血常规出现异常、肝肾功能不全、心功能不佳的患者需慎用或禁用。

(3)使用顺铂时,指导患者多饮水,记录尿量,需提前给予预防性水化。

(4)如患者使用L-ASP,需询问过敏史,并行过敏试验,并做好抗过敏准备。

2. 护理知识指导

(1)患者用药期间抵抗力低下,避免出入公共场合,以防交叉感染。

(2)使用铂类药物时,注意患者的饮水量,一日内饮水量需达到3 000 mL,可少量多次饮用,避免一次量饮用过多,造成胃部不适,诱发呕吐。可饮用菊花茶、金银花茶、泡红枣等方法增加饮水量。

(3)铂类属高致吐性药物,在给药前行止吐药物输注,患者对气味敏感,避免病房患者食用榴莲、大蒜等强气味的食物,避免诱发化疗患者的呕吐。

(4)输注止吐药物可减少胃肠蠕动,故易造成患者便秘。化疗后每日询问患者排便情况,如有便秘发生,应指导其多食粗纤维类食物如火龙果、玉米、燕麦,但勿食用香蕉、香菇,因其含有 5-羟色胺致吐成分。

(5)使用铂类药物会出现耳毒性,致听力下降,指导患者勿紧张,轻度者为可逆现象,家属需 24 小时留陪,与患者沟通时需耐心、缓慢、响亮的讲解。

(6)如使用抗过敏药物相关副作用,详细可参照第五节激素与内分泌药物健康教育。

(7)预防跌倒,详见第一节烷化剂的健康教育。

3. 心理指导

(1)注意与患者及其家属沟通,增加患者对医护人员的信任感,减轻患者对化疗药物的恐惧心理。

(2)鼓励患者与医院志愿者交流,增强社会存在感,积极参与医院为患者组织的活动来转移注意力。

(3)鼓励患者以平常心对待生活,勿焦虑,向患者介绍自我放松训练的方法,如呼吸放松、肌肉放松、想象放松等。

(4)对于病情治疗效果不明显的患者,给予相应的情绪疏导及行为干预,可向患者讲解肿瘤患者的成功案例,传递正能量,树立其战胜疾病的信心,提高生活质量,延长生存期。

(5)与医生共同提供相关治疗及预后的实际信息,建立患者对疾病合理的期望值。

(6)呕吐导致患者形象紊乱,讲解药物反应会逐渐消退,坚持就是胜利。

4. 出院指导

(1)出院期间药物需按时服用,勿放置于阳光直射区域。

(2)注意饮食营养结构搭配,勿食辛辣、油腻食物,注意食物清洁,戒烟酒。

(3)注意检测体温,根据气候变化增减衣物。

(4)定期检查血常规,肝肾心功能检查,告之本科室护士站电话,如有不适,随时咨询或就诊,并按时返院复查。

(5)保持心态平和,有条件者可外出散心游玩,需避免劳累,保证高质量睡眠。

第七节　生物反应调节剂

生物治疗药物,即生物反应调节剂(biological response modifiers,BRM)。肿瘤的生物治疗是指应用现代生物技术及产品(小分子化合物、多肽、多糖、蛋白质、细胞组织、基因等),通过机体免疫系统,直接或间接的介导抑瘤和杀瘤效应的全新治疗方法。临床常用药物为干扰素、香菇多糖、美罗华、赫赛汀。

一、药物作用

在肿瘤的发生、发展过程中,机体的免疫系统和肿瘤细胞之间失去平衡。BRM 通过调动机体内在的防御机制重建或提高机体的免疫系统,从而清除肿瘤细胞。

二、毒副作用

(1)干扰素的毒副作用。①流感样症状:90％以上的患者用药后出现发热、疲乏、寒战;

②胃肠道反应;③嗜睡及精神错乱。

(2)美罗华的毒副作用。包括发热、寒战、皮疹、恶心、喉部痉挛。

(3)赫赛汀的远期毒性。心功能紊乱,同时也伴有发热、寒战、皮疹、恶心等不适。

三、临床用法

(1)美罗华的推荐剂量为 $375\ mg/m^2$,加生理盐水 500 mL,缓慢静脉滴注,每周一次,4～8 周为一疗程。

(3)赫赛汀首次剂量为 4 mg/kg,加生理盐水 250 mL,静脉滴注 90 分钟,每周一次,维持量为 2 mg/kg,每周一次,用 10～20 周或用至肿瘤治疗有进展。

四、健康教育

1. 治疗指导

(1)美罗华使用前需行抗过敏处理。

(2)赫赛汀适用于中高度表达 HER2 的转移性乳腺癌患者。

(3)美罗华及赫赛汀贮藏条件均为 2～8℃冰箱保存,禁止冷冻,使用前勿震荡、稀释,避免阳光直射,现用现配。

(4)赫赛汀开启后有效期为 28 天,注意过期时间,避免药物浪费。

2. 护理知识指导

(1)患者用药期间抵抗力低下,避免出入公共场合,以防交叉感染。

(2)该类药物如需皮下注射,注意更换注射部位,防止出现皮下硬结及肿胀,不利于药物吸收。可指导患者用热毛巾湿敷三角肌下缘,以利于硬结消散,亦可用涂擦欧莱凝胶促进皮下硬结消散。

(3)干扰素注射会出现类流感样症状,向患者做好解释工作,指导其注意保暖。

(4)该类药物注射会出现恶心、食欲差的表现,指导家属为患者备餐时注意菜种多样化,尽量备些患者平时喜爱的菜种,以增加其食欲。并注意营养搭配,保证其机体需要量。

(5)美罗华及赫赛汀输注时,需严格注意滴数控制,指导患者切勿随意调节,避免发生过敏反应,可使用滴泵进行精确控制。

(6)如使用抗过敏药物相关副作用,详细可参照第五节激素与内分泌药物健康教育。

(7)药物可出现疲乏、嗜睡等症状,应注意预防跌倒,详见第一节烷化剂的健康教育。

3. 心理指导

(1)注意与患者及其家属沟通,增加患者对医护人员的信任感,并了解患者的不适与需求。

(2)鼓励患者与医院志愿者交流,增强社会存在感,积极参与医院为患者组织的活动,如广场舞、周末影院之类的活动来转移注意力。

(3)鼓励患者以平常心对待生活,勿焦虑,向患者介绍自我放松训练的方法,如呼吸放松、肌肉放松、想象放松等。

(4)使用此药物,部分需做基因检测,费用较为高昂,指导患者不要有心理负担,安心治疗。与家属沟通量力而行,可对患者隐瞒所需费用,使其减轻心理负担。

(5)对于病情治疗效果不明显的患者,给予相应的情绪疏导及行为干预,可向患者讲解肿瘤患者的成功案例,传递正能量,树立其战胜疾病的信心,提高生活质量,延长生存期。

(6)与医生共同提供相关治疗及预后的实际信息,建立患者对疾病合理的期望值。

4. 出院指导

赫赛汀为周期性治疗药物,患者需了解下次治疗时间,做好血象复查并提前预约床位,避免影响治疗进展。其余详情参照第五节激素与内分泌药物健康教育。

第八节 分子靶向药物

所谓的分子靶向治疗,是在细胞分子水平上,针对已经明确的致癌位点(该位点可以是肿瘤细胞内部的一个蛋白分子,也可以是一个基因片段),来设计相应的治疗药物。临床常用药物有易瑞莎(吉非替尼)、特罗凯(厄洛替尼)、西妥昔单抗、贝伐单抗、恩度。

一、药物作用

分子靶向药物主要根据肿瘤组织在基因、信号转导以及酶等分子生物学上,与正常组织的差异,来选择致癌位点并相结合发生作用,使肿瘤细胞特异性死亡,而不会波及肿瘤周围的正常组织细胞,所以分子靶向治疗又被称为"生物导弹"。

二、毒副作用

临床常用分子靶药毒副反应如下。

(1)易瑞莎:腹泻、皮疹、瘙痒、皮肤干燥和痤疮等。

(2)特罗凯:腹泻、皮疹、肝毒性、间质性肺炎等。

(3)格列卫:下肢水肿、皮疹、消化不良等。

(4)索拉非尼:手足综合征、疲乏、腹泻、皮疹、高血压、脱发等。

(5)美罗华:发热、寒战、恶心、头疼、乏力等。

(6)西妥昔单抗:皮疹、疲倦、腹泻、恶心、肺毒性、发热等。

(7)贝伐单抗:胃肠道穿孔、出血、高血压、肾病综合征、充血性心衰等。

(8)恩度:心脏毒性、腹泻、肝功能异常、皮疹等。

三、临床使用注意事项

(1)小分子酪氨酸激酶抑制剂如吉非替尼等主要为口服,为避免胃肠道刺激及食物的干扰,一般建议患者早餐饱后半小时服用,同时建议喝水 500 mL。

(2)大分子单克隆抗体主要为静脉输注,要严格控制滴速,不能随意调整,如有不适及时通知医师护士。

(3)密切观察药物使用过程中或使用后的毒副反应,出现严重的反应及时向医生反应,做出减量或停药决定。

（4）使用靶向药物也需要定期疗效评估，如果出现病情进展可考虑停药。

（5）部分靶向药物可申请慈善赠药，应使用前了解相关政策及赠药要求.

四、健康教育

1. 治疗指导

（1）特罗凯至少在进食前 1 小时或进食后 2 小时服用。持续用药直到疾病治疗有进展或出现不能耐受的毒性反应。

（2）给药前需配合检查血常规、肝肾功能、心电图，血常规出现异常、肝肾功能不全、心功能不佳的患者需慎用或禁用。

（3）易瑞莎空腹或与食物同服。如果有吞咽困难，可将片剂分散于半杯饮用水中（非碳酸饮料）。不需要因年龄、体重、性别、肾功能状况及因肿瘤肝脏转移引起的中度或重度肝功能不全的患者进行剂量调整。

2. 护理知识指导

（1）患者用药期间抵抗力低下，避免出入公共场合，以防交叉感染。

（2）间质性肺炎发生时，患者常表现为急性呼吸困难，有时伴咳嗽和低热，间质性肺炎一旦确诊，应立即停药并给予抗生素、糖皮质激素和吸氧处理。

（3）用药后出现类流感样症状，向患者做好解释工作，指导其注意保暖。

（4）该类药物大多会出现皮疹、皮肤瘙痒症状，随着时间的延长，不良反应会逐渐减轻，指导患者保持皮肤清洁，不搔抓，以免破溃感染。晚上睡觉可戴手套，皮疹处涂红霉素软膏可减轻症状，皮肤干燥可涂油性护肤品。

（5）药物可能出现胃肠道反应，根据情况给予止吐药物，如不慎将靶向药物呕出，不宜重新服用。

（6）根据药物使用说明，餐前或餐后服用，切勿遗漏，可指导患者定闹钟以作提醒。

（7）该药物可出现手足综合征，可给予 1：5 000 高锰酸钾浸泡，每次 5～10 分钟，每日 2 次，皮损处外涂消炎软膏。

（8）药物可出现疲乏、嗜睡等症状，应注意预防跌倒，详见第一节烷化剂的健康教育。

3. 心理指导

（1）注意与患者及其家属沟通，增加患者对医护人员的信任感，并了解患者的不适与需求。

（2）鼓励患者与医院志愿者交流，增强社会存在感，积极参与医院的活动来转移注意力。

（3）鼓励患者以平常心对待生活，勿焦虑，向患者介绍自我放松训练的方法，如呼吸放松、肌肉放松、想象放松等。

（4）此类药物，费用较为高昂，指导患者不要有心理负担，安心治疗。与家属沟通量力而行，可对患者隐瞒所需费用，使其减轻心理负担。

（5）对于病情治疗效果不明显的患者，给予相应的情绪疏导及行为干预，可向患者讲解肿瘤患者的成功案例，传递正能量，树立其战胜疾病的信心，提高生活质量，延长生存期。

（6）与医生共同提供相关治疗及预后的实际信息，建立患者对疾病合理的期望值。

4. 出院指导

该类药物为周期性治疗药物,患者需了解下次治疗时间,做好血象复查并提前预约床位,避免影响治疗进展。其余详情参照第五节激素与内分泌药物健康教育。

第九节　化学保护剂

化疗理想剂量的实施常常受到细胞毒药物治疗指数狭窄的限制,主要是由于这些药物不能区分肿瘤细胞和正常细胞群,对正常细胞的损害导致剂量限制性毒性,并严重影响患者的生活质量,给充足的剂量强化治疗带来困难。抗肿瘤药物引起的剂量限制性毒性主要包括顺铂相关性神经毒性和肾毒性,烷化剂和卡铂引起的骨髓毒性,异环磷酰胺引起的出血性膀胱炎及蒽环类抗生素引起的累积剂量相关性心脏毒性。化学保护剂的使用目的在于通过减轻对正常组织的潜在性剂量限制性毒性来改善细胞毒药物的治疗作用。临床常用药物有美司钠、亚叶酸钙、氨磷汀。

一、药物作用

化学保护剂对肿瘤无治疗作用,其可与化疗药物的毒性代谢产物结合成无毒化合物迅速排出体外,或利用与肿瘤组织的浓度差别,缓解和防止化疗药物的相关毒性,为正常组织提供特殊的保护作用,而不减弱细胞毒药物的抗肿瘤活性。

二、毒副作用

(1)大剂量美司钠连续应用可有恶心、呕吐及加重异环磷酰胺(IFO)的中枢神经系统症状。

(2)使用氨磷汀可出现恶心、呕吐、头晕、乏力、一过性血压下降、低血钙、嗜睡。

三、临床使用注意事项

(1)亚叶酸钙使用剂量及用法可因甲氨蝶呤(MTX)剂量及点滴时间不同而不同,需定时检测血清 MTX 浓度,及时调整亚叶酸钙(CF)剂量,肾功能损伤者禁用。

(2)氨磷汀使用时低血压及低血钙患者慎用;对氨磷汀及甘露醇过敏的患者禁用;本药需在放化疗前即刻使用才有保护作用,否则无用;给药开始后半小时需密切监测血压变化,如出现血压下降,根据情况停药。

四、健康教育

1. 治疗指导

(1)给药前需配合检查血常规、肝肾功能、心电图,血常规出现异常、肝肾功能不全、低血钙患者需慎用。

(2)亚叶酸钙与 MTX 联合使用时,需定时检测血清 MTX 浓度,向患者做好解释工作。

(3)使用氨磷汀需密切监测血压变化,需使用心电监护,使患者理解。

（4）使用氨磷汀前应仔细询问患者过敏史，对该药及甘露醇过敏者禁用。

2. 护理知识指导

（1）该药用药期间需与化疗药物联合使用，患者化疗期间抵抗力低下，避免出入公共场合，以防交叉感染，并限制探视。

（2）该药用药期间会出现恶心、呕吐等不适，饮食原则具体参照第七节生物反应调节剂的健康教育内容。

（3）氨磷汀使用时会出现低血压、低血钙，指导患者治疗前进食，充分补充血容量预防低血压及纠正低钙血症。

（4）使用 CF 与 MTX 时，需检测 MTX 血药浓度而频繁抽血，指导其延血管走向顺势按压并延长按压时间至血止方可，注意更换抽血部位。

（5）使用美司钠时需严格计算静脉推注时间，并预留静脉通路，避免对静脉进行多次穿刺损伤。

（6）美司钠配合 IFO 使用时，鼓励每日饮水量需达到 3 000 mL，并需严格记录尿量，指导患者及家属尿壶的正确使用方法，并给予其纸笔进行准确记录，告之其重要性。

（7）药物可出现疲乏、嗜睡等症状，应注意预防跌倒，详见第一节烷化剂的健康教育。

3. 心理指导

（1）注意与患者及其家属沟通，增加患者对医护人员的信任感，并了解患者的不适与需求。

（2）鼓励患者与医院志愿者交流，增强社会存在感，积极参与医院的活动来转移注意力。

（3）鼓励患者以平常心对待生活，勿焦虑，向患者介绍自我放松训练的方法，如呼吸放松、肌肉放松、想象放松等。

（4）如患者饮水量不达标，使用美司钠也不能缓解出现血尿的情况，一旦出现血尿，应安抚患者勿紧张，此为暂时药物反应，需鼓励饮水，增加输液量。

（5）对于病情治疗效果不明显的患者，给予相应的情绪疏导及行为干预，可向患者讲解肿瘤患者的成功案例，传递正能量，树立其战胜疾病的信心，提高生活质量，延长生存期。

（6）与医生共同提供相关治疗及预后的实际信息，建立患者对疾病合理的期望值。

4. 出院指导

（1）出院期间药物需按时服用，勿放置于阳光直射区域。

（2）注意饮食营养结构搭配，勿食辛辣、油腻食物，注意食物清洁，戒烟酒。

（3）注意检测体温，根据气候变化增减衣物。

（4）定期检查血常规，肝肾心功能检查，告之本科室护士站电话，如有不适，随时咨询或就诊，并按时返院复查。

（5）保持心态平和，有条件者可外出散心游玩，需避免劳累，保证高质量睡眠。

第十节　止　吐　药

各种止吐药可通过影响呕吐反射的不同环节而发挥止吐作用。如今临床使用的抗癌药大多有恶心、呕吐的副作用,常用抗癌药中以 DDP 的发生率最高、程度最重。近年来 5-HT$_3$ 受体拮抗剂应用于临床,有效地减轻了患者因化疗药物引起呕吐的痛苦。临床常用药物有甲氧氯普胺、昂丹司琼、格雷司琼、托烷司琼。

一、药物作用

抗癌药物可刺激 5-HT$_3$ 的大量释放,与 5-HT$_3$ 受体结合激活呕吐发射,而引起呕吐。5-HT$_3$ 受体拮抗剂可选择性的阻滞 5-HT$_3$ 与中枢神经系统的化学受体感受区和上消化道传入迷走神经上的 5-HT$_3$ 受体结合,使之不发生呕吐。

二、毒副作用

止吐药可通过影响呕吐反射的不同环节而发挥止吐作用,使用过程中易出现的头痛、嗜睡、便秘、腹泻、发热、口渴、转氨酶升高等毒副作用。

三、临床使用注意事项

(1)甲氧氯普胺大剂量静脉注射或长期使用,可引起椎体外系反应及男性乳房发育。

(2)昂丹司琼可能升高 Q-T 间期延长风险,进而可引发尖端扭转性室速等潜在致命性心律失常。

(3)对本药物过敏者忌用,孕妇及哺乳期妇女慎用,高龄患者减量使用。

四、健康教育

1. 治疗指导

(1)止吐药物需于化疗药物前使用,以增强止吐效果。

(2)使用化疗药物期间需配合使用心电监护,以及时发现药物引起的心律失常。

(3)定期复测血象,及时发现肝功能异常情况。

2. 护理知识指导

(1)保持室内整洁安静,创造良好环境,化疗时可播放自己喜欢的音乐,分散注意力。

(2)保持轻松安静的情绪,避免焦虑不安,恶心时可缓慢深呼吸来放松自己的情绪,减少来回走动。

(3)饮食上注意“五忌四要”,忌甜、腻、辣、炸、烤,忌饮酒,忌强烈气味的食品,忌饭后立即躺下,忌食含 5-羟色胺多的食物如:香蕉、茄子、核桃等。要少食多餐,每日 5～6 餐;要在每餐之间吃些饼干或烤面包等干且温和的食物;要限制餐前餐后的饮水量,尽量不饮;要适量增加含色氨酸丰富的食物,如豌豆苗、糯米、熟板栗。

(4)止吐药物可引起胃肠道平滑肌应激性下降,胃肠蠕动减弱,从而导致便秘,应注意预防。选择富含粗纤维食物如:玉米、芹菜、火龙果、酸奶等。并增加身体活动量,如散步、打太极等,有助于增加胃肠道蠕动。且每日可做腹部按摩 2～3 次,每次 30 分钟左右。严重者可使用缓泻剂如杜密克,或软化剂如开塞露、甘油灌肠剂等。

(5)少数出现腹泻现象,了解腹泻的程度,指导患者避免使用生冷、组纤维食物,注意饮食卫生,提前备好止泻药物,如十六角蒙脱石、易蒙停(洛哌丁胺)。易蒙停有导致麻痹性肠梗阻的危险,故所有患者以此剂量不得连续用药超过48小时,此药不应用于预防给药。

(6)药物可出现疲乏、嗜睡等症状,应注意预防跌倒,详见第一节烷化剂的健康教育。

3. 心理指导

(1)注意与患者及其家属沟通,告之止吐药的作用,使用心理疗法使其从意念上减轻呕吐反应,发挥其最大功效。

(2)鼓励患者与医院志愿者交流,增强社会存在感,积极参与医院的活动来转移注意力。

(3)鼓励患者以平常心对待生活,勿焦虑,向患者介绍自我放松训练的方法,如呼吸放松、肌肉放松、想象放松等。

(4)对于病情治疗效果不明显的患者,给予相应的情绪疏导及行为干预,可向患者讲解肿瘤患者的成功案例,传递正能量,树立其战胜疾病的信心,提高生活质量,延长生存期。

(5)医生共同提供相关治疗及预后的实际信息,建立患者对疾病合理的期望值。

4. 出院指导

(1)出院期间药物需按时服用,勿放置于阳光直射区域。

(2)注意饮食营养结构搭配,勿食辛辣、油腻食物,注意食物清洁,戒烟酒。

(3)注意检测体温,根据气候变化增减衣物。

(4)定期检查血常规,肝肾心功能检查,告之本科室护士站电话,如有不适,随时咨询或就诊,并按时返院复查。

(5)保持心态平和,有条件者可外出散心游玩,需避免劳累,保证高质量睡眠。

🔲 第十一节　生　血　药

骨髓抑制是抗癌药物最常见的毒性反应,亦是增加剂量提高疗效的主要障碍。刺激骨髓造血的治疗可以缩短患者病程,减轻患者症状,并减少患者的输血需要量。随着分子生物学技术的发展,很多人类基本重组造血细胞生长因子成为生物制剂并应用于临床。

一、药物作用

此类药物直接作用于骨髓内造血前体细胞,促进其增殖、分化,刺激粒细胞、单核-巨噬细胞成熟,促进成熟细胞向外周血释放,并形成定向成熟细胞克隆。

二、毒副作用

(1)骨和肌肉酸痛乏力。

(2)发热、皮疹、流涕等感冒样症状。

(3)寒战、恶心、呼吸困难、腹泻。

(4)水肿、头痛、心动过速。

三、临床使用注意事项

(1)肿瘤化疗患者应在化疗24小时后使用,不宜在化疗前或化疗中使用。

（2）不可与其他药物混合注射。

（3）用药期间隔日检查白细胞、粒细胞、血小板的计数，根据情况减量或停药。

（4）器质性心脏病患者，尤其有充血性心力衰竭及房颤、房扑病史的患者慎用。

（5）配液时，切勿振摇，否则可能会使蛋白质变性，导致其失去生物活性。

四、健康教育

1. 治疗指导

（1）该类药物会出现类似感冒样症状，指导患者正确认识，做好识别。

（2）该药需在化疗后 24 小时使用，做好解释工作。

（3）使用期间，需要定期复测血象，及时发现血象是否升至正常。

2. 护理知识指导

（1）保持室内整洁安静、空气清新、温湿度适宜，化疗后患者抵抗力低下，避免交叉感染。

（2）该类药物需皮下注射，注意更换注射部位，如皮下出现硬结，可使用如意金黄散外敷，消瘀散结。

（3）血小板低下者，需及时预防和发现出血，能口服的药物尽量不进行注射，如必须注射，需要延长穿刺点按压时间，并查看皮肤有无瘀点瘀斑，出现的部位、时间，用液状石蜡涂擦局部，以防口、鼻黏膜干裂引起出血。注意口腔卫生及护理，刷牙使用软质牙刷，避免牙龈出血。

（4）患者饮食上应注意食补，白细胞低下可吃泥鳅汤，红细胞低下注意使用阿胶、红枣、四物汤。

（5）注意保暖，避免着凉引起感冒。

（6）少数出现腹泻现象，了解腹泻的程度，指导患者避免使用生冷、粗纤维食物，注意饮食卫生，提前备好止泻药物，如十六角蒙脱石、易蒙停（洛哌丁胺）。易蒙停有导致麻痹性肠梗阻的危险，故所有患者以此剂量不得连续用药超过 48 小时，此药不应用于预防给药。

（7）该药物注射后会出现骨痛，严重者全身酸痛难忍，可根据具体情况给予止痛药物预防，增加患者舒适感，提高生活质量。

（8）药物可出现疲乏、嗜睡等症状，应注意预防跌倒，详见第一节烷化剂的健康教育。

3. 心理指导

（1）注意与患者及其家属沟通，告之止吐药的作用，使用心理疗法使其从意念上减轻呕吐反应，发挥其最大功效。

（2）鼓励患者与医院志愿者交流，增强社会存在感，积极参与医院的活动来转移注意力。

（3）鼓励患者以平常心对待生活，勿焦虑，向患者介绍自我放松训练的方法，如呼吸放松、肌肉放松、冥想放松等。

（4）对于病情治疗效果不明显的患者，给予相应的情绪疏导及行为干预，可向患者讲解肿瘤患者的成功案例，传递正能量，树立其战胜疾病的信心，提高生活质量，延长生存期。

（5）医生共同提供相关治疗及预后的实际信息，建立患者对疾病合理的期望值。

4. 出院指导

(1)出院期间药物需按时服用,勿放置于阳光直射区域。

(2)注意饮食营养结构搭配,勿食辛辣、油腻食物,注意食物清洁,戒烟酒。

(3)注意检测体温,根据气候变化增减衣物。

(4)定期检查血常规,肝肾心功能检查,告之本科室护士站电话,如有不适,随时咨询或就诊,并按时返院复查。

(5)保持心态平和,有条件者可外出散心游玩,需避免劳累,保证高质量睡眠。

第十二节 骨溶解抑制剂

恶性肿瘤患者发生骨转移的发生率很高,骨转移发生后首先反应是骨痛,其次为高钙血症,它可导致脱水、呕吐、肾功能衰竭、各器官功能紊乱,危及生命。骨转移致使病理性骨折的风险大大增加,因此对骨转移的预防及治疗尤为重要。

一、药物作用

骨溶解抑制剂可有效抑制羟磷灰石的溶解,抑制破骨细胞的活性,阻止骨质吸收,使骨痛减轻或消失。

二、毒副作用

(1)血电解质紊乱出现低磷血症、低钙血症。

(2)肾损伤及肾功能异常。

(3)胃肠道反应。

(4)骨痛。

(5)全身症状,发热、流感样症状。

(6)血细胞减少。

(7)中枢神经系统反应。

三、临床使用注意事项

(1)口服剂不能与食物如牛奶、抗酸剂同服,否则将降低药物生物活性。

(2)注射剂不可直接静脉推注,需缓慢静脉滴注。

(3)不可用含钙的液体稀释输注。

(4)治疗高钙血症时需同时补液,每日尿量应达到 2 000 mL 以上。

(5)儿童不宜使用,孕妇、哺乳期妇女禁用。

(6)肾功能不良者慎用。

四、健康教育

1. 治疗指导

(1)给药前需检查肝肾功能及电解质情况。

(2)该药物对输液速度要求高,指导患者切勿自行调节。

(3)预留安全输液通路,以保障输液安全。

2.护理知识指导

(1)保持室内整洁安静,空气清新,温湿度适宜,化疗后患者抵抗力低下,避免交叉感染。

(2)该药会出现电解质紊乱,需做好电解质的补充及复查,指导患者多饮水,补充静脉输液量,达到水化要求。

(3)该类患者一般情况会有骨痛发生,做好疼痛评估,行疼痛三阶梯给药原则,增加患者舒适度,提高生活质量。

(4)患者易出现病理性骨折,如椎体转移,指导其正确佩戴胸托、腰托,行轴线翻身,做好肢体保护。

(5)用药后可出现流感样症状,注意保暖,做好鉴别。

(6)给药时需水化,保证尿量为 2 000 mL 以上,做好尿量记录及统计,告之其重要性。

(7)药物可出现疲乏、嗜睡等症状,应注意预防跌倒,详见第一节烷化剂的健康教育。

3.心理指导

(1)注意与患者及其家属沟通,增加患者对医护人员的信任感,并了解患者的不适与需求。

(2)鼓励患者与医院志愿者交流,增强社会存在感,积极参与医院的活动来转移注意力。

(3)鼓励患者以平常心对待生活,勿焦虑,向患者介绍自我放松训练的方法,如呼吸放松、肌肉放松、想象放松等。

(4)对于病情治疗效果不明显的患者,给予相应的情绪疏导及行为干预,可向患者讲解肿瘤患者的成功案例,传递正能量,树立其战胜疾病的信心,提高生活质量,延长生存期。

(5)与医生共同提供相关治疗及预后的实际信息,建立患者对疾病合理的期望值。

4.出院指导

(1)出院期间药物需按时服用,勿放置于阳光直射区域。

(2)注意饮食营养结构搭配,勿食辛辣、油腻食物,注意食物清洁,戒烟酒。

(3)注意检测体温,根据气候变化增减衣物。

(4)定期检查血常规,肝肾心功能检查,告之本科室护士站电话,如有不适,随时咨询或就诊,并按时返院复查。

(5)保持心态平和,有条件者可外出散心游玩,需避免劳累,保证高质量睡眠。

（王磊　柳丽娜）

第四章　肿瘤患者常见症状护理

🔲 第一节　疼痛护理

一、疼痛的概述

2001 年国际疼痛研究协会（International Associationforthe Study Pain，IASP）提出："疼痛是一种与组织损伤或潜在的组织损伤相关的不愉快的主观感觉和情感体验"。目前，疼痛被视为"第五生命体征"，在临床诊断和治疗过程中，应与体温、脉搏、呼吸、血压四个生命体征受到同等的重视。

恶性肿瘤疼痛简称癌痛（cancer pain），是由恶性肿瘤本身及与恶性肿瘤相关的其他因素所致的疼痛，包括恶性肿瘤疾病进展、抗肿瘤治疗（手术、放疗、药物治疗等）以及患者精神、心理、社会和经济等方面的因素。癌痛是恶性肿瘤患者最常见和最为恐惧的症状之一，常常能影响患者治疗疾病的信心。恶性肿瘤患者以慢性疼痛为主，早期患者疼痛发生率约25%，晚期患者则高达70%～90%。若癌痛得不到控制将造成患者的身心痛苦，严重影响患者的生活质量。

二、常用的疼痛评估工具

（一）疼痛的主观评估

1. 口头叙述法

将疼痛程度分为无痛、轻度痛、中度痛、重度痛和极重度疼痛。

2. 疼痛分级法（VRS）

0 级：无痛。

Ⅰ级：轻度疼痛，有痛感但可耐受，不影响睡眠，可正常生活。

Ⅱ级：中度疼痛，疼痛明显，睡眠受到干扰，需用一般性止痛及镇静药。

Ⅲ级：重度疼痛，疼痛剧烈，伴自主神经功能紊乱，严重影响睡眠，需用镇痛剂。

3. 数字疼痛强度评估法（NRS）

将数字 0～10 依次对应标记在 10 cm 长的直线上，0 为无痛，10 为剧烈疼痛。为了便于对比，一般将数字评估法（NRS）与主诉疼痛评估分级（VRS）相对应，即 0 分为无痛；1～3 分为轻度疼痛；4～6 分为中度疼痛；7～10 分为重度疼痛。让患者根据自己的疼痛体验画出一个数字，表明疼痛的程度（图 4-1）。

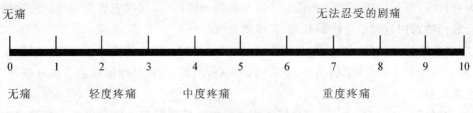

无痛   无法忍受的剧痛

| 0 | 1 | 2 | 3 | 4 | 5 | 6 | 7 | 8 | 9 | 10 |

无痛　　　　轻度疼痛　　　　中度疼痛　　　　重度疼痛

图 4-1　疼痛数字量表（NRS）

4. 目测模拟疼痛评估量表（VAS）即划线法

用一条 10 cm 长的纸条或直线，左端代表无痛，右端代表最剧烈疼痛，由患者根据自己的疼痛体验在最能代表疼痛程度处划线标明，测量从左侧到标记处的距离，所得数字即为疼痛分值（图 4-2）。

无痛　　　　　　　　　　　　　　　　　　　　　　　　剧烈疼痛

图 4-2　目测模拟疼痛评估量表（VAS）

5. 疼痛面部表情量表

对于无法理解数字的儿童、老年人和语言障碍的成人，可应用疼痛面部表情量表（图 4-3），从无疼痛到无法忍受的剧痛有六个脸谱，要求癌痛患者选择能代表其疼痛程度的表情。临床上常将疼痛的面部表情与 NRS 相结合，即 0 分：无痛；2 分：稍痛；4 分：有点痛；6 分：痛得较重；8 分：非常痛；10 分：剧痛。

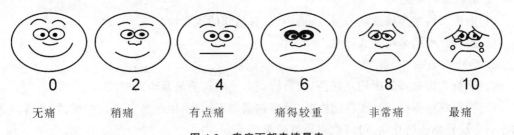

0　　　　　2　　　　　4　　　　　6　　　　　8　　　　　10

无痛　　　稍痛　　　有点痛　　　痛得较重　　　非常痛　　　最痛

图 4-3　疼痛面部表情量表

（二）行为测定法

由于疼痛常对患者的生理及心理造成影响，患者常表现出行为及举止的改变。临床上护士应观察患者面部表情、躯体姿势、行为与肌紧张度等并及时记录，发现异常及时告知医师，为镇痛治疗提供依据。

三、治疗原则

WHO 阶梯镇痛给药原则如下：

（1）"按阶梯"用药（by the ladder）。世界卫生组织的三阶梯治疗方案为：第一阶梯非阿片类药±辅助药，其代表药为阿司匹林；第二阶梯弱阿片类药±非阿片类药±辅助药，其代表药为可待因;第三阶梯强阿片类药±非阿片类药±辅助药,其代表药为吗啡。按阶梯用药是在止痛药物选用过程中应由弱到强,逐级增加。

(2)口服用药(无创给药)。在有可能的情况下,口服给药是首选方法。因为口服给药简单、方便、经济,易于接受,无创伤性,不易药物成瘾,不易耐药,又能增加患者的独立性,提高患者生活质量。

(3)按时用药(by the clock)。是指镇痛治疗应根据所用药物的药代动力学规律按照规定的时间给药,而不是当疼痛达到不能忍受时才给镇痛药物(即按需给药)。癌痛是一种慢性疼痛,不是暴发性疼痛,有规律地按时给药非常重要。因为镇痛药物需要达到有效血药浓度时才具有镇痛效能,随着药物在体内的代谢,血药浓度会发生波动。为保持止痛的连续性,需要在血药浓度下降时,及时给予药物维持有效血药浓度,而得到良好的药物治疗效果。按时给药可以获得稳定的镇痛效果,推迟药物耐受的出现。下一剂量的给予应在前一剂量的药效消失之前,以保证疼痛连续缓解。

(4)剂量个体化。个体化原则是指根据不同个体对麻醉药品的敏感度的差异,既往使用止痛药的情况及药物的药理特点来确定给予药物的剂量。对不同的个体其用药量是不同的,应该说凡能使疼痛得到缓解并且副反应最低的剂量就是最佳剂量。

(5)注意具体细节。对用止痛药患者要注意监护,密切观察其疼痛缓解程度和身体反应,并及时采取必要措施,目的是要患者获得最佳疗效而发生的副作用最小。

(6)其他。芬太尼透皮贴剂,自控镇痛泵等。

四、健康教育

1. 疾病知识指导

(1)向患者讲解疼痛发病的特点、诱因、及时治疗的重要性。

(2)持续性疼痛采用腹式呼吸。

2. 治疗指导

(1)严格遵医嘱按时服用止痛药,勿自行调节止痛药剂量及给药时间。

(2)根据疼痛部位、性质、伴随症状、诱发因素等不同,采用热敷、冷敷、按摩、针灸等非药物止痛方法辅助药物止痛,可以取得较好效果。

(3)口服止痛药物的患者,详细告知药物使用方法及作用,并督促患者按时服用,有不良反应时应告知医护人员。

3. 护理知识指导

(1)为患者创造一个良好病区的环境,可提高痛阈,减轻痛苦。

(2)进行适当活动,如低强度体育活动、沐浴、松弛肌肉、做腹式深呼吸等。积极参加社会活动,用积极的心理情感阻断疼痛的恶性循环,疏导情绪障碍。

(3)使用止痛药期间,可能出现以下不良反应:①便秘为最常见和顽固的副作用。癌症患者长期卧床,即使不使用阿片类药物也会有便秘现象。遵医嘱按时服用缓泻剂和大便松软剂,如番泻叶、麻仁润肠丸、便乃通等。必要时也可灌肠。鼓励患者多饮水,多吃蔬菜和水果,告知如何根据个体情况调整饮食结构、缓泻剂用药剂量,并且养成规律排便的习惯。

②呼吸抑制是使用阿片类止痛剂过程中潜在的最严重的不良反应。在首次使用阿片类止痛剂的患者注意对患者的观察,增加给药量时也应加强观察,一般对呼吸抑制的观察,确定镇静程度比观察呼吸次数更有效,产生呼吸抑制的血药浓度要高于镇静所需的浓度,因此,在给患者用药后注意患者的镇静程度,可以有效预防呼吸抑制的发生。③在用药的初期及明显增加药物剂量(100%)时,会出现镇静或嗜睡的不良反应,数日后症状多自行消失。处理方法包括减少个别药物的剂量,或减低分次用药量而增加用药次数,或换用其他镇痛药物,或改变用药途径。预防:初次使用剂量不宜过高,剂量调整以25%~50%的幅度逐渐增加,老年人尤其要谨慎。④引起恶心和呕吐的发生率为30%。一般在用药初期,大多在4~7天内缓解,以后逐渐减轻,并完全消失。患者是否出现恶心呕吐不良反应及其严重程度有较大的个体差异。预防:初次使用第一周内最好同时给予甲氧氯普胺等止吐药物预防,如果恶心症状消失则可停用止吐药。⑤表现为呼吸抑制、昏迷、缩瞳和消化道痉挛等急性中毒的症状。选用阿片类药物拮抗剂纳洛酮治疗。纳洛酮能竞争性地阻止并取代阿片样物质与受体结合,阻断其作用,以清除中毒症状。⑥精神依赖。精神依赖即所谓成瘾,是滥用药物的行为表现形式。其特征是渴望用药,不可遏制地设法获得药品,为了"舒服"而不是为了止痛。大量临床经验表明,在使用阿片类止痛剂治疗慢性癌痛的患者中,很少发生精神依赖。

4. 心理指导

(1)认真倾听患者的诉说,针对每位患者进行个性化的答复。

(2)指导患者分散注意力,树立战胜疾病的信心。

(3)放松疗法:让患者在温馨的环境里闭目进行深而慢的呼吸,做缓慢放松的运动使全身松弛有轻快感,达到止痛目的。

(4)音乐疗法:选择节奏缓慢,轻柔优雅的音乐,能解除患者的不良情绪,分散其对疼痛的注意力,使其放松以缓解焦虑和疼痛。

5. 出院指导

(1)建立合理的作息时间,注意休息,避免劳累与情绪波动。

(2)改变快节奏生活方式和态度,培养平和、坦然的心态,自我调节生活与工作压力。

第二节　疲乏护理

疲乏是恶性肿瘤患者最常见的症状之一,由于恶性肿瘤本身或相关的放化疗使得患者的精神高度紧张,心情极为痛苦,在此后出现的如虚弱、活动无耐力、注意力不集中等一系列主观感受称为癌因性疲乏(cancer related fatigue,CRF)。疲乏极大地影响恶性肿瘤患者的自理能力和生活质量。

疲乏又称疲劳,具有两层含义:一是因体力或脑力消耗过多需要休息;二是因刺激过强或运动过度,细胞、组织或器官的技能或反应能力减弱。《国际疾病分类标准》第10版描述CRF为非特异性乏力、虚弱、全身衰竭、嗜睡、疲劳。

一、发病特点

(1)恶性肿瘤本身所致。

(2)疲乏常伴随手术、放疗、化疗、生物治疗而产生。

(3)发生快、程度重、能量消耗大、持续时间长、不可预知,与一般性的疲乏相比,通常不能通过休息或睡眠缓解。

二、临床表现

疲乏是一种由客观刺激引起的主观感受。疲乏有2个特征。

(1)主观感受以体力、精力降低为特征,包括3方面:①躯体感受虚弱、异常疲乏、不能完成原先胜任的工作。②情感疲乏缺乏激情、情绪低落、精力不足。③认知感受为注意力不能集中、缺乏清晰思维。

(2)客观表现为体力与精力不足。

三、健康教育

1. 疾病知识指导

(1)提供患者疲乏的有关信息,如疲乏生理感受(疲乏的感觉与疼痛、恶心呕吐等其他生理症状的关系)、时间规律(疲乏开始时间、持续时间、何时最严重等)、环境特征(活动、休息和睡眠、饮食和集中注意力的方法等)、疲乏产生的原因(如过多的活动或过多的休息)。

(2)告知患者癌因性疲乏不同于一般的疲乏,给予正确充分的教育干预,才能提高患者的自我调整能力,积极应对。

2. 护理知识指导

(1)根据少食多餐原则摄取食物。蛋白质能够构建和修补人体组织,如禽蛋、肉类、鱼类、虾、大豆、牛奶等食物对维持体力、缓解疲乏有重要作用。

(2)研究表明,化疗期间活动与疲乏程度呈负相关,为患者提供合理使用能量的咨询和指导,制订适合于患者的作息计划。必要时采取干预措施:增加患者白天的活动,减少白天的睡眠时间,临睡前用热水泡脚、喝热牛奶或指导自我催眠、放松疗法,促进睡眠,提高夜间的睡眠质量。

(3)化疗患者每天进行有规律的、低强度的体育锻炼,锻炼坚持时间越长,化疗相关的疲乏程度就越低,过多的休息并不利于疲乏的缓解。

3. 心理指导

(1)疲乏是一种主观感受,我们鼓励患者主动讲述自己的真实感受,分析引起癌因性疲乏的心理因素;不定期与患者交流,进行个体化的关心、支持和疏导。

(2)个别心理问题突出患者,可通过心理量表进行测试并给予对症处理。

4. 出院指导

(1)建立合理的作息时间,注意休息。

(2)护士要结合患者实际情况,限定活动内容、强度、持续时间和频率,活动具体方式因人而异,教会患者通过对运动时脉搏、心率的自我监控调节活动量。

5. 选择健康教育方法

(1)提供知识讲座、健康教育处方、健康教育图册、张贴健康教育宣传栏。

(2)集中开展同病室患者健康教育,患者之间相互督促,相互鼓励。

第三节 发热护理

发热指产热增多或散热减少,导致体温的升高。临床上按照体温的高低把发热分类为:37.3~38℃为低热,38~39℃为中热,39~40℃为高热,40℃以上为超高热。发热患者如果得不到及时有效的处理,持续发热,会给机体造成极大的危害。

一、发病特点

(1)发热是一种症状,以感染性发热为多见。

(2)非感染性发热常见于血液病、恶性肿瘤、理化因素等。

二、健康教育

1. 疾病知识指导

(1)向患者讲解发热的特点、诱因,及时治疗的重要性。

(2)告知患者完善各项相关检查,解释各项检查的程序和注意事项。如高热时需抽取血培养。

(3)定期行体温监测。

2. 治疗指导

(1)使用消炎药物前必须先查血常规,询问患者有无过敏史。

(2)对于使用退热栓剂治疗的患者,讲解使用方法,使用药物后患者应注意观察患者有无出汗,有无出现身体虚脱的情况。

(3)对于反复发热的患者,勤测体温,注意心率、脉搏、呼吸及血压的变化。

(4)发热患者应适时降温,同时选择合适的降温方法。常规的降温方法分为物理降温和药物降温,一般首选物理降温。最常用的物理降温方法有酒精擦浴、冰水浴、冰帽等,在行物理降温时,降温后30分钟应复测体温并记录于体温单上。要注意的是,对冷敏感的患者不宜使用任何物理方法降温,因各种冷刺激都会使患者出现寒战,横纹肌产热增加而影响降温效果。可选用温水擦浴等降温措施。同时,不论采用何种降温方法,都应同时在足心置热水袋,这样可以减轻脑组织充血,促进散热,增加舒适,尤其是冰敷头部更应重视,降低头部温度可增加脑组织对缺氧的耐受性,减少耗氧量,降低机体代谢率。

3. 护理知识指导

(1)尽量将患者安排在单间或病患少、较安静的房间,告知患者勿去公共场所,避免交叉感染。患者休息时注意调节室温,适宜的室温可防止不必要的能量消耗。体温上升期,由于寒战,室温应稍高些。患者病情好转时,应鼓励并指导患者下床活动及锻炼,以增强体质,增加患者对疾病的抵抗能力。

(2)患者发热时鼓励患者每日饮水3 000 mL以上;对不能进食者可按医嘱静脉补液,纠正水电解质紊乱;昏迷患者给予鼻饲流质饮食。病情好转,可逐渐过渡到正常饮食。

(3)对于出汗较多者,大量补充水分,及时更换汗湿衣服和床单被套。

(4)预防跌倒知识。告知一定要有家属留陪,实在无家属的患者要多关心多巡视;告知患者在紧急情况下的各种求救方法,如床头呼叫器、卫生间紧急呼叫铃等;起床遵循"起床三部曲"原则:首先要完全清醒,在平仰卧的状态下,凝视天花板或窗外 30 秒,然后才缓缓坐起来,将双脚移至床沿,双眼正视前方,或头颈稍作转动,持续 30 秒,再扶着床边站立 30 秒,这时如果认为头脑清晰,反应正常,便可离床缓步去做想做的事情。

4. 心理指导

(1)认真倾听患者的诉说,针对每位患者进行个性化的答复。

(2)向患者介绍自我放松训练的方法,如呼吸放松、肌肉放松、想象放松等。

(3)个别心理问题突出患者,可通过心理量表进行测试并给予对症处理。

5. 出院指导

(1)建立合理的作息时间,注意休息和保暖。

(2)出院后责任护士回访了解患者目前恢复情况,指导共定期复查体温及血象。

(胡雪芝 成可)

第五章　肿瘤化疗常见毒副作用及处理

🔲 第一节　局部毒副反应

抗肿瘤药物的局部反应主要为抗肿瘤药物的局部渗漏引起组织反应或坏死以及化学性静脉炎。

一、化学性静脉炎

化学性静脉炎是化疗引起的常见毒副作用之一,是由刺激性和腐蚀性化疗药物直接损伤输注的静脉而引起的一种无菌性炎症。长春碱类(长春瑞滨、长春新碱等)、蒽环类抗生素、氮芥、丝裂霉素、放线菌素 D 等药物可造成血管内膜脱水、损伤,导致静脉内局部血小板聚焦、静脉痉挛、血栓形成,可引起不同程度的静脉内膜损伤,产生化学性静脉炎。

1. 主要表现

(1)局部静脉会出现疼痛、肿胀。

(2)可触到条索状或有硬结,一般持续 1～2 周,而后逐渐消退,疼痛缓解,色素沉着,呈树枝状、条索状改变,严重时发生静脉闭塞。

(3)红肿型表现为沿静脉走向的区域出现皮温增高、肿胀、疼痛;血栓型表现为沿静脉走向局部变硬,呈现条索状静脉或硬结,有色素沉着和疼痛;坏死型表现为沿静脉走向的区域持续疼痛不能缓解,皮肤坏死发黑。

2. 静脉炎的分级

美国静脉输液护理学会规定:

Ⅰ级:隐痛,穿刺点周围红肿,穿刺点周围变硬。

Ⅱ级:轻微触痛,穿刺静脉局部红肿,穿刺周围局部变硬。

Ⅲ级:明显疼痛,整条静脉红肿,整条静脉条索状改变。

Ⅳ级:局部剧痛,红肿或有脓性分泌物流出,静脉条索状改变>2.5 cm。

3. 主要药物

常用化疗药物中,属于强刺激的药物有:ADM、MMC、NVB 等,刺激明显的药物有:DTIC、VM26、VP-16 等。此外,ADM、VDS、NVB、DTIC、VM26、VP-16、5-FU 易引起化学性静脉炎。

4. 处理措施

化学性静脉炎的防胜于治。

(1)与医师沟通,了解化疗方案及疗程,评估药物的刺激性和毒副作用、药物的 pH 酸碱度和渗透压。

（2）清楚血管壁解剖、周围组织结构及患者疾病的整体情况；掌握静脉管腔的直径、出凝血时间等。

（3）综合分析以上各因素，进行血管的风险评估及合理选择输液路径，即根据不同的患者及药物选择不同的血管、输液路径和工具，如 PICC、CVC、输液港等。

（4）选择外周血管输注化疗药物时，避免在关节、指间小静脉及下肢静脉穿刺，因下肢静脉瓣多，血流缓慢，血运差，易造成药物滞留，损伤血管内皮，导致静脉炎、外渗及静脉血栓形成。

（5）外周血管条件较好者，有计划的由远端小静脉开始，经常变换给药静脉，以利于损伤静脉的修复。

（6）输注化疗药物前连接生理盐水穿刺，确认针头在血管内再注药，输注完毕后再输入生理盐水，以冲洗附着在血管壁上的化疗药物，减少药物对血管内膜的刺激，还可避免在拔针时由静脉内带出少量化疗药物至皮下。

（7）化疗药物应充分稀释，滴注时应加强巡视，观察患者反应及穿刺处出现的异常情况如红肿、疼痛、烧灼感、输液速度突然减慢或不滴，都应立即拔针，按化疗药物渗漏处理。

二、化疗药物外渗

1. 主要表现

（1）化疗药物在静脉给药过程中如渗漏至静脉外，可导致局部皮肤及软组织的非特异性炎症。轻度表现为红斑、局部疼痛、肿胀、水疱甚至组织坏死，严重者深及肌腱及关节，形成经久难愈的溃疡。

（2）药物外渗发生组织损伤的时间也有差异。蒽环类、氮芥和长春碱类药物引起的损伤呈慢性过程。蒽环类药物外渗 7～10 天后出现红斑、发热和疼痛，可发展成溃疡，2～3 个月后溃疡增大，不能自愈。

2. 处理措施

注射过程中，注意观察注射部位有无肿胀，当患者诉注射部位疼痛时，应尽量停止注射，检查药液是否发生血管外渗。若怀疑药物外渗，立即停止化疗药物的输注；保留针头，由原部位抽取 3～5 mL 血液以去除一部分药液后拔针；提高肢体，减轻因药液外渗引起的肿胀；根据外渗药物的 pH 使用解毒剂并作皮下封闭；封闭 30 分钟后，根据化疗药物性质分别给予热敷或冰敷，如局部冰敷后再用 50％硫酸镁湿敷 6～12 小时，或用欧莱凝胶、喜疗妥乳膏涂于外渗处，避开针眼。恢复期要鼓励患者多做肢体活动，以促进血液循环。

🔲 第二节　胃肠道毒副反应

一、恶心与呕吐

恶心、呕吐是肿瘤化疗中常见的不良反应。有 70％～80％的患者在接受化疗过程中有不同程度的恶心、呕吐。其发生率及程度与化疗药物的种类、剂量、联合用药数、用药频率、给药途径及患者的本身体质有关。

1. 作用机制

化疗所引起的恶心、呕吐机制目前仍不十分明确。根据不同种类的化疗药物均可产生恶心、呕吐这一现象,和任一种类的止吐剂只能针对一种或数种药物有效而不能对所有药物都有效的事实,提示人体内可以有数个部位产生恶心与呕吐。不同的化疗药物可作用于不同的部位,而有些药物可以有多个作用点。鉴于此,目前认为化疗引起恶心、呕吐的机制可能有以下几个方面。

(1)刺激了化学受体激发区。这是 1953 年由 Boiison 等提出的。化学受体激发区(chemo-receptor triggerzone,CTZ)位于脑的呕吐中枢的后部。当化疗药物通过血液或脑脊液作用于CTZ 后,后者释放一系列的神经递质激活呕吐中枢产生呕吐。这些神经递质包括多巴胺、5-羟色胺(5-HT)、组胺、去甲肾上腺素、阿扑吗啡、神经紧张素和血管紧张素 D 等。目前认为多巴胺 II 型受体(D_2)在呕吐中起十分重要的作用,而临床上常用的 D_2 受体拮抗剂因其亲和能力有限导致疗效不佳。在急性呕吐中,5-羟色胺 HI 型受体 ($5-HT_3$)作用明显。所幸的是,由于有高亲和性的 $5-HT_3$ 拮抗剂,使急性呕吐的症状得到了极大的改善。

(2)外周机制。包括两个方面,一是对胃肠道黏膜的直接损伤;二是刺激胃肠组织,释放神经递质。已知肠壁中的嗜铬细胞内含有大量的 5-HT,人体内 80% 的 5-HT 存在于胃肠道内。其他还有多巴胺、阿片和组胺等,其作用可能是通过迷走神经和交感神经至呕吐中枢。

(3)前庭机制。依据主要来源于临床经验,即患运动眩晕症的患者其化疗所致的恶心、呕吐程度较无此症的严重。

(4)味觉与嗅觉。表现为经化疗后患者的味觉可发生异常,导致进食时易产生恶心、呕吐。在嗅觉方面表现为患者闻到油烟味或其他令其不愉快的气味时,容易产生恶心、呕吐。

2. 表现形式

(1)急性呕吐。给药后即刻出现呕吐,通常出现在化疗后 1~2 小时内。

(2)延迟呕吐。给药后超过 24 小时发生的呕吐,通常发生于 48~72 小时后。

(3)先期呕吐。通常出现在化疗前 24 小时内。患者通常有化疗后呕吐的经历。先期呕吐主要由心理因素造成。

3. 影响呕吐发生的因素

影响呕吐发生的因素包括药物性和非药物性两大类。药物性指化疗药物的种类、剂量及给药方式。在通常情况下,药物的催吐效应与剂量成正比。如大剂量化疗加外周干细胞移植(PBSC)治疗高危乳腺癌,可使患者出现长达 1 个月以上的明显恶心、呕吐。在常规剂量下,通常发生在化疗期间或化疗后的 1 周内。

在非药物性中,包括多种因素。先前有化疗后呕吐史的患者产生先期呕吐且呕吐的程度有逐渐加重的趋势,青年患者较老年患者更易发生呕吐,女性较男性易产生呕吐,同室患者的呕吐经历可诱发呕吐,先前怀孕时有严重妊娠反应或有运动性眩晕症史的患者易发生呕吐。此外,一般情况较差、化疗前的进食与睡眠情况也可影响呕吐的发生。值得注意的是,有长期酗酒史的患者不易产生呕吐。

4. 处理措施

(1)恶心、呕吐严重的患者,化疗前按医嘱使用止吐药物,注意休息,并尽可能减少活动。

（2）饮食上应给予清淡易消化的食物，少量多餐，进餐时细嚼慢咽，鼓励进食。避免吃油腻、刺激性大的食物，积极摄入碱性食物，如：新鲜的水果和蔬菜、馒头，不要喝过多的水或饮料；对已有呕吐的患者要灵活掌握进餐时间；鼓励患者与家属一起进餐。

（3）当有恶心感时，嘱患者多做深呼吸，分散注意力，如看电视、与人聊天等，同时保持室内空气清新无异味。

（4）呕吐后立即漱口，给予舒适体位，观察患者呕吐物的颜色、性质和量，并做好护理记录。

二、腹泻

引起腹泻的化疗药以 5-FU 类最多见，以 CPT-11 引起的腹泻最严重。对于由 5-FU、CPT-11、HCPT 导致的腹泻可能会引起严重的并发症，应积极治疗，其他化疗药物引起的腹泻大多会自行缓解。

1. 发病机制

可能与药物在体内的代谢途径有关，药物导致小肠吸收水、电解质障碍及小肠液过度分泌，从而引发腹泻。

2. 主要表现

化疗期间出现无痛性腹泻或伴轻度腹痛，喷射性水样便，1 天数次或数十次，持续 5～7 天；可出现在化疗当天或化疗后；严重者长达 2～3 个月。

3. 处理措施

(1)向患者做好宣传教育工作，腹泻应少吃水果、冷饮、禁食多渣食物，减少饮食的纤维含量，避免吃易产气的食物如糖类、豆类、碳酸饮料。鼓励患者进食富含营养、有足够热量的流质或半流质饮食，以满足机体代谢的需要。宜进少渣、低纤维食物，及时补充水分，有助于预防及治疗腹泻。

(2)患者卧床休息，给予腹部保暖，减少肠蠕动。给予患者要素饮食或完全胃肠外营养。注意观察大便的次数和性质，如有异常留取标本送检。

(3)密切观察腹泻情况，腹泻次数一日超过 5 次以上或有血性腹泻应停用化疗药，应用止泻药物。

(4)注意监测血液生化结果，及时纠正水、电解质紊乱。腹泻次数较多或年老体弱患者需要补充足够的能量，维持水及电解质平衡，尤其要防止低钾的发生。疑有感染者，行大便常规及大便培养检查，大便培养阳性者应予抗感染治疗，控制肠道感染。

(5)讲解疾病和治疗相关知识，减轻患者焦虑。保持会阴部清洁，便后用温水洗净皮肤，必要时涂氧化锌软膏，指导患者穿棉质松软的内衣，减少衣物对皮肤的摩擦。

(6)密切观察，早期发现肠出血和肠穿孔的表现。

三、便秘

化疗药物可直接损伤胃肠道，使胃肠蠕动减弱；同时，很多化疗辅助药物能干扰神经体液调节，从而抑制胃肠运动而引起便秘。

1. 主要表现

每周大便次数少于 3 次并伴有疼痛。患者出现腹痛、腹胀、食欲减退，恶心或呕吐，肛门裂伤或撕裂，痔疮加重或发炎，导致生活质量下降。

2. 主要药物

长春碱类如 VDS、NVB，铂类如 DDP。

3. 处理措施

(1)鼓励患者尽可能下床活动和进行力所能及的日常自理活动。

(2)膳食中应有适量的纤维素，多吃新鲜蔬菜、水果和一些粗粮，并鼓励患者多饮水，每日饮水 2 000～3 000 mL。

(3)适当补充液体，防止呕吐所导致的脱水。

(4)养成定时排便的习惯，每日按时如厕，进行有规律的腹部按摩，即每天起床前双手按摩结肠，顺时针及逆时针按摩，有利于促进肠蠕动及排便。

(5)观察患者的排便情况，根据患者进食情况，2 天无大便者，应进行处理，3 天无大便必须积极处理，一般给予服用便乃通、开塞露灌肠等。

第三节　骨髓抑制

骨髓抑制是多数化疗药的常见毒性反应，大多数化疗药均可引起不同程度的骨髓抑制，使外周血细胞数量减少，血细胞由多种成分组成，每一种成分都对人体都起着不可缺少的作用，任何一种成分的减少都会使机体产生相应的副反应。

1. 主要表现

目前化疗后骨髓抑制的分度采用的是世界卫生组织抗癌药物急性及亚急性毒性反应分度标准(表 5-1)。

表 5-1　骨髓抑制的级别诊断：骨髓的抑制程度根据 WHO 分为 0～Ⅳ级

	0	Ⅰ	Ⅱ	Ⅲ	Ⅳ
血红蛋白(g/L)	≥110	109～95	94～80	79～65	<65
白细胞(10^9/L)	≥ 4.0	3.9～3.0	2.9～2.0	1.9～1.0	<1.0
粒细胞(10^9/L)	≥ 2.0	1.9～1.5	1.4～1.0	0.9～0.5	<0.5
血小板(10^9/L)	≥ 100	99～75	74～50	49～25	<25

2. 主要药物

ADM、卡铂、紫杉醇、氮芥、CTX、IFO、MYX、柔红霉素、氟尿嘧啶、健择、丝裂霉素等。

3. 处理措施

(1)白细胞减少的处理措施：化疗药物均可引起不同程度的骨髓抑制，引起白细胞数目的减少，增加感染的危险性。①化疗期间注意观察患者的血象变化，对白细胞数目低于 1.0×10^9/L 以下者应进行保护性隔离，入住单间病室并每天用紫外灯照射消毒病室 2 次；严格控制探视,预防交叉感染。有条件的医院,患者应安置入住层流病室。告之患者保持个人卫生的重要性,保持床单干燥,衣服清洁,勤洗澡。严格遵守无菌操作,预防并发症和压疮的发生。②患者应卧床休息,谢绝探视。工作人员入室应戴口罩,手消毒,工作人员患急性上呼吸道感染和流感禁止入内,以减少患者感染机会。③饮食应给予高蛋白、高热量、高维生素食物,指导患者进行饮食治疗。鼓励患者坚持进食,使患者认识到营养支持的重要性。④保持口腔清洁,每日进食后用生理盐水漱口,用软牙刷刷牙,勿用牙签剔牙。注意观察口腔情况,防止食物残渣在口腔中发酵繁殖细菌。当患者出现口腔溃疡时,用漱口液反复含漱,停用牙刷刷牙,改用棉签蘸生理盐水擦拭牙齿,并在溃疡处涂抹溃疡糊、锡类散 3～5 次/天,进食前口腔用表面磨碎药(0.5%丁卡因溶液含漱),以缓解口腔疼痛。⑤按医嘱使用升白细胞的药物,严重时给予成分输血,并加强支持治疗。⑥注意观察患者的病情变化,如发热应立即通知医生处理。高热者应做血培养和可疑感染部位分泌物的培养,按医嘱使用抗生素。

(2)红细胞减少的处理措施:红细胞的减少不仅使患者的组织缺氧导致一般状况差,还可能降低化疗的效果,患者出现红细胞减少应及时纠正。①保持病房的安静、舒适,尽量减少不必要的刺激,保持房间适宜的温湿度。②加强营养,增加含铁丰富的食品,多吃富含高蛋白、维生素 B 和维生素 C 的食品及新鲜的水果、绿叶蔬菜,还应多食用黑木耳、香菇、芝麻等,益于补养生血。③卧床休息,减轻心脏负担及机体耗氧量。保持心情舒畅,避免劳累,体位改变应缓慢进行,以免产生急性脑缺血而晕厥跌倒。④遵医嘱给予升红细胞治疗,如速力菲、益比奥等,症状严重者输血或输入浓缩红细胞。⑤严密观察病情变化,注意心率、呼吸、血压及贫血的改善状况,如出现心慌、呼吸加速等症状应给予吸氧。

(3)血小板减少的处理措施:血小板<$50×10^9$/L 有出血的危险,血小板下降至<$10×10^9$/L 易发生中枢神经系统、胃肠道、呼吸道的出血。①严密观察病情变化,观察有无出血情况。当血小板低于 $25×10^9$/L 时,有自发性出血倾向,观察患者皮肤黏膜有无出血点及其分布情况,禁止热敷,尽量减少一些侵入性操作。②协助生活护理。患者卧床休息,减少活动,避免碰撞、受伤。必要时绝对卧床。③减少黏膜损伤的机会,进软食,避免进食粗糙、坚硬的食物。用软毛牙刷刷牙,避免用牙签剔牙,防止牙龈损伤出血,必要时口腔护理代替;禁止掏鼻挖耳等行为。④护理人员进行各项护理操作应严格按无菌消毒原则,动作轻柔,穿刺准确无误,防止反复穿刺造成皮下瘀斑或血肿,给患者注射拔针后要按压针眼 3～5 分钟,至不出血为止。静脉注射时止血带不宜过紧,时间不宜太长。⑤避免增加腹压的动作,注意通便和镇咳。及时观察有无内脏的出血,注意观察患者大小便的颜色、性质。⑥当患者出现剧烈头痛、呕吐、视力模糊、烦躁或突然意识丧失等症状,且血压突然升高,心率变慢,则提示有颅内出血的可能,应及时通知医生,并随时做好抢救治疗的准备。

田 第四节　心　脏　毒　性

一些抗肿瘤药物可产生心脏毒性作用。由于心脏的代偿能力较大,在轻度损伤时不易产生明显症状,当损伤加重并出现明显的症状时,其后果是严重的,有些甚至是致命的。

1. 发病机制

引起心脏毒性可能有的机制包括：

(1)对心肌细胞核酸的损害。

(2)与线粒体内膜的心磷脂结合,阻断呼吸链上的电子传递,使 ATP 无法合成。

(3)与呼吸链上的电子结合,产生自由基,促使超氧阴离子、过氧化氢和羟基等氧化游离基因的生成增加,使线粒体膜进一步受损。

(4)减少钙的释放通道,使细胞内形成高钙状态,心肌收缩、松弛功能减弱。

(5)产生抗心肌的自身抗体。

(6)抑制心肌细胞 cGMP 环化酶。

2. 主要表现

在这些药物中,以蒽环类药物的心脏毒性最受重视。其中以 ADM 最为严重,ADM 引起的心脏损伤临床上可表现为 3 个阶段,即急性期、亚急性期和慢性期。急性期发生于给药后的数天内,表现为短暂的心律失常,心包渗出和心肌功能障碍,偶尔有因心力衰竭而死亡。典型的亚急性期出现于末次给药后的 0～231 天,通常为末次给药后的 3 个月。临床表现为心动过速和疲劳,部分患者出现进行性呼吸困难,进一步可出现肺水肿、右心充血征象和心搏出量下降。慢性期是指 ADM 化疗结束后 5 年以后出现的临床表现,包括从亚急性期恢复后出现失代偿的患者和那些先前无症状而在治疗结束后 6～20 年出现心力衰竭的患者。

部分化疗药物可产生心脏毒性,损害心肌细胞,患者出现心慌、心悸、胸闷、心前区不适、气短等症状,甚至出现心力衰竭。心电图检查可出现 T 波改变或 S-T 段改变等。1/3 表现为低血压、心律不齐、心肌劳损、心室肥大,2% 可有心脏扩大、心源性休克。

其他可以引起心脏毒性的化疗药物有 MTX、安吖啶(AMSA)、5-FU 以及烷化类、长春碱类和鬼臼类。大剂量持续静脉输注氟尿嘧啶的心脏毒性可表现为:心前区疼痛、ST-T 改变、房性心律失常、心肌梗死、心功能不全、猝死。DDP 对心脏的影响可有房颤、心绞痛及 ST-T 改变。

3. 主要药物

ADM、多柔比星、柔红霉素、米托蒽醌、喜树碱、DDP、氟尿嘧啶等。

4. 处理措施

(1)化疗前了解患者有无心脏病史,行心电图检查。

(2)遵医嘱给予患者保护心脏药物如杜玛、三磷腺苷、维生素 E、1,6-二磷酸果糖等。

(3)注意蒽环类累积剂量,治疗蒽环类药物性心肌病通常需要经静脉用药以增强心肌收缩力,并降低心脏的后负荷。血管紧张素转换酶抑制药在稳定心力衰竭和延缓心肌病的恶化中起着重要作用。无效者也可选用选择性 β 受体阻滞药。

(4)对 ADM 引起的心脏毒性主要以预防为主。ADM 的累积剂量一般应 <550 mg/m^2。如患者年龄 >70 岁,有心脏疾患,心脏接受过放疗或曾接受过大剂量 CTX 治疗的患者,其累积剂量不宜超过 450 mg/m^2。一旦出现心脏毒性,应立即停药。对有心功能不全者可选用血管紧张素转化酶抑制剂,以降低后负荷;对有心律失常的患者可给予胺碘酮或美西律(慢心律),同时可给予维生素 E、维生素 C、N-乙酰半胱氨酸等自由基清除剂作为辅助治疗。

(5)严密观察病情变化,倾听患者主诉,予心电监护,发现心功能异常,及时处理。

第五节　泌尿系统毒性

抗肿瘤药物的泌尿系毒性主要有肾损害和出血性膀胱炎。

一、肾损害

1. 发病机制

大多数引起肾功能障碍的细胞毒性药物损害肾小管而非肾小球,可即刻发生,也可延迟发生,出现于长期用药中或停药后。有肾毒性的化疗药物包括铂制剂的 DDP、卡铂,烷化剂的 CTX、IFO,代谢拮抗剂的 MTX、喷司他丁,抗生素类的丝裂霉素 C。其中 DDP 的肾毒性最为突出,用药后可出现血清 BUN 及 CRE 升高。一般发生于 7～12 天,可于 1 个月左右恢复,少数需数月,个别有不可逆肾衰出现。

2. 主要表现

化疗药物引起肾脏损害,主要表现为肾小管上皮细胞急性坏死、变性、间质水肿、肾小管扩张,严重时出现肾功能衰竭。患者可出现腰痛、血尿、水肿、小便化验异常等。

3. 主要药物

IFO、DDP、MTX 等。

4. 处理措施

(1)测量患者身高体重,以便准确给药。化疗前做好肾功能检测,各项指标正常才可进行化疗。化疗后应定期检测肾功能。采用联合化疗减少单药剂量为预防措施。

(2)化疗前一天充分水化,给予 5% 碳酸氢钠碱化尿液或口服碳酸氢钠,并给予 20% 甘露醇、呋塞米利尿。

(3)为减少肾毒性的发生,不宜同时使用其他可能导致肾损害的药物。指导患者学会自我监护,保证液体入量 2 000 mL 以上,并教会患者准确记录出入量。让患者真正理解补充足够液体及维持足够尿量的重要性。

(4)为减轻大剂量 MTX 的毒性,常规使用四氢叶酸解毒剂。MTX 结束后 12 小时开始,剂量为 15 mg/m^2,每 6 小时一次,共 7～8 次,直至血清 MTX 浓度降至 0.1 μmol/L 以下。如 72 小时血清 MTX 浓度仍高于 0.1 μmol/L,则应延长给药时间,直至血清 MTX 浓度 0.1 μmol/L 以下。

(5)密切监测肾功能,如出现肾毒性症状立即停药,使用相应解毒药物,必要时可使用血液净化治疗、血浆置换、联合血液透析。

二、出血性膀胱炎

1. 主要表现

CTX、IFO、喜树碱等可使患者出现尿频、尿急、小腹不适、胀痛、血尿等一系列药物性膀胱炎症状。有些化疗药大剂量可引起肾功能损害而出现腰痛、肾区不适等。

2. 主要药物

CTX、IFO、喜树碱等。

3. 处理措施

(1)在预处理前 1 天开始给患者大剂量的静脉补液,充分水化,每日补液量为 5 000～6 000 mL,注意补充电解质,并保证液体匀速滴入。化疗前 1 天开始给予患者 5% 碳酸氢钠 250 mL,12 小时静脉输注 1 次,碱化尿液,使尿液 pH 保持在 7～8,以减少药物的降解产物对肾脏、膀胱的损害。

(2)预处理期间使用呋塞米 20 mg 静脉注射,每天 2 次,并鼓励患者多饮水,每日保证饮水 2 000 mL 以上。如果尿量少应遵医嘱酌情加用利尿剂。

(3)美司钠为特异性的解毒剂,是一种含有半胱氨酸的化合物,能与重复活化的环磷酰胺的毒性代谢产物丙烯醛相结合,形成非毒性产物自尿中迅速排出体外,预防出血性膀胱炎的发生。常规使用美司钠解毒剂,并在环磷酰胺使用的 0、4、8 小时重复使用美司钠。

(4)严密监测肾功能,准确记录患者 24 小时出入量,如入量已足尿量仍少者,给予利尿剂以加速体内潴留药物的排出。

(5)遵医嘱定期监测血常规、尿常规、血电解质的变化,同时倾听患者的主诉,注意有无尿频、尿急、尿痛等尿路刺激症状。

(6)向患者强调多饮水的重要性,饮食清淡易消化,也可食用水果、蔬菜汤、红豆汤等以增加尿量。如患者已出现出血性膀胱炎,应安慰患者,告知此为自限性疾病,鼓励患者积极配合水化、碱化尿液及止血治疗。

第六节　肝脏毒性

1. 发病机制

抗肿瘤药物引起肝毒性主要途径有三:①直接损伤肝细胞。②导致肝脏基础疾病加重,特别是病毒性肝炎。③由于潜在的肝脏疾病改变抗肿瘤药物的代谢,导致其体内代谢时间延长,副作用增加。

2. 主要表现

几乎所有的化疗药物均可引起肝功能损害,轻者可出现肝功能异常,患者可出现肝区不适、乏力、食欲减退、恶心、呕吐、肝大、血清转氨酶及胆红素升高,严重者出现黄疸甚至急性重型肝炎。

3. 主要药物

MTX、CTX、氮芥、柔红霉素、放线菌素 D 等。

4. 处理措施

(1)化疗患者应预先了解病史,包括用药史,有肝功能不全者慎用或减量使用抗肿瘤药。化疗期间应定期查肝功能,包括 AKP、GT 等酶学测定。

(2)一般而论,肝细胞损伤,特别是用药后短期内出现的转氨酶升高,多属一过性,停药后可迅速恢复。联苯双酯、谷胱甘肽、易善复、甘草酸二铵、葡醛内酯等有助于转氨酶恢复正常。

（3）观察病情变化，了解患者主诉，发现异常及时处理。

（4）做好心理护理，保持情绪稳定，注意休息，饮食应清淡，适当增加蛋白质和维生素的摄入，避免高糖、高脂肪饮食加重肝脏负担。

第七节　肺　毒　性

1. 肺损伤机制

目前除了对 BLM 所引起的肺损伤研究较多外，对其余药物的致病机制不很明确。可能的机制是化疗药物使肺组织的氧化代谢增强，受激活的中性粒细胞和各种吞噬细胞可产生超氧阴离子(O_2^-)、过氧化氢(H_2O_2)和羟基（－OH）等。这些氧化剂通过与细胞膜上的脂肪酸的还原反应，导致细胞膜的不稳定。同时，化疗药物可改变肺内免疫系统原有的平衡状态，引起免疫过度反应，使组织发生损伤。此外以 BLM 为主的化疗药物还有以下作用：①通过调节成纤维细胞的增殖与表达，使胶原蛋白过度沉积，产生不可逆的肺纤维化。②使蛋白酶抑制系统失活，蛋白酶作用增加，导致肺损伤。③改变肺泡膜表面纤维蛋白沉积和纤溶系统之间的平衡，增加纤维蛋白的沉积。

2. 主要表现

常见的症状是急性呼吸困难、干咳和发热，部分可有疲劳和乏力。症状可在用药数小时内出现，并可持续数周至数月。因药物过敏引起的症状常持续数小时。

在肺部 X 线摄片上表现为网状结节样改变，病变可位于两肺底，也可呈现弥漫性改变。如为药物过敏反应，可表现为双侧腺泡样改变。高分辨的 CT 扫描和镓的同位素扫描对化疗所致的间质性肺炎的诊断敏感性较 X 线平片为高。同时，同位素扫描对检测 BLM 引起的毛细血管渗透改变有极高的灵敏度。在肺功能测定方面表现为二氧化碳弥散率下降和限制性肺通气障碍。

环磷酰胺、长春新碱、博莱霉素等可引起肺纤维化，拍胸片可见肺纹理增粗或呈条索状改变。对既往肺功能差的患者来说更为危险，甚至可危及生命。表现为疲劳、干咳、呼吸困难、胸闷等，可伴有发热、胸痛等，胸片和肺功能检查异常。

3. 主要药物

BLM、洛莫司汀、丝裂霉素、MTX、长春新碱等。

4. 处理措施

（1）化疗前了解患者有无肺部疾病，进行胸片和肺功能的检查。

（2）化疗期间使用心电监护，监测心率、呼吸频率、血氧饱和度状况，一旦出现肺毒性，首要措施是停药，需用激素，抗生素等治疗。

（3）关注患者的主诉，特别是运动后出现的气促、胸闷等症状，应引起重视。必要时予吸氧，采取舒适的卧位。

（4）患者出现咳嗽，咳痰可使用氧气雾化吸入的方法起到稀释痰液和局部排痰的作用。雾化吸入后配合有效咳嗽的方法将呼吸道的分泌物及时排出。定期进行痰培养，及时调整抗菌药物，有效地控制感染。

（5）指导患者学会呼吸功能的训练。

🔲 第八节　神经系统毒性

1. 主要表现

主要是指化疗药物对周围末梢神经产生损害作用,患者可出现肢端麻木,进一步引起自主神经障碍等症状;严重的是对中枢神经毒性反应,引起感觉异常、震动感减弱、肢体麻木、刺痛、步态失调、共济失调、嗜睡、精神异常等。长春新碱最易引起外周神经变性,表现为肢体远端麻木,常呈对称性,也可出现深腱反射抵制,停药后恢复较慢。若影响自主神经系统,可引起便秘、腹胀甚至麻痹性肠梗阻、膀胱无力。氟尿嘧啶及其衍生物大量冲击时也可发生可逆性小脑共济失调、发音困难、无力。DDP可引起耳鸣、听力减退。

2. 主要药物

DDP、长春新碱、长春花碱、长春酰胺、诺唯本、紫杉醇类、L-OHP、氟尿嘧啶等。

3. 处理措施

(1)做好患者用药指导,化疗方案确定后,向患者及家属讲解外周神经毒性反应的症状,应加强保暖,防止受凉。饮食应温软,水果用热水浸泡加温后食用。备毛绒手套,化疗当天患者开始戴手套,以免接触床档、输液架等金属物有冷感而加重肢端麻木。因低温刺激可诱发咽喉痉挛,故应指导患者用温开水刷牙、漱口;洗头、洗脸、洗手、沐浴均用热水。

(2)注意巡视观察,定期做神经系统的检查,一旦出现异常,遵医嘱予营养神经的药物维生素 B_1、维生素 B_6、烟酰胺等,改善神经中毒症状。

(3)奥沙利铂化疗期间化疗药物外渗,禁止使用冷敷,应局部利多卡因加地塞米松封闭后以喜疗妥外涂,再用50%葡萄糖加维生素 B_{12} 湿热敷。紫杉醇类主要引起外周神经毒性,这种毒性是剂量依赖性的,通常在停药后可逐渐恢复。DDP神经毒性的发生率为50%左右,常见神经毒性是周围神经损伤,运动功能一般不受影响。DDP神经毒性治疗方法为减少或者停止用药,氨磷汀有保护作用。L-OHP末梢神经毒性尤为明显,用药当天或者次日需要预防性戴手套,防寒保暖。5-FU类主要预防性使用维生素 B_6。

(4)肢端麻木较重,手拿物品时感觉迟钝者可采取热毛巾外敷,按摩局部或局部用50%葡萄糖加维生素 B_{12} 湿热敷,每天3次,每次30分钟,或50%的硫酸镁湿热敷每天3次,每次30分钟,均能减轻不适。加强生活护理,防止烫伤、跌倒等意外。

(5)患者及家属加强保护意识,防止受伤。四肢感觉异常者,应保持四肢清洁,可戴手套、穿袜子保护;避免受压和冷热刺激,防止烫伤和冻伤,避免皮肤受损,尤其是手指、脚趾。注意保暖,腱反射消失、肌肉痉挛、肌力下降、有振动感的患者要避免上下楼梯,房间内禁放锐器,较硬且有棱角处用棉垫包裹,减少碰撞;独自活动时可用拐杖,必要时专人护理,防止意外发生,指导患者对感觉异常部位多加按摩,在肢体允许范围内进行主动及被动活动,以保持和增加关节活动度,防止肌肉挛缩变形,改善局部循环,促进神经再生。

第九节 口腔黏膜炎

1. 主要表现

在肿瘤的化疗过程中,可造成多种口腔并发症,其中最常见的是口腔黏膜炎。早期表现为轻度红斑和水肿,随着症状的加重,出现张口受限,黏膜糜烂或溃疡,剧烈疼痛,吞咽障碍,严重时因疼痛而影响进食,饮水也困难。口腔黏膜炎多在化疗后 5～14 天出现,持续 7～10 天可愈合。

2. 口腔黏膜炎的分级

Ⅰ级反应:口腔黏膜充血水肿、红斑,口咽干燥,轻度疼痛,进食固体食物困难。

Ⅱ级反应:斑点状白膜,黏膜明显充血水肿,有红斑、溃疡形成,间歇性中度疼痛,可耐受,进软食困难。

Ⅲ级反应:主要是口腔溃疡,成片纤维性黏膜炎,黏膜极度充血、糜烂,融合成片状白膜,疼痛剧烈,只能进流质饮食。

Ⅳ级反应:黏膜大面积溃疡,常伴随有脓性分泌物,剧痛导致不能进食,需要对症治疗。

3. 主要药物

5-FU、MTX、长春新碱、柔红霉素、ADM、CTX、DDP、丝裂毒素等。

4. 护理及健康教育

(1)密切观察和评估口腔黏膜情况:每天检查和评估患者口腔卫生情况、饮水量、机体状况。向患者及家属讲解口腔溃疡的预防和观察方法,营养支持的重要性,如何促进口腔溃疡愈合。消除患者焦虑情绪,鼓励坚持治疗。

(2)保持口腔卫生:劝患者戒烟、酒。饭前、饭后漱口,睡前及晨起用软毛牙刷刷牙,避免损伤口腔黏膜。有活动性义齿的患者,尽量减少戴义齿的时间,减轻牙龈的负荷。

(3)预防性用药:有溃疡者可喷涂金因肽、外涂体外培育牛黄等,有疼痛的患者可在进食前 30 分钟用 1％利多卡因 15 mL、庆大霉素 32 万 U、维生素 B_{12} 5 000 ug 生理盐水 500 mL 配制溶液含漱 5～10 分钟,进食后 30 分钟用 5％碳酸氢钠含漱 5～10 分钟,每天 3～4 次,减轻疼痛,帮助进食,并降低细菌感染发生的机会,有利于黏膜上皮的修复。

(4)饮食护理:进食温凉流质或无刺激性的软食,注意维生素及蛋白质的摄入,以促进黏膜组织的增生,加速溃疡愈合。避免过热、过冷、辛辣、粗糙等刺激性食物。

第十节 脱 发

1. 发病原因

化疗所产生的脱发与化疗药物的种类、剂量以及化疗周期的长短有关。最常见引起脱发的化疗药物是 ADM 和 CTX。当 ADM 的剂量超过 50 mg/m² 或 CTX 的剂量超过

500 mg/m² 即可引起脱发。脱发通常发生于首剂化疗后 2～3 周。随着疗程的增强，脱发进一步加重，如给予长期或大剂量化疗，还可导致腋毛、阴毛、眉毛和胡须的脱落。化疗导致的脱发是可逆的。脱发后再生毛发变得细而卷曲，其颜色也可发生变化。头发的量和分布恢复正常往往要到化疗完全停止之后。脱发最早见于化疗后 1～2 周，2 个月到达高峰，化疗停止 1～2 个月开始再生。

2. 主要药物

ADM、CTX、鬼臼类、抗生素和植物碱类等。

3. 护理及健康教育

(1)脱发对心理的创伤大于对生理的创伤。脱发后，患者易产生自卑感，不愿与周围人群接触，情绪上受压抑，对治疗产生抵触情绪。在目前对脱发尚无特效药物及有效措施的情况下，心理护理是第一位的。应给予患者以充分的理解和关怀，不断鼓励其树立战胜疾病的信心。医生应坦诚相告治疗的必要性和可能出现的情况，使其在心理上有充分的思想准备。配偶、家族成员及朋友对此也应有充分的思想了解，营造一个温馨、宽松的氛围。

(2)通过多种营养素的协调配合，才能发挥各自独特的营养功能；每日膳食中包括下列五大类食物：①谷类、薯类、干豆类。②动物性食品如肉、禽、蛋、鱼、乳等。③大豆及其制品。④蔬菜、水果。⑤动植物油脂、食用糖。多吃鸡蛋、牛奶、瘦肉、豆类、鱼贝类、玉米、香菇、青菜、芝麻、核桃等。

(3)用双手十指指端在头皮上向前或向后梳理头皮头发，故又称"梳头疗法"。通过头皮的梳理按摩，起到行气活血、理筋顺络之功效，是一种行之有效的保健按摩术，可促进头部头皮内毛细血管的血液循环，改善毛囊内毛乳头营养状况，有助于毛囊内生发功能的恢复。

(4)脱发后头皮很敏感，不应使用有刺激性的香皂和洗发水。头发可剪短，但不要染发和烫发，也不要用温度太高的吹风机吹头发。

(5)每日晨、晚间护理应注意将床上的脱发扫干净，减少对患者的刺激。

(6)做好解释工作，告诉患者脱发只是暂时现象，治疗结束后头发会重新长出。可推荐患者使用假发，根据患者头发的特征(颜色、粗细、曲直)在治疗前预先购买一个与之相似或相近的假发套，以减轻脱发造成的心理负担。

第十一节　手足综合征

手足综合征是手掌、足底感觉迟钝或化疗引起的肢端红斑。由于化疗药物外渗入皮肤组织而发生，通过早期诊断和干预，可以有效控制和治疗，以防止进一步恶化。但是并非一出现手足综合征都需要调整药物剂量。如出现 1 级毒性反应，且患者以前未出现过 3、4 级毒性反应，可继续给药。相反，若患者以前曾出现过 3、4 级毒性反应或现在出现了 2、3、4 级毒性反应，则应通过延长给药间期 1～2 周，或减量以缓解症状。具体情况尚需与医生交流后，方可进行药物调整，切勿擅自改变药物剂量。

1. 主要表现

手足综合征分级（WHO 标准）

1 级：手足感觉迟钝或异常，麻刺感；可见红斑，组织学可见表皮网状组织血管扩张。

2 级：持物或行走时不适，无痛性肿胀或红斑，还可出现红肿。

3 级：掌和足部痛性红斑和肿胀，甲周红斑和肿胀，可见皮肤皲裂，组织学表皮见孤立坏死的角质细胞。

4 级：脱屑，溃疡，水泡，剧烈疼痛。

2. 主要药物

卡培他滨、CTX、多柔比星、博来霉素等。

3. 护理及健康教育

（1）调理饮食，多吃新鲜水果及高纤维素食物；避免进食辛辣、刺激性食物。

（2）保持皮肤干爽，减少手部和足部的摩擦，涂抹无刺激的护肤霜。穿宽松衣服、布鞋，戴手套注意保暖。避免手和足部的外伤，尤其在治疗后最初的 4～7 天内。避免高温、寒冷刺激；避免涂刺激性药物及酒精、碘酒及接触化学洗涤剂。

（3）全身应用皮质类固醇，如在出现 HFS 症状后的第 1～5 天，每天给予 8 mg 的地塞米松；局部使用麻醉药或含苯海拉明的乳霜；必要时服用神经营养药物，每天服用 50～150 mg 的维生素 B_6。塞来西布和罗非昔布对手足综合征有缓解作用。

（4）在手足局部涂抹含绵羊油的乳霜可减轻皮肤的脱屑、溃疡和疼痛。如果出现水泡时避免挤破水疱，以防感染。

（5）告知患者不要搔抓局部皮肤及撕去脱屑，可以用消毒的剪刀剪去掀起的部分。

（6）如果在使用卡培他滨治疗过程中患者发生严重皮肤反应，应永久性停用卡培他滨；并立即对反应进行治疗。

⊡ 第十二节　其他重要毒副反应

一、过敏反应

紫杉醇过敏反应发生频繁，发生率为 10％～20％，主要是做好预防措施，随时准备好抗过敏药物。用药前常规给予皮质类固醇地塞米松片和抗组胺药苯海拉明预处理，可减轻或预防过敏反应发生。

1. 主要表现

临床症状为支气管痉挛、气喘、躁动不安、皮疹与血管性水肿等，严重者可出现过敏性休克。该过敏反应与剂量无关，即使小剂量也可引起。铂类药物引起过敏反应的主要临床症状表现为不安、发热、皮疹、呕吐、喘咳、呼吸困难、出汗、眼睑水肿、支气管痉挛以及血压下降等。吉西他滨过敏反应的主要临床症状为过敏性皮疹、瘙痒、偶尔可出现呼吸困难（＜10％）、支气管痉挛（＜1％）等，极少发生严重的过敏反应。

2. 主要药物

紫杉醇、吉西他滨、铂类等

3. 护理及健康教育

（1）对于出现喉头水肿、支气管痉挛、荨麻疹的患者需立即肌内注射 1：1 000 肾上腺素稀释液。必要时每隔 10～15 分钟重复给药 1 次。患者如出现严重低血压、严重支气管痉挛、严重上呼吸道水肿等危重情况，可静脉推注 1：1 000 肾上腺素（可以间隔 10～15 分钟后重复给药）直至患者症状缓解。如果短时间内无法建立静脉通路，紧急情况下可气管内给药，剂量为上述静脉用药剂量的 2 倍。

（2）患者出现呼吸困难，可给予面罩吸氧。出现严重嗜睡、低氧血症时可给予气管插管。如果患者有上呼吸道水肿，无法行气管插管，则需要气管切开。氧疗的目标值是血饱和度＞90％（PO_2＞60 mmHg）。

（3）对于持续支气管痉挛的患者，可雾化吸入沙丁胺醇。

（4）肾上腺素治疗以后，可再给予苯海拉明 25～50 mg，每 4～6 小时 1 次，静脉注射/肌内注射/口服，西咪替丁 50 mg 静脉注射或 150 mg 每 8 小时 1 次口服（或者其他 H_2 受体拮抗剂），有助于减轻组胺的释放效应，进一步缓解低血压及轻度的荨麻疹相关症状。

（5）因过敏反应出现支气管痉挛的患者，可给予糖皮质激素治疗。

（6）低血压通常对肾上腺素治疗有反应，但对于肾上腺素治疗后血压仍不升高的患者，可能需补充生理盐水。对于积极补充容量后仍为顽固性低血压的患者，必要时可给予去甲肾上腺素或肾上腺素等血管加压药物维持。

（7）出现过敏反应后需要接受肾上腺素治疗的患者，应常规给予严密监护，甚至需将其安排到重症监护病房观察。有时候病情出现反复，可在早期症状出现后数小时才表现出来，故监护至少需要持续 24 小时后才能撤除。

（8）心理护理：及时安慰患者，讲解过敏反应是化疗药物的不良反应，给予及时应对措施，增加患者的安全感，消除患者恐惧、焦虑心理，积极配合治疗。

二、第二恶性肿瘤

随着肿瘤化疗和其他抗肿瘤治疗的改善，患者生存期的延长及治愈率的提高。对于治疗有关的第二恶性肿瘤的认识也有所加深。由于辅助化疗的广泛应用，将有大批患者可能发生第二恶性肿瘤的危险，化疗诱发恶性肿瘤的概率到底有多大很难估计。继发肿瘤中以急性髓细胞性白血病（AML）最常见，占 50％以上，放疗的晚期并发症则主要是实体瘤。何杰金氏病、非何杰金氏淋巴瘤、急性白血病、多发性骨髓瘤、乳腺癌及卵巢癌治疗后均可继发AML。其中以接受放疗和氮芥化疗的何杰金氏病患者发病率最高，患病风险达 17.6％，而正常人群仅 2.5％。化疗后最初数年发病率最高，平均 5 年（2～10 年）。化疗诱发的 AML一般对标准治疗方案无效。最易诱发肿瘤的抗癌药物是烷化剂（马法兰、苯丁酸氮芥、氮芥、环磷酰胺）和亚硝脲类（卡氮芥、洛莫司汀）。近来发现鬼臼乙叉苷类药物（依托泊苷、替尼泊苷）也可诱发急性白血病。依托泊苷诱发的白血病出现较早（用药后 30～36 个月），常有染色体异常。

三、性腺功能障碍

多数化疗药物抑制生精过程,对其敏感的细胞正是分裂活跃的细胞,如精原细胞,而不分裂的精子细胞和成熟的精子较不敏感。由于存在分裂缓慢的生精细胞,这类细胞对化疗不敏感,化疗停止后生精功能可逐渐恢复。化疗对性腺的影响与联合用药方案、剂量以及患者的年龄、化疗药物种类有关。青春期前生精上皮对化疗药物的耐受性超过成人。化疗后生精过程的恢复常需 1 年以上,恢复到最大程度需要数年。正确掌握化疗适应证,避免不适当长期维持治疗,合理制定选择化疗方案。

(陶利琼　陈震珍)

第六章　肿瘤内科急症及并发症

⊞ 第一节　肿瘤溶解综合征

肿瘤溶解综合征(tumor lysis syndrome,TLS)是指大量肿瘤细胞迅速死亡,细胞内成分释放入循环血液,导致高尿酸血症、高钾血症、高磷血症和低钙血症的代谢紊乱综合征。恶性肿瘤在经过化疗和放疗后因肿瘤细胞大量死亡造成细胞内的物质如钾离子、磷酸根离子、尿酸等释放并进入循环血液中,从而引起致死性高钾血症及急性肾衰竭。

肿瘤溶解综合征一般常见于高度恶性的淋巴瘤和急性白血病,还可见于实体瘤,如乳腺癌、生殖细胞肿瘤、小细胞肺癌、髓母细胞瘤等。

一、临床表现

(1)高尿酸血症。血清及尿路中尿酸浓度上升,尿酸盐结晶沉淀于肾小管内。早期表现为恶心、呕吐、腹泻、食欲减退。晚期表现为腰侧疼痛、少尿、无尿、尿液浓度增高或沉淀物产生。

(2)高钾血症。血清钾离子浓度上升。心脏异常表现为 T 波高尖,P 波消失,心律失常,甚至心脏骤停。手足感觉异常、肌肉震颤、肌痛、肠绞痛、腹泻。

(3)高磷酸血症。血清磷酸根离子上升,血液中钙离子的浓度下降。磷酸钙沉淀于软组织,表现为神经肌肉不稳定,肾功能恶化、无尿。

(4)低钙血症。血中磷酸根离子增加,其与钙离子的结合增加,出现血清钙离子的浓度下降,表现为心律不齐,二度房室传导阻滞,肌肉痉挛及抽搐,手足抽搐,腱反射亢进等。

二、治疗原则

(1)水化、碱化尿液及利尿。
(2)纠正电解质紊乱,维持电解质平衡。
(3)禁用任何可能造成肾毒性的药物。
(4)病情严重且难以缓解时,可行血液透析。

三、健康教育

1. 疾病知识指导
(1)向患者讲解肿瘤溶解综合征的发生机制、治疗原则、药物知识、自我护理方法。
(2)定期监测血象,观察患者治疗反应。

2. 治疗指导

(1)水化的目的是预防肾衰竭及严重的电解质紊乱,增加尿量,降低尿酸的浓度。用碳酸氢钠静脉滴注碱化尿液可使尿酸的溶解度增高,以预防尿酸盐结晶沉淀于肾小管内。指导患者遵医嘱服用别嘌醇 300～600 mg/d,减少尿酸的产生。每天口服碳酸氢钠 6～8 g,以提高尿酸的溶解度。

(2)高血钾患者给予 50%葡萄糖静脉注射,使用胰岛素,促使钾离子进入细胞内。若出现心脏和神经肌肉毒性症状,可给予葡萄糖酸钙以缓解症状。停止给予可能导致血清钾离子浓度增加的药物,限制高钾食物的摄入。

(3)治疗前,给予口服磷酸结合性制剂如氢氧化铝凝胶,延缓磷酸从肠道吸收,每 6 小时一次,剂量 30～60 mL。限制磷酸的摄取。控制高磷酸血症,降低血清磷酸的浓度,可改善血钙的情况,不可直接给予钙离子。

(4)避免治疗护理过程中加重电解质紊乱和引起肾功能不全的因素,比如使用氨基糖苷类药物、造影剂及保钾利尿剂等。

3. 护理知识指导

(1)不宜在有钾离子静脉输液处抽取血标本;血标本避免震荡,并及时送检,以免影响检测的准确性。

(2)服用氢氧化铝凝胶的不良反应为便秘,指导患者增加水分摄入、进食高纤维素食物和使用软便剂预防便秘。使用别嘌醇的不良反应包括斑丘疹、消化不良、恶心呕吐、发热等,要注意观察。

(3)饮食指导:指导患者进食含碱性食物,如苏打饼干、新鲜蔬菜水果,增加尿碱性。并注意控制食用高嘌呤含量的食物,如肉类、动物内脏、花生、瓜子等。每天饮水 2 000 mL 以上,观察患者体重的变化,记录小便量,并观察患者是否有肌肉痉挛及抽搐。

(4)肿瘤溶解综合征,关键在于预防。护士应掌握引起肿瘤溶解综合征的主要高危因素,如巨大且细胞增殖迅速的肿瘤,对化疗有良好应答的恶性肿瘤。主要发生在化疗后 24～72 小时。由于化疗早期,患者同时会出现不同程度的胃肠道反应,精神状态较差,容易忽略肿瘤溶解综合征的发生。因此护士应掌握判断肿瘤溶解综合征的基本标准,即在化疗期间血尿酸、血钾、血磷、尿素氮较化疗前增高 25%,或血清钙浓度下降 25%。肿瘤溶解综合征的发生不限于全身给药,鞘内化疗和栓塞治疗也可引起肿瘤溶解综合征。

4. 心理指导

肿瘤溶解综合征是内科急症,患者往往会出现焦虑、恐惧的心理反应,护士应保持镇静,耐心向患者介绍肿瘤溶解综合征发生的基本知识,介绍治疗步骤,并解答患者关于肿瘤溶解综合征的治疗和药物使用的疑问,使患者能够理解并增强信心,积极配合治疗。

第二节 恶性浆膜腔积液

恶性浆膜腔积液包括恶性胸腔积液、恶性腹腔积液和心包积液,是恶性肿瘤晚期的常见并发症之一。

恶性胸腔积液是侵犯脏层和壁层胸膜的恶性肿瘤引起胸液渗出及淋巴管阻塞造成回流障碍引起的。胸腔积液增长迅速,对心肺造成机械性压迫,限制肺的扩张,使肺容量减少,尤其造成肺不张或继发感染时,短期内会使患者的全身状况急剧恶化,并伴有大量的蛋白和体液丢失,甚至威胁患者的生命。

恶性腹腔积液也称恶性腹水,是腹腔的恶性肿瘤引起的低蛋白血症、肿瘤侵及腹膜或腹膜癌结节,使体液渗出增加,腹腔静脉和淋巴管阻塞导致回流障碍等,使腹腔内液体增加。常见于肝脏恶性肿瘤、肠道恶性肿瘤、卵巢癌的晚期患者。

引起恶性心包积液的恶性肿瘤主要是肺癌,其次是乳腺癌,另外还有淋巴瘤、间皮细胞瘤等。心包腔内正常生理状态有 20 mL 液体,起润滑作用。心包积液量 50～100 mL 为少量,100～500 mL 为中量,500 mL 以上为大量。

一、临床表现

恶性胸腔积液的最常见病因是肺癌,其次是乳腺癌,再次是恶性淋巴瘤和卵巢癌。少量积液时症状不明显,仅见患侧呼吸运动减弱,大量积液则可以引起呼吸困难、咳嗽、胸痛、消瘦乏力、不能平卧、食欲减退等。肋间隙饱满,呼吸运动受限,呼吸急促,叩诊呈浊音或实音,听诊呼吸音减弱或消失,支气管偏移至对侧。

恶性腹腔积液量较少时,可出现食欲减退、有饱食感,大量腹腔积液者,可出现腹部膨隆、行动困难、易疲倦、有明显的腹胀、腹痛、消化不良、消瘦。腹部检查有移动性浊音及波动感。B超和CT检查有助于恶性腹水的诊断。

恶性心包积液是肺癌晚期的表现,由于积液影响到血流动力学,以及其他脏器的转移,患者出现胸痛、气急、咳嗽、肺充血,甚至多器官功能衰竭危及生命。

二、治疗原则

恶性浆膜腔积液可采用化疗、浆膜腔硬化治疗、放疗、外科治疗等方法。用于腔内给药化疗的最常用药物是顺铂。在化疗的基础上对原发灶进行放疗可取得一定疗效。浆膜腔穿刺引流出腔内积液,注入硬化剂,使浆膜腔闭塞不再产生积液,可以长期有效地控制恶性浆膜腔积液。

三、健康教育

1. 疾病知识指导

(1)向患者讲解恶性浆膜腔积液的治疗原则、穿刺引流目的和注意事项、药物知识、并发症、自我护理方法。

(2)定期监测血象,观察患者治疗反应。

2. 治疗指导

(1)引流积液的速度不宜过快,每次引流积液量不宜过多。

(2)穿刺引流术后指导患者卧床休息,2～3 小时。浆膜腔内给药前,先引流出积液,再行灌注给药。给药后嘱患者更换体位,使药物在浆膜腔内分布均匀。

（3）恶性浆膜腔积液，可注射抗肿瘤药物或硬化剂，诱发化学性炎症反应，促进脏层与壁层浆膜粘黏闭合，防止浆膜腔内积液重新积聚。

3．护理知识指导

（1）穿刺引流的患者注意观察生命体征的变化，给药后观察用药的反应，有无咳嗽、咯血等。并指导患者注意休息，减少活动，维持舒适的体位，以减轻呼吸困难的症状。

（2）饮食护理。鼓励患者多食蔬菜水果和优质蛋白。优质蛋白食物有蛋、奶、禽、肉、鱼、大豆等。进食高蛋白、高热量、高维生素饮食，有利于及时补充营养，补充人体所需蛋白，增强体质，提高免疫功能。

（3）穿刺部位皮肤的护理。注意观察穿刺部位有无出血、皮下积血或积液外渗，轻度皮下瘀血不予以处理可自行吸收。若皮下大面积瘀血，应用止血药。积液外渗者应及时更换敷料，同时变换体位及局部加压包扎。

（4）预防感染。浆膜腔内灌注化疗后，患者抵抗力下降，注意预防感染。穿刺部位定期消毒，并更换敷料。

（5）恶性胸腔积液的患者灌注化疗药后，由于药物对胸膜刺激，可引起胸痛。注意观察胸痛的性质、部位、程度，必要时遵医嘱给予止痛药，并观察用药的反应。灌注化疗后鼓励患者多饮水，以利于药液排泄，减轻对肾脏的毒性。

（6）恶性腹腔积液的患者腹腔灌注化疗过程中，注意观察患者有无腹痛及腹壁局部隆起，防止导管滑脱，避免药液渗入皮下。定期测量体重及腹围，并做好记录，记录每日出入液量。根据腹腔积液量适当限制钠盐及水分的摄入。使用利尿剂时应注意监测电解质变化，以免发生电解质紊乱。

4．心理指导

恶性浆膜腔积液患者，对侵入性操作缺乏了解，会出现恐惧、紧张、多虑，甚至对治疗失去信心，因此要给患者全面的关爱，耐心倾听患者的诉说，理解其感受，消除其思想顾虑，给予其心理安抚。同时向患者及家属讲明穿刺的必要性和方法，解除患者心理压力，鼓励患者树立战胜疾病的信心，积极配合治疗。

第三节　高钙血症

高钙血症（hypercalcemia）是恶性肿瘤晚期常见且危及生命的肿瘤代谢急症。当骨骼中动员出来的钙水平超过肾脏排泄的阈值就会发生高钙血症。常见于肺癌、乳腺癌、多发性骨髓瘤、淋巴瘤、肾癌及前列腺癌等恶性肿瘤患者。

一、临床表现

（1）全身症状：脱水、体重减轻、畏食、瘙痒、烦渴。

（2）神经肌肉症状：轻度表现认知障碍和焦虑，中度表现为幻觉和精神障碍，重度是嗜睡、抽搐、昏迷而死亡。

（3）胃肠道症状：恶心、呕吐、便秘、顽固性便秘、肠梗阻，有时合并胃溃疡和胰腺炎。

（4）肾脏症状：多尿、肾功能不全。

（5）心脏症状：主要表现为心肌兴奋增加，易诱发心律失常，心电图示心动过缓，PR 间期延长，QT 间期缩短，T 波宽，房性及室性心律失常。

二、治疗原则

高钙血症大多发生在细胞毒药物治疗失败的晚期肿瘤患者身上，一般治疗是通过增加尿中钙的排泄和减少骨的重吸收，直接使血清钙减少，同时减少钙的摄入。此外，还应采取如下方法治疗：

（1）生理盐水与利尿剂的应用。高钙血症患者会因肾小管功能障碍引起多尿以及呕吐等而产生脱水，常规生理盐水水化可增加尿钙的排泄。

（2）糖皮质激素是治疗多发性骨髓瘤、淋巴瘤、乳腺癌和白血病引起的高钙血症的有效药物。糖皮质激素可以阻止破骨细胞激活因子引起的骨重吸收。大剂量激素还可以通过增加尿中钙的排泄，抑制维生素 D 的代谢，减少钙的吸收来发挥降钙作用。

（3）双膦酸盐类药物又称骨溶解抑制剂，主要用于治疗高钙血症，减少和预防溶骨性骨折等相关骨事件的可能性，同时也适用于预防肿瘤骨转移的发生。按临床作用强度由强至弱依次有唑来膦酸钠、伊班膦酸钠、帕米膦酸钠。

（4）降钙素可迅速抑制骨的重吸收，给药后数小时内血钙降低，应在给予降钙素同时配合使用糖皮质激素，以免机体很快产生抗体。

（5）普卡霉素（光辉霉素）是治疗高钙血症的有效药物，它主要是通过降低溶骨细胞的数目和活性而减少骨的重吸收。

三、健康教育

1. 疾病知识指导

（1）向患者讲解高钙血症的高危因素、治疗原则、药物知识、并发症、自我护理方法。

（2）定期监测血象，观察患者治疗反应。

2. 治疗指导

（1）当血钙高至威胁生命时，应该用生理盐水进行大量的水化，并静脉注射呋塞米利尿来减少钙的重吸收。

（2）长期应用糖皮质激素可以引起骨骼的负钙平衡。通常需要几天大剂量激素治疗，直至出现明显的降钙效果，大多数患者每天需要泼尼松 40～100 mg。

（3）双膦酸盐类药物不良反应较少，是目前治疗高钙血症的最常用药物。用药后约 20% 的患者发生注射部位刺激、发热、流感样症状，无须处理可自动消退。除了唑来膦酸外，其他双膦酸类药物均需缓慢静脉输注，以免发生严重过敏反应。唑来膦酸，每次剂量 4 mg，加入生理盐水或 5％葡萄糖注射液 100 mL 中稀释，静脉滴注 15 分钟以上，3～4 周一次。治疗前给予生理盐水充分水化，保持每日尿量 2 000 mL 以上。

（4）目前临床应用的口服双膦酸盐，对控制轻度的高钙血症有效，且相对安全。无论口服或者静脉滴注双膦酸类药物均需监测患者的血钙血磷，特别是肾功能，检查尤为重要。

（5）由于光辉霉素对血管的刺激较大,应采用静脉冲入法给药。高钙血症患者通常每周注射一次光辉霉素,直到开始有效的抗肿瘤治疗。

3. 护理知识指导

（1）皮肤护理:血钙过高时,钙盐将比较容易沉积于皮肤上从而造成患者的皮肤瘙痒,嘱患者忌抓挠,穿棉质的贴身衣服以减少对皮肤的刺激作用。对于皮肤瘙痒严重的患者,必要时应给予止痒剂止痒。

（2）安全护理:对于高钙血症患者一定要尽量避免下床活动,血钙过高时活动量较大可能会造成心脏骤停而危及生命。护理人员及家属一定做好陪伴看护工作,尤其是对于精神恍惚、意识不清的患者,防止坠床事故的发生。

（3）饮食护理:降低胃肠道对钙的吸收,限制摄入含钙量高的食物,如乳类、豆类、干果类、蛋类、虾皮等,嘱患者尽量多饮水,增加尿量,同时可增加钙的排出。嘱患者进食营养丰富易消化的食物,增加营养,提高免疫力。

4. 心理指导

肿瘤合并高钙血症患者,一般病情已属晚期。患者不仅要承受面对死亡的恐惧,还要承受疼痛、腹胀、便秘、四肢乏力等不适的折磨。患者可能会表现出抑郁、悲观、焦虑不安、沮丧甚至绝望无助的不良情绪,所以护理人员首先应耐心地、精心地做好护理工作,主动与患者沟通及讲解以消除患者消极情绪和悲伤的精神状态,鼓励家人和朋友多陪伴和安慰患者,减轻其不良情绪,积极地配合治疗和护理。

第四节　脊髓压迫症

脊髓压迫症（compressive myelopathy）,是晚期肿瘤常见的中枢神经系统急症,是由于不同原因造成脊髓或供应脊髓的血管受压所引起的脊髓功能障碍的一组病症。病变呈进行性发展,最后导致不同程度的脊髓横贯损害和椎管阻塞。硬膜外腔肿瘤转移所致的脊髓压迫,极易造成永久性损害,故需争取有利的急救措施,以逆转已存在的神经损害及保护脊髓功能。

引起脊髓压迫最常见的病因依次是乳腺癌、肺癌、淋巴瘤、前列腺癌、肉瘤、骨髓瘤等。主要是通过转移至脊髓而产生脊髓压迫症。乳腺癌和肺癌往往造成胸段脊髓压迫,胃肠道肿瘤大多转移至腰骶部,淋巴瘤造成的脊髓压迫,常因肿瘤的局部直接侵犯所致。

一、临床表现

（1）疼痛:是常见的症状,通常与脊髓受累的部位一致。

（2）感觉障碍:表现为束带状、肢体麻木、烧灼和针刺感,同时还可伴有相应神经根支配的肌力下降和肌肉萎缩。

（3）无力及上行性麻木和感觉异常:典型者可出现脊髓半切综合征。即病变水平以上的上运动神经元性瘫痪,深感觉障碍和病变对侧水平以下 2～3 节椎体的痛温觉减退。脊髓完全受压后会出现感觉消失等神经功能障碍,主要表现为自主功能障碍,如尿失禁及尿潴留,严重时可发生截瘫。

二、治疗原则

早期诊断,早期手术,以祛除病因。急性脊髓压迫症的手术治疗,尤其要抓紧时间及早手术,一般应争取在发病 6 小时内减压,恢复和保留正常神经功能,控制局部肿瘤和缓解疼痛。手术后对瘫痪肢体进行康复治疗,积极进行功能锻炼,防治并发症。

(1)内科治疗:静脉内给高剂量的地塞米松,首次用 10 mg 静脉推注,然后每 6 小时静脉内再给 4 mg,可以迅速减轻脊髓水肿,缓解疼痛及改善神经功能。

(2)放射治疗:是硬膜外脊髓压迫最常用且有效的方法。可以通过减少肿瘤细胞的负荷达到缓解神经结构的压迫,防止神经损害的进展,缓解疼痛和防止局部复发。

(3)外科治疗:椎板切除术,常可迅速解除脊髓压迫症,但往往不能切除全部肿瘤,术后仍需放射治疗。必要时应用支具来维持脊柱尤其是颈腰段的稳定性,从外部给予脊柱一定的支撑。

(4)化学治疗:对化疗敏感的肿瘤,应合并化疗。

三、实施健康教育

1. 疾病知识指导

向患者讲解脊髓压迫症的发生机制、治疗原则、药物知识、自我护理方法。

2. 治疗指导

(1)大剂量使用激素时,注意有无消化道出血的倾向,观察大便颜色,必要时做大便隐血试验。

(2)保持关节功能位置,每天给予肢体按摩,防止关节变形及肌肉萎缩,防止下肢深静脉血栓形成。

(3)使用支具的患者,应及时调整支具的松紧程度和维持支具的正确位置,支具调整、应用后用记号笔在患者皮肤上标出其位置。此外,骨突处重点检视并加额外的软垫保护以防压疮和皮神经受压,这一点对于感觉缺失的患者尤其重要。对于颈部处于过伸位的还应注意患者的吞咽是否受限。如果是可拆卸型支具,应只在站立、行走时穿戴,卧位时去掉,以减少对睡眠的影响。

(4)患者何时开始主动和被动活动进行功能锻炼,在很大程度上依赖于脊柱稳定性。

(5)向患者及家属讲解功能锻炼的重要性。指导和协助患者及家属进行主动和被动运动,逐渐增加运动量。在日常生活中,最大限度地发挥患者的活动水平,逐渐增加其生活自理能力。

3. 护理知识指导

(1)经常协助患者翻身、拍背、咳痰、深呼吸,防止肺不张。移动或搬运患者时,保持患者躯体伸直成一直线,然后平行移动,以免脊椎屈曲。

(2)防止泌尿系统感染。保持患者会阴清洁,鼓励患者多喝水,训练患者自行排尿。如出现排尿困难,可给予导尿并留置尿管,按时消毒、冲洗或更换。每 4 小时放尿一次,训练膀胱功能。活动锻炼时取坐位,以利于膀胱功能恢复,并注意尿液的量、颜色、性质。

(3)饮食护理。给予患者高营养且易消化的食物,多食水果、蔬菜,多饮水,以刺激肠蠕动增加,减轻便秘及肠胀气。

(4)协助患者进行体位的转换,学会拐杖和轮椅的使用,并防止跌倒。对于长期卧床的患者为防止体位性低血压,由卧位到立位应逐步进行。起床前还应该进行腰背肌的锻炼以维持脊柱的稳定。患者应尽量使用双拐和轮椅,单拐和手杖会造成脊柱弯曲和扭转,腰背肌用力不均致使脊柱神经症状加重。

(5)加强肢体锻炼,促进机体恢复。锻炼时要注意安全,以防骨折、跌倒、坠床等意外的发生。

4. 心理指导

对肿瘤的预后的考虑、治疗中的痛苦、可能的经济负担和长期卧床产生的与社会的隔绝都会给患者的心理状态造成极大的影响,产生抑郁、焦虑、恐惧等症状,甚至患上相关的心理疾病。因此在护理过程中要密切观察患者的心理和精神状态,有必要时请心理医师会诊,以便早期诊断和早期干预。

第五节 肺 栓 塞

肺栓塞(pulmonary embolism)是指各种栓子阻塞肺动脉系统时所引起的一组以肺循环和呼吸功能障碍为主要临床和病理生理特征的临床综合征。当栓子为血栓时称为肺血栓栓塞症。大多数肺栓塞由血栓引起,但导致肺栓塞的栓子也可以是脂肪、羊水和空气等。肺血栓栓塞是肺栓塞中最常见的一种类型。

一、临床表现

(1)不明原因的呼吸困难。多数栓塞后立即出现不明原因的呼吸困难及气促、发绀,尤在活动后明显,呼吸频率>20次/分。

(2)胸痛。肺血栓栓塞引起的胸痛包括胸膜炎性胸痛或心绞痛性胸痛。当栓塞部位靠近胸膜时,由于胸膜的炎症反应,可导致胸膜炎性胸痛,发生率为40%~70%,呼吸运动可加重胸痛。心绞痛样胸痛的发生率仅为4%~12%,由冠状动脉血流减少、低氧血症和心肌耗氧量增加引起,不受呼吸运动影响。

(3)晕厥。可为肺血栓栓塞的唯一和首发症状,表现为突然发作的一过性意识丧失。

(4)烦躁不安、惊恐、甚至濒死感。由严重的呼吸困难和剧烈胸痛引起,为肺血栓栓塞的常见症状。颈静脉充盈或异常搏动,心率加快,严重时,可出现血压下降,甚至休克。

(5)咯血。常为小量咯血,大咯血少见。急性肺血栓栓塞时,咯血主要反映局部肺泡的血性渗出,并不意味病情严重。当呼吸困难、胸痛和咯血同时出现时,称为"肺梗死三联征"。还可出现咳嗽,早期为干咳或伴有少量白痰。

(6)发热。多为低热,少数患者体温可达38℃以上。

二、治疗原则

(1)呼吸循环支持。有低氧血症者可经鼻导管或面罩给氧。对于出现右心功能不全但血压正常者,可使用小剂量多巴酚丁胺,若出现血压下降,应慎重静脉补液治疗。

(2)抗凝治疗。抗凝治疗能够预防新血栓的形成,但不能直接溶解已存在的血栓。抗凝治疗的禁忌证包括活动性出血,凝血功能障碍,未予以控制的严重高血压等。常用药物是肝素和华法林。

(3)溶栓治疗。溶栓治疗可迅速溶解部分或全部血栓,恢复肺组织灌注,降低肺血栓栓塞患者的病死率和复发率,主要适用于大面积肺血栓栓塞病例。溶栓治疗的主要并发症为出血,以颅内出血最为严重。常用溶栓药物有尿激酶、链激酶。溶栓治疗结束后应注意监测 PT 和 APTT。

(4)肺动脉血栓摘除术。手术风险大,死亡率高,仅适用于伴有休克的大面积肺血栓栓塞,且有溶栓禁忌的患者。

(5)肺动脉导管碎解和抽吸血栓。经导管碎解和抽吸肺动脉内巨大血栓,并局部注射小剂量溶栓制剂,适用于肺动脉主干和主要分支的大面积肺血栓栓塞且有溶栓和抗凝治疗禁忌,或经溶栓或积极的内科治疗无效而又缺乏手术条件者。

(6)放置腔静脉滤器。为预防再次发生栓塞,可根据深静脉血栓形成的部位放置下腔静脉和上腔静脉滤器,并长期服用华法林抗凝,定期复查有无滤器上血栓形成。

三、健康教育

1. 疾病知识指导

(1)向患者讲解肺栓塞的高危因素、治疗原则、药物知识、并发症、自我护理方法。

(2)定期监测血象,观察患者治疗反应。

2. 治疗指导

(1)肝素和低分子肝素应用前应测定基础 APTT、PT 及血常规。肝素治疗的不良反应,包括出血和血小板减少症,血小板减少症的发生率较低,当使用时间少于 5~7 天时,发生率小于 1%,且很少在使用 2 周后发生,但一旦发生常比较严重,因此需在治疗的第 3~5 天、第 7~10 天和第 14 天复查血小板计数,若出现血小板迅速或持续降低达 30% 以上,或血小板计数小于 $100 \times 10^9/L$,停用肝素。

(2)华法林治疗期间,需定期监测 INR,在未达到治疗浓度时需每天测定,达到治疗水平时,每周测 2~3 次,测 2 周,以后延长到每周 1 次或更长。华法林的主要不良反应是出血,发生出血时用维生素 K 拮抗,在用华法林治疗的前几周还可能引起血管性紫癜,导致皮肤坏死,需注意观察。

(3)溶栓治疗主要并发症是出血,最常见的出血部位是血管穿刺处,严重的出血包括腹膜后出血和颅内出血。因此应密切观察出血征象,如皮肤青紫、血管穿刺处出血过多、血尿、腹部和背部疼痛、严重头疼、神志改变等,并严密监测血压。溶栓后需待 APTT 降至低于正常值的 1.5 倍时才开始应用肝素抗凝。

3. 护理知识指导

(1)留置外周静脉留置针。避免反复穿刺血管,静脉穿刺部位压迫止血需加大力量并延长压迫时间。

(2)消除再栓塞的危险因素。急性期指导患者除绝对卧床外,还需避免下肢过度屈曲,一般在充分抗凝的前提下卧床时间为2~3周,保持大便通畅,避免用力以防下肢血管内压力突然升高使血栓再次脱落形成新的危及生命的栓塞。恢复期需预防下肢血栓形成,如患者仍需卧床,下肢需进行适当的活动或被动关节活动,穿抗栓袜或气压袜,不在腿下放置垫子或枕头,以免加重下肢循环障碍。

(3)观察下肢深静脉血栓形成的征象。由于下肢深静脉血栓形成,以单侧下肢肿胀最为常见,因此需测量和比较双侧下肢周径,并观察有无局部皮肤颜色的改变,如发绀。下肢周径的测量方法:大、小腿周径的测量点分别为髌骨上缘以上15 cm处和髌骨下缘以下10 cm处,双侧下肢周径差>1 cm有临床意义。

(4)防止血液淤滞。指导患者避免可能增加静脉血流淤滞的行为,如长时间保持坐位,特别是架腿而坐,穿束膝长筒袜、长时间站立不活动。

(5)降低血液凝固度。适当增加液体摄入,防止血液浓缩。有高脂血症、糖尿病等导致高血液凝固性病史的患者应积极治疗原发病。长期服用抗凝药物的患者注意观察识别有无出血反应。

4. 心理指导

肺栓塞的患者往往因症状的明显和突然而感到恐惧,因此护士要给患者以安全感。鼓励患者充分表达自己的情感,应用适当的沟通技巧促使患者表达自己的担忧和疑虑。当患者突然出现严重的呼吸困难和胸痛时,医务人员要保持冷静,避免引起紧张慌乱的气氛而加重患者的恐惧心理,或是应尽量陪伴患者,告诉患者目前的应对方法,用患者能够理解的词句和方式,解释各种设备、治疗措施和护理操作,并善于采用非语言性沟通技巧,如抚摸、握住患者的手等增加患者的安全感,减轻其恐惧。另外,应鼓励家属陪伴患者。

🔲 第六节　上腔静脉综合征

上腔静脉综合征(superior vena caval syndrome)是上腔静脉和(或)其周围的病变引起上腔静脉完全或不完全阻塞,导致经上腔静脉血液回流到右心房的血液部分或完全受阻,从而表现为上肢、颈和颜面部瘀血、水肿以及上半身浅表静脉曲张的一组临床综合征。

最常见的原因是恶性肿瘤或增大的淋巴结所致。上腔静脉综合征中85%是肺癌患者,以小细胞肺癌最常见。非霍奇金淋巴瘤是恶性肿瘤中引起上腔静脉综合征的第二位。非肿瘤因素引起上腔静脉综合征的原因中最常见的是血栓,如中心静脉导管、心脏起搏器引起的血栓,其次为上腔静脉的狭窄、慢性纤维性纵隔炎。

一、临床表现

(1)静脉回流障碍。头颈部及上肢静脉回流障碍出现非凹陷性水肿,披肩状水肿及发绀,常伴有头晕、头胀,水肿平卧时加重,坐位或站立时症状减轻或缓解。上腔静脉出现急性阻塞时,可引起其分支血液回流障碍,受阻的远端静脉压升高,最终导致侧支循环的形成及静脉曲张。

(2)气管、食管及喉返神经受压。部分患者因气管、食管受压及喉返神经受侵而出现咳嗽、呼吸困难、进食不畅、声音嘶哑等。同时,由于静脉压的升高、淋巴回流受阻及肺门淋巴液逆流而发生肺水肿,合并感染时可出现发热。

(3)其他表现。上腔静脉受阻可导致中枢神经系统损害,患者出现颅内压增高症状,表现为头痛、呕吐、视乳头水肿导致视力模糊、意识及精神改变等。

二、治疗原则

1. 一般对症治疗

(1)体位:半坐卧位或高枕卧位能减少上半身静脉血量。

(2)饮食:低盐饮食能减少水钠潴留,减轻水肿症状。

(3)利尿:减少抗利尿激素的异常分泌,作为上腔静脉综合征的辅助治疗。

(4)抗凝及糖皮质激素的应用:预防血栓形成,减轻脑水肿或放疗引起的炎性反应。

2. 放射治疗

源于恶性肿瘤引起的上腔静脉综合征,一般治疗方式首选放疗。放疗除了包括全部肿瘤外,还包括纵隔、肺门,一般24~72小时内症状会有所改善。

3. 化学治疗

不仅可以作为放疗的辅助手段,也可作为恶性肿瘤引起的上腔静脉综合征的主要治疗方法。

(1)恶性淋巴瘤、未分化小细胞肺癌,对化疗敏感,作为首选治疗方法。

(2)非小细胞肺癌,对化疗效果较差,一般首选放疗。

(3)非霍奇金淋巴瘤,可选择化疗,它能提供局部和全身的治疗,同时放疗可缓解上腔静脉综合征。

(4)血管内支架,可在短时间内缓解恶性肿瘤引起的上腔静脉综合征,提高放疗和化疗的耐受性和治疗后的生存质量。通常在放疗和化疗前放置血管内支架。

4. 外科治疗

主要用于良性疾病引起的上腔静脉综合征。

5. 其他治疗

(1)血栓引起的上腔静脉综合征的常用治疗方法是溶解纤维蛋白。

(2)解除易导致血栓的因素,如拔除中心静脉导管等,同时给予抗凝治疗预防血栓。

三、健康教育

1. 疾病知识指导

(1)向患者讲解上腔静脉综合征的危险因素、治疗原则、药物知识、自我护理方法。

(2)告知患者完善各项相关检查,解释各项检查的程序和注意事项。如行胸部CT检查时,无需空腹,禁止带入金属物质。

2. 治疗指导

(1)对于使用抗凝溶栓等治疗的患者,耐心讲解使用药物前必须检查凝血功能,使用药物后,注意观察有无出血点。

(2)对化疗的患者,讲解化疗药物的副作用及注意事项。

(3)对放疗的患者,指导患者注意保护放射野皮肤。

3. 护理知识指导

(1)皮肤护理。由于上腔静脉综合征的患者上半身水肿,血液循环障碍,皮肤弹性降低,容易引起皮肤感染,应禁用热水袋。按时检查皮肤完好情况,观察皮肤的颜色、温度、末梢血液循环,是否有静脉淤血、静脉炎、血栓及出血的危险。

(2)静脉穿刺部位选择。静脉穿刺时,禁用上肢静脉、颈外静脉及锁骨下静脉,应选择下肢静脉进行输液,以免加重上肢水肿。如需静脉输注化疗药物时,特别是发疱剂和刺激性较强的药物,推荐选择中心静脉导管进行股静脉置管术给药,尽量避免在指趾端进行侵入性和压迫性的操作。同时要严格限制液体输入量,控制输液速度。

(3)病情观察。监测患者的生命体征变化,了解心肺功能的状况及有无缺氧症状,观察精神状态及呼吸,如有异常提示病情变化,应立即通知医生给予处理。观察并记录颜面、颈部和上肢肿胀消退情况,准确记录出入量,维持体液平衡。禁止在右上肢测量血压。

(4)保持呼吸道通畅,防止窒息。取半卧位或坐位,以促进上身的重力引流,减轻对心肺的压迫,缓解呼吸困难。缺氧时给予持续低流量的吸氧。协助患者翻身扣背,勤更换体位,指导患者进行有效咳嗽及排痰,必要时雾化吸入,避免过度活动。

4. 心理指导

患者因病情发展迅速,临床症状明显,常因颜面水肿、胸闷、呼吸困难、不能平卧而产生焦虑、烦躁、恐惧、情绪低落、抑郁等,甚至对治疗失去信心,影响患者对治疗和护理的配合及疾病的预后。应耐心向患者解释上腔静脉综合征只是疾病的并发症,强调身体形象的改变是暂时的,只要保持稳定情绪,充分调动自身的抗病潜力,积极配合治疗,症状就会逐渐缓解。

🔲 第七节　低钾血症

低钾血症(hypokalemia)是指血清钾浓度低于 3.5 mmol/L。血钾 3.0～3.4 mmol/L 为轻度低钾;2.5～2.9 mmol/L 为中度低钾;低于 2.4 mmol/L 为重度低钾。肿瘤患者由于进食少使钾摄入不足,治疗引起的呕吐、腹泻等胃肠道反应使钾吸收减少、排出增多,以及治疗过程中利尿药的应用造成机体中钾离子排出等,常伴有低钾血症。

一、临床表现

(1)骨骼肌松弛无力,甚至引起迟缓性麻痹、肌张力降低、腱反射减弱或消失,严重者可因呼吸肌麻痹而致死。

（2）胃肠蠕动减弱、肠鸣音减少或消失、腹胀、肠胀气,甚至发生麻痹性肠梗阻。

（3）心律不齐、期前收缩、房室传导阻滞、心室纤维颤动等各种心律失常。

（4）继发代谢性碱中毒。

二、治疗原则

（1）治疗原发病,消除导致血钾降低的因素。

（2）适当补钾,能进食者尽可能口服补钾,严重低钾可静脉补钾,但应注意低浓度、低速度,见尿补钾。

三、健康教育

1. 疾病知识指导

（1）向患者讲解造成低钾血症的原因、治疗原则、药物知识、自我护理方法。

（2）定期监测血象,观察患者治疗反应。

2. 治疗指导

（1）口服补钾是最安全的补钾方式,如10％氯化钾口服。

（2）尿量＞500 mL/d或30 mL/h才可静脉补钾。静脉补钾应稀释后滴注,浓度不宜超过0.03％（500 mL溶液加入10％氯化钾不超过15 mL）。补钾速度不宜超过20～40 mmol/h,滴速＜40滴/分。

（3）禁用高渗葡萄糖稀释钾盐,因高渗葡萄糖可增加胰岛素释放,使钾离子由细胞外向细胞内转移而加重低钾血症。禁止直接静脉推注,以免血钾突然升高,导致心脏骤停。

（4）雾化吸入补钾。采取雾化吸入方法,经气道吸入含钾药物能有效提高血清钾浓度。雾化吸入补钾对气道和肺泡无明显损害,不仅给药方便,无副反应,而且可以避免因口服或静脉补钾对胃肠道或静脉血管的刺激,尤其适合需控制入量的患者。

3. 护理知识指导

（1）口服氯化钾时,由于对胃刺激性较大,且口感不佳,指导患者不宜空腹服用,可配果汁或牛奶于餐后服用。鼓励患者进食含钾丰富的食物,如香蕉、橙子、菠菜、紫菜、土豆、香菇、银耳等。

（2）补钾时要防渗漏,保护静脉。由于钾离子有较强的刺激性,外周静脉输注时易发生局部疼痛及静脉炎。补钾时应选择粗大的血管或经中心静脉导管给药。保证静脉补钾通路通畅,并避免在同一静脉和同一部位反复进行穿刺,以减少对血管的机械性刺激,防止静脉炎的发生。

（3）密切观察患者的尿量、生命体征、神经肌肉的表现、心电图和血钾浓度等,严防医源性高钾血症的发生。

（4）预防跌倒及外伤。低钾血症时,可因骨骼肌乏力而导致活动无耐力,应减少患者活动,注意卧床休息,上下床及入厕时要有家属陪伴,防止其活动时跌倒。同时密切观察患者神志变化,如出现烦躁、意识模糊时,应有专人守护,必要时拉起床栏。

4. 心理指导

肿瘤合并低钾血症患者,会因低钾血症给患者带来的不适症状,使肿瘤患者对治疗失去信心,出现沮丧、焦躁、恐惧、失望等情绪,导致患者产生放弃治疗,甚至轻生的想法。护士应耐心向患者介绍疾病知识,并告知患者低钾血症经过积极有效的治疗是可以纠正的。当查血结果显示低钾血症有好转迹象时,及时告知患者,树立患者对治疗的信心,配合并坚持治疗。

第八节 心律失常

心律失常(cardiac dysrhythmia)是指心脏冲动的频率、节律、起源部位、传导速度与激动次序的异常。恶性肿瘤合并心律失常的原因较多,主要原因有:晚期癌症合并感染后产生低氧血症;合并冠心病;高钾血症或低钾血症等电解质紊乱;化疗药物的毒副作用,特别是以阿霉素为代表的蒽环类抗肿瘤抗生素;放疗时射线对心肌损伤;部分患者因心理压力大,导致自主神经系统功能紊乱。

化疗引起的心率失常,以蒽环类药物的心脏毒性引起的心率失常最常见。急性表现为室上性心动过速、室性异位搏动等,与药物的剂量无关。迟发性心脏毒性是不可逆的,一般在给药后 5 年出现,严重者表现为充血性心力衰竭,是蒽环类药物主要的剂量限制性毒性。

一、临床表现

一般表现为胸闷、心悸、头晕、乏力、呼吸困难、发绀等。心律失常又可分为窦性心动过速、窦性心动过缓、窦性停搏、病态窦房结综合征、房性期前收缩、房性心动过速、心房扑动、心房颤动、房室交界区返折性心动过速、预激综合征、室性期前收缩、室性心动过速、室扑与室颤、传导阻滞等类型,从而出现心电图波形的特征性改变。

二、治疗原则

(1)消除导致心律失常的因素。

(2)对症处理,积极给予抗心律失常措施。

三、健康教育

1. 疾病知识指导

(1)向患者及家属讲解心律失常的常见病因、诱因及防治知识。说明按医嘱服抗心律失常药物的重要性,不可自行减量、停药或擅自改用其他药物。告诉患者药物可能出现的不良反应,自我护理方法。

(2)定期监测心电图,观察患者治疗反应。

2. 治疗指导

(1)给氧伴呼吸困难、发绀等缺氧表现时,给予 2～4L/min 氧气吸入。

(2)严格按时按量给予患者抗心律失常药物,静脉推注时速度宜慢(腺苷除外),一般 5～15

分钟内注完,静滴药物时尽量用输液泵调节速度。观察患者意识和生命体征,必要时监测心电图,观察心律失常的类型。注意用药前、用药过程中及用药后的心率、心律、PR 间期、QT 间期等的变化,以判断疗效和有无不良反应。

(3)建立静脉通道,备好抗心律失常药物及其他抢救药品及仪器。及时遵医嘱给予药物治疗,如心率显著缓慢的患者,给予阿托品、异丙肾上腺素等药物;对其他快速性心律失常的患者可予抗心律失常药物。若患者出现意识突然丧失、抽搐、大动脉波动消失、呼吸停止等猝死表现,立即行心肺复苏。

3. 护理知识指导

(1)体位与休息:嘱患者当心率失常发作导致胸闷、心悸、头晕等不适时采取高枕卧位、半卧位或其他舒适体位,尽量避免左侧卧位,因左侧卧位时患者常能感觉到心脏的搏动而使不适感加重。保持情绪稳定,必要时遵医嘱给予镇静剂,保证患者充分的休息与睡眠。

(2)制定活动计划:评估患者心律失常的类型及临床表现,与患者及家属共同制定活动计划。对无器质性心脏病的良性心律失常患者,鼓励其正常工作和生活,建立健康的生活方式,保持心情舒畅,避免过度劳累。窦性停搏、二度Ⅱ型和三度房室传导阻滞、持续性室性心动过速等严重心律失常患者应卧床休息,以减少心肌耗氧量。卧床期间加强生活护理。

(3)避免诱因:嘱患者注意劳逸结合、生活规律、戒烟酒,避免摄入刺激性食物,如咖啡、浓茶等,避免饱餐、劳累、感染,防止诱发心力衰竭。

(4)预防跌倒:避免剧烈活动、情绪激动或紧张、快速改变体位等,一旦有头晕、黑蒙等先兆时立即平卧,以免跌伤。有头晕、晕厥发作或曾有跌倒病史者应卧床休息,加强生活护理。嘱患者避免单独外出,防止意外。

(5)饮食:嘱患者多食新鲜食物,保持大便通畅,心动过缓患者避免排便时过度屏气,以免兴奋迷走神经而加重心动过缓。

(6)自我监测:教会患者自测脉搏的方法以利于自我监测病情,对反复发生严重心律失常,危及生命者,教会家属心肺复苏术以备应急。

4. 心理指导

心律失常可能会持续存在很长时间,严重的心律失常发作时,活动受限、生活质量差,患者因而产生恐惧、焦虑。情绪激动时交感神经兴奋可使心率增快和舒张期缩短及心室内传导加速,并可激发各种类型的心律失常。反之情绪忧虑,迷走神经兴奋可使心率减慢,舒张期延长,可影响冲动的传导,出现心动过缓。因而护理人员应耐心与患者沟通解释,指导患者保持乐观、稳定的情绪,正确看待疾病,做到心胸开阔,避免喜怒忧思等精神刺激。护理人员各种操作应轻稳,保持沉着冷静,给患者以安慰,避免忙乱和慌张。特殊检查及治疗前做好解释,消除患者顾虑。

(孙丽　胡龙霞)

下 篇
常见肿瘤疾病的健康教育

第七章　头颈部肿瘤的护理及健康教育

🔲 第一节　鼻 咽 癌

　　鼻咽癌(nasopharyngeal carcinoma,NPC)是指发生于鼻咽腔顶部和侧壁的恶性肿瘤。是我国高发恶性肿瘤之一,发病率为耳鼻咽喉恶性肿瘤之首。常见临床症状为鼻塞、涕中带血、耳闷堵感、听力下降、复视及头痛等。鼻咽癌大多对放射治疗具有中度敏感性,放射治疗是鼻咽癌的首选治疗方法。但是对较高分化癌,病程较晚以及放疗后复发的病例,手术切除和化学药物治疗亦属于不可缺少的手段。

一、发病特点

　　鼻咽癌发病有明显的种族易感性、地区聚集性和家族倾向性。在世界大部分地区发病率低,一般年发病率在 1/10 万以下。但我国是高发区,年发病率为 10/10 万～25/10 万,是我国常见的恶性肿瘤之一,占全国恶性肿瘤死亡的 2.81%,居第 8 位,男女发病比例为3.5:1,发病高峰年龄为 40～60 岁。在我国,鼻咽癌的发病率由南到北逐步降低,在南方如广东、广西、湖南、福建、江西等地,年发病率可高至 30/10 万～50/10 万,在北方的发病率不高于 2/10 万～3/10 万。

二、临床表现

　　1. 原发癌

　　(1)涕血和鼻出血:病灶位于鼻咽顶后壁者,用力向后吸鼻腔或鼻咽部分泌物时,轻者可引起涕血(即后吸鼻时"痰"中带血),重者可致鼻出血。肿瘤表面呈溃疡或菜花型者此症状常见,而黏膜下型者则涕血少见。

　　(2)耳部症状:肿瘤在咽隐窝或咽鼓管圆枕区,由于肿瘤浸润,压迫咽鼓管咽口,出现分泌性中耳炎的症状和体征:耳鸣、听力下降等。临床上不少鼻咽癌患者即是因耳部症状就诊而被发现的。

　　(3)鼻部症状:原发癌浸润至后鼻孔区可致机械性堵塞,位于鼻咽顶前壁的肿瘤更易引发鼻塞。初发症状中鼻塞占 15.9%,确诊时则为 48.0%。

（4）头痛：是常见的症状。临床上多表现为单侧持续性疼痛，部位多在颞、顶部。

（5）眼部症状：鼻咽癌侵犯眼眶或与眼球相关的神经时虽然已属晚期，但仍有部分患者以此症状就诊。鼻咽癌侵犯眼部常引起以下症状和体征：视力障碍（可失明），视野缺损，复视，眼球突出及活动受限，神经麻痹性角膜炎。眼底检查视神经萎缩与水肿均可见到。

（6）脑神经损害症状：鼻咽癌在向周围浸润的过程中以三叉神经、外展神经、舌咽神经、舌下神经受累较多，嗅神经、面神经、听神经则甚少受累。

（7）颈淋巴结转移：颈部肿大之淋巴结无痛、质硬，早期可活动，晚期则与皮肤或深层组织粘连而固定。

（8）远处转移：个别病例以远处转移为主诉而就诊。

（9）恶病质：可因全身器官功能衰竭死亡，也有因突然大出血而死亡者。

2. 鼻咽癌合并皮肌炎

皮肌炎是一种严重的结缔组织疾病。恶性肿瘤与皮肌炎的关系尚未明确，但皮肌炎患者的恶性肿瘤发生率至少高于正常人 5 倍。故对皮肌炎患者，须进行仔细的全身检查，以求发现隐藏的恶性肿瘤。

3. 隐性鼻咽癌：颈部肿大淋巴结经病理切片证实为转移癌，但对各可疑部位多次检查或活检仍未能发现原发癌病灶，称为头颈部的隐性癌（原发灶位于胸、腹或盆腔者不属于此类）。

三、治疗原则

1. 放射治疗

（1）鼻咽癌放射治疗的适应证和禁忌证：①根治性放疗的适应证：全身状况中等以上者；颅底无明显骨质破坏者；CT 或 MRI 示鼻咽旁无或仅有轻、中度浸润者；颈淋巴结最大直径小于 8 cm，活动，尚未达锁骨上窝者；无远处器官转移者。②姑息性放疗的适应证：肿瘤 KSP 分级 60 分以上；头痛剧烈，鼻咽有中量以上出血者；有单个性远处转移者或颈淋巴结转移大于 10 cm。③放射治疗禁忌证：肿瘤 KSP 分级 60 分以下；广泛远处转移者；合并急性感染病者；放射性脑脊髓损伤者。④放射治疗后复发再放疗原则：具有下述情况者不宜再放射治疗：同一靶区包括鼻咽及颈部靶区放疗后复发时间未满一年；放射治疗后出现放射性脑病或放射性脊髓病；鼻咽部靶区总疗程不宜超过三个疗程，颈部靶区不宜超过两个疗程。

（2）放射线的选择：因鼻咽癌原发灶位置深，周围有重叠的骨质包围，故应选择穿透力强，皮肤量低，吸收少的高能放射源如 ^{60}Co 或直线加速器的高能 X 线。这两种设备中，又以加速器为优。

（3）放射剂量和时间：外照射可采用连续法或分段法进行。

（4）放射野的设计：需将鼻咽部及其邻近窦腔、间隙、颅底以及颈部包括在内。

（5）近年来放疗新技术：①腔内近距离放疗；②伽马刀治疗；③三维适形放疗；④调强适形放疗。

（6）放疗并发症：①全身反应，包括乏力、头晕、胃纳减退、恶心、呕吐、口中无味或变味、失眠或嗜睡等。个别患者可以发生血象改变，尤其是白细胞计数减少。②局部反应，包括皮肤、黏膜、唾液腺的反应。③放疗后遗症主要有颞颌关节功能障碍及软组织萎缩纤维化、放射性龋齿及放射性颌骨骨髓炎和放射性脑脊髓病。

2. 化学药物治疗

主要用于中、晚期病例。放疗后未能控制及复发者，所以是一种辅助性或姑息性的治疗。常用的给药方式有三种：

(1)全身化疗：可口服、肌肉注射、静脉注射。常用药物有氮芥、环磷酰胺、5-氟尿嘧啶、博来霉素、噻替哌等。可单独用一种药物或联合用药。

(2)半身化疗：是压迫腹主动脉，暂时阻断下半身血液循环，从上肢静脉快速注射氮芥的疗法。半身化疗的禁忌证：高血压、心脏病患者；年老、体弱、肥胖者；上腔静脉受压者；肝硬化、肝大者；肝肾功能严重损害者；白细胞计数低于 $3 \times 10^9/L$ 者。

(3)动脉插管化疗：可增加鼻咽部药物浓度，减少全身副作用。采用颞浅动脉或面动脉逆行插管，注入抗癌药物。常用的抗癌药物有 5-氟尿嘧啶、平阳霉素、顺铂等。

3. 放疗与化疗联合治疗

对于晚期鼻咽癌可用放射与化学药物联合治疗。有文献报道，联合治疗的效果明显优于单项治疗。

4. 手术治疗

(1)为主要治疗方法，仅在少数情况下进行。其适应证如下：鼻咽部局限性病变经放疗后不消退或复发者。颈部转移性淋巴结，放疗后不消退，呈活动性的孤立包快，鼻咽部原发灶已控制者，可行颈淋巴结清扫术。

(2)禁忌证有颅底骨质破坏或鼻咽旁浸润，脑神经损害或远处转移。全身情况欠佳或肝肾功能不良者有其他手术禁忌证。

5. 免疫治疗

有干扰素诱导剂，植物血凝素——瘤苗等。目前仍处于探索阶段。

四、健康教育要求

1. 教育内容的要求

(1)责任护士教会患者本病的诱因、特点、治疗原则、药物知识、自我护理方法。

(2)责任护士每日向患者提 1～2 个疾病相关开放式问题，并检查各项治疗、检查完成情况，如口服药按时服用等。

(3)责任护士应教会患者鼻腔冲洗方法、头颈功能锻炼的方法、比亚芬软膏的使用方法、漱口水的使用方法及放射性口腔黏膜炎和放射性皮炎的评估方法。

2. 教育方法的要求

(1)责任护士必须使用语言教育的是疾病知识、治疗知识、护理知识及出院指导。

(2)责任护士演示鼻腔冲洗方法、头颈功能锻炼等方法。

(3)提供鼻咽癌知识专题讲座、个体化指导。

3. 提供教育材料的要求

病房向患者提供鼻咽癌患者健康教育处方、图文手册、药品说明书、IPAD 介绍、电子屏滚动等教育媒体，用多种媒介与方式介绍鼻咽癌知识。

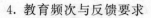

4. 教育频次与反馈要求

责任护士每周以提问、直接观察法、行为演示法阶段性评价患者知识掌握与行为改变的能力，并能根据患者实际情况有针对性强化薄弱环节，出院前完成各项教育信息反馈。

5. 责任护士能力要求

鼻咽癌患者的责任护士应加强专科能力提升，具备鼻咽癌系统知识，以及传递知识能力、相关沟通技巧、心理疏导能力，能根据不同情况的患者在适宜的时机选择合适的健康教育方式，为患者提供个性化的有效的健康教育，并能进行教育效果评价。

五、评估健康教育学习需求

(1)评估患者对鼻咽癌相关知识的认识程度(本病诱发因素、治疗措施、饮食与休息、心理影响因素等)。

(2)评估患者对本病现存的护理信念和态度(本病是否能预防；知识获得来源；及时发现、治疗；控制情绪能力；对治疗的期望值)。

(3)评估患者行为与本病相关健康行为的关联(吸烟、饮酒、熬夜、合理饮食、适当锻炼、劳逸结合、预防感冒、及时进行相关的检查、积极应对工作、生活压力、心理状态)

(4)评估患者对本病健康知识学习的需求。

六、制定健康教育目标

(1)患者能说出鼻咽癌的诱因、特点、治疗原则、药物知识、自我护理方法。

(2)患者能按时服药、配合各项检查。

(3)患者能戒烟酒、合理作息，保证6小时以上睡眠。

(4)患者能学会鼻腔冲洗、头颈功能锻炼的方法，坚持做2~5年。

(5)患者能学会如何提高治疗效果，减少复发，提高生活质量。

七、实施健康教育

1. 疾病知识指导

(1)向患者讲解鼻咽癌疾病的特点、诱因、临床表现和及时治疗的重要性。

(2)告知患者完善各项相关检查，解释各项检查的程序和注意事项。

(3)定期进行血常规、肝肾功能的检验和 MRI 检查，并与之前的相对比，判断疗效。

2. 治疗指导

(1)化疗的指导：①使用化学药物治疗的患者，用药前详细告知药物使用方法、作用及不良反应，减轻恐惧与焦虑，帮助其树立治疗的信心。②化疗期间进食高蛋白、高维生素、高热量、低脂肪、易消化饮食。鼓励进食，少量多餐。多吃新鲜水果及蔬菜，预防便秘，鼓励患者多饮水，全天饮水量应＞2 000 mL。注意休息，劳逸结合。③静脉输注化疗的患者，建议行中心静脉给药。输注化疗药物期间加强巡视，发现化疗药物渗漏，立即按化疗药物外渗的护理常规处理。④了解化疗方案及患者情况，掌握好给药的顺序和时间，联合用药时注意配伍禁忌，准确执行医嘱。化疗期间予以心电监护，严密观察患者生命体征，可及早发现心肌损害;注意观察尿量,24 小时尿量应大于 3 000 mL。严密观察患者用药后的反应:恶心、呕吐、腹痛、腹泻、便秘、血尿、便血、发热等情况及时报告医生对症处理。

(2)放疗的指导

1)口腔护理指导:①放疗前拔牙者需待伤口愈合 7～10 天后方可放疗,放疗后 2 年内勿拔牙,放疗后 3～5 年可分批拔除龋齿,拔牙前常规抗感染治疗 3～7 天,以防放疗后牙周血管萎缩,牙齿坏疽而诱发骨髓炎。②避免食物刺激黏膜,餐前餐后睡前漱口。③随时观察患者口腔内的情况,吞咽困难或口腔溃疡者给予吸管吸入,金因肽外用。④使用含氟牙膏和软毛牙刷刷牙。

2)鼻腔护理指导:①放疗期间进行鼻咽腔冲洗,冲洗时配合做吸痰动作达到水从鼻腔进口腔出的效果,建议患者要坚持半年左右。②在冲洗的过程动作轻柔,若出血应暂停及时报告医护人员。③对于鼻腔干燥的患者,可使用液状石蜡或使用复方薄荷油润滑湿润鼻腔。

3)照射野皮肤的护理:①放疗开始后使用预防性外用药(比亚芬)涂抹,局部皮肤破溃应避免涂抹。②穿宽大棉质衣服,不穿高领衣服或使用丝巾,保持局部皮肤的清洁干燥,有汗及时擦干,禁止使用肥皂、化妆品及护肤品等刺激性液体擦洗,勿抓挠和阳光直晒。③可每日给放射野皮肤拍水或库拉索芦荟敷放射野皮肤,以避免局部皮肤的干燥。④应保持放射野皮肤标记清晰,切不可私自涂改,如有褪色要告诉医生重新描画。⑤当皮肤出现破溃或脓液渗出,每日给予生理盐水清洗,待干后喷洒金因肽,然后涂抹磺胺粉,并保持局部皮肤清洁卫生。⑥每周自测体重,指导其测量门齿距,观察口腔黏膜及皮肤情况,并填写放疗卡。⑦每周监测血象变化,若 WBC<2.5×10⁹/L,PT<50×10⁹/L,HB<90 g/L 均应暂停放疗,经药物治疗,升至正常范围后再治疗,同时注意休息和营养,防止感冒、外伤。

4)功能锻炼:①在放疗期间坚持对照头颈功能锻炼卡上行功能锻炼:鼓水、张口、弹舌、鼓腮、叩齿、颈部牵拉运动,每日 50～100 次,以防止咀嚼肌及周围组织的纤维化。②若颈部皮肤破溃可暂停颈部的功能锻炼,以免加重皮肤破溃的程度。

3. 护理知识指导

(1)注意补充足够水分,少量多次饮水。

(2)对于有不良嗜好的患者,劝其戒除不良嗜好,戒烟戒酒,改善生活习惯。宜进清淡、高热量、高蛋白、高维生素、无刺激的饮食。

(3)告知患者保证充足的睡眠,调整作息时间,避免熬夜。

4. 心理指导

(1)认真倾听患者的诉说,针对每位患者进行个性化的答复。

(2)每日与患者交流至少 5 分钟,使其放松心情,观察患者目前状态,有无家属陪伴,有无紧张、压力及其来源。

(3)指导患者进行自我心理暗示,树立战胜疾病的信心。

(4)帮助患者认识焦虑和紧张的情绪不利疾病的治疗,开朗乐观的心态利于疾病的恢复,保持情绪稳定,以平常心对待生活,勿焦虑。

(5)向患者介绍自我放松训练的方法,如呼吸放松、肌肉放松、想象放松等。

(6)与医生共同提供相关治疗及预后的实际信息,建立患者对疾病合理的期望值。

(7)个别心理问题突出的患者,或通过心理量表进行测试并给予对症处理。

5. 出院指导

(1)建立合理的作息时间,注意休息,避免劳累与情绪波动。

(2)养成良好的生活习惯,戒烟酒,清淡饮食。先进软食,慢慢过渡到普食,注意食物多样化,满足身体对各种营养素的需求。

(3)要树立战胜疾病的信心,培养平和、坦然的心态,自我调节生活与工作压力。

(4)注意保护放疗照射过的皮肤,勿暴晒、冻伤。坚持鼻腔冲洗和头颈功能锻炼终生。

(5)出院后责任护士回访了解患者目前恢复情况,指导其定期复查血常规、肝肾功能、鼻咽镜和 MIR。定期随诊时间为第 1 年每 2~3 个月一次,第 2 年每 3~4 个月一次,第 3 年每 6 个月 1 次,以后每年 1 次。

(6)如有康复治疗者,要追踪指导。

6. 选择健康教育方法

(1)对于情绪极不稳定或对治疗不配合的患者进行个别指导。

(2)集中开展同病室患者健康教育,患者之间相互督促,相互鼓励。

(3)护士示范鼻腔冲洗方法、头颈功能锻炼的方法。

7. 健康教育效果反馈

(1)患者能否复述疾病知识要点。

(2)观察有无积极配合治疗和护理的行为取向。

(3)观察有无正确的健康行为。

(4)观察是否情绪稳定、焦虑减轻或消除。

(5)医生对患者住院期间的遵医行为评价。

八、健康教育效果评价

(1)口头提高法。针对患者对鼻咽癌相关知识的掌握程度,尽量使用开放式提问方式。

(2)直接观察法。观察患者治疗与护理的配合度、生活习惯、情绪管理、睡眠等健康行为的改变。

(3)每月对本病患者进行抽样评价,计算普及率、知晓率及合格率,对健康教育效果进行综合评价。

(4)定期收集医生反馈的情况。

🔲 第二节　喉　　癌

一、发病特点

喉癌(cancer of larynx)分原发性和继发性两种。原发性喉癌指原发部位在喉部的肿瘤,以鳞状细胞癌最为常见。继发性喉癌指来自其他部位的恶性肿瘤转移至喉部,较为少见。喉癌的发生目前尚无确切病因,可能是多种因素共同作用导致,主要与吸烟、饮酒、空气污染、职业因素(长期接触有毒化学物质,如芥子气、石棉、镍等)、病毒感染、性激素(喉癌患者男性明显多于女性。临床研究发现喉癌患者睾酮水平高于正常人,雌激素降低)、微量元素缺乏、放射线(长期放射性核素,如镭、铀、氡等接触)。

二、临床表现

喉癌症状主要为声嘶、呼吸困难、咳嗽、吞咽困难、颈部淋巴结转移等。不同原发部位症状出现顺序可不同。

1. 声门上型喉癌

多原发于会厌舌面根部。早期无任何症状,甚至肿瘤发展至相当程度时,仅有轻微或非特异的感觉,如咽痒、异物感、吞咽不适感等,往往在肿瘤发生淋巴结转移时才引起警觉。该型肿瘤分化差,发展快,出现深层浸润时可有咽痛,向耳部放射。如肿瘤侵犯勺状软骨、声门旁或喉返神经可引起声嘶。晚期患者会出现呼吸及咽下困难、咳嗽、痰中带血、咳血等症状。

2. 声门型喉癌

由于原发部位为声带,早期症状为声音的改变,如发音易疲倦、无力,易被认为是"咽喉炎",因此 40 岁以上,声嘶超过 2 周者,应当仔细行喉镜检查。随着肿瘤的进展,可出现声嘶加重甚至失声,肿瘤体积增大可致呼吸困难等症状。晚期随着肿瘤向声门上区或下区发展,可伴有放射性耳痛、呼吸困难、吞咽困难、咳痰困难及口臭等。最后可因大出血、吸入性肺炎或恶病质死亡。

3. 声门下型喉癌

该型少见,因位置隐蔽,早期症状不明显,易误诊。在肿瘤发展到相当程度时可出现刺激性咳嗽,咳血等。声门下区堵塞可出现呼吸困难。当肿瘤侵犯声带则出现声嘶。对于不明原因的吸入性呼吸困难、咳血者,应当仔细检查声门下区及气管。

4. 跨声门型喉癌

指原发于喉室,跨越声门上区及声门区的喉癌。早期不易发现,肿瘤发展慢,从首发症状出现到明确诊断需要 6 个月以上。

三、治疗原则

目前喉癌的治疗包括手术治疗、放射治疗、化疗及生物治疗等,有时多种方式联合治疗,使喉癌 5 年生存率得以提高,最大限度地保留了患者喉的发声功能,提高了患者的生活质量。

1. 手术治疗

根据癌肿部位的不同,可采用不同的术式。

(1)支撑喉镜下切除术:适用于喉原位癌或较轻的浸润性病变。

(2)喉部分切除术:包括喉裂开、声带切除术;额侧部分喉切除术;垂直半喉切除术;还有一些相应的术式改良,根据声门癌侵犯范围选择。

(3)声门上喉切除术:适用于声门上癌。

(4)全喉切除术:适用于晚期喉癌。

2. 放射治疗

^{60}Co 和线性加速器是目前放射治疗的主要手段。

3. 手术与放射治疗联合疗法

指手术加术前或术后的放射治疗,可将手术治疗的 5 年生存率提高 10%～20%。

4. 化学疗法

按作用分为诱导化疗,辅助化疗,姑息性化疗等。诱导化疗即手术或放疗前给药,此时肿瘤血供丰富,有利于药物发挥作用。辅助化疗指手术或放疗后加用化疗,以杀灭可能残存的肿瘤细胞。姑息性化疗指复发或全身转移的患者,无法手术,采用姑息性的治疗。

5. 生物治疗

目前有部分报道,但多数生物治疗处于实验阶段,疗效未肯定。包括重组细胞因子、过继转移的免疫细胞、单克隆抗体、肿瘤分子疫苗等。

四、健康教育要求

1. 教育内容的要求

(1)责任护士教会患者本病的诱因、特点、治疗原则、药物知识、自我护理方法。

(2)责任护士每日向患者提 1～2 个疾病相关开放式问题,并检查各项治疗、检查完成情况。

(3)责任护士教会患者气管套管护理的方法、气管造口处皮肤护理的方法、比亚芬软膏的使用方法,漱口水的使用方法及放射性口腔黏膜炎和放射性皮炎的评估方法。

2. 教育方法的要求

(1)责任护士必须使用语言教育的是疾病知识、治疗知识、护理知识及出院指导。

(2)责任护士演示气管套管护理的方法、气管造口处皮肤护理的方法。

(3)提供喉癌知识专题讲座、个体化指导。

3. 提供教育材料的要求

病房向患者提供喉癌患者健康教育处方、图文手册、药品说明书、IPAD 介绍、电子屏滚动等教育媒体,用多种媒介与方式介绍喉癌知识。

4. 教育频次与反馈要求

责任护士每周以提问、直接观察法、行为演示法阶段性评价患者知识掌握与行为改变的能力,并能根据患者实际情况有针对性强化薄弱环节,出院前完成各项教育信息反馈。

5. 责任护士能力要求

喉癌患者的责任护士应加强专科能力提升,具备喉癌系统知识,以及传递知识能力、相关沟通技巧、心理疏导能力,能根据不同的情况的患者在适宜的时机选择合适的健康教育方式,为患者提供个性化的有效的健康教育,并能进行教育效果评价。

五、评估健康教育学习需求

(1)评估患者对喉癌相关知识的认识程度(本病诱发因素、治疗措施、饮食与休息、心理影响因素等)。

（2）评估患者对本病现存的护理信念和态度（本病是否能预防；知识获得来源；及时发现、治疗；控制情绪能力；对治疗的期望值）。

（3）评估患者行为与本病相关健康行为的关联（吸烟、饮酒、熬夜、合理饮食、适当锻炼、劳逸结合、预防感冒、及时行相关检查、积极应对工作、生活压力、心理状态）。

（4）评估患者对本病健康知识学习的需求。

六、制定健康教育目标

（1）患者能理解喉癌的诱因、特点、治疗原则、药物知识、自我护理方法。

（2）患者能按时服药、配合各项检查。

（3）患者能戒烟酒、合理作息，保证 6 小时以上睡眠。

（4）患者能学会气管套管护理的方法、气管造口处皮肤护理的方法。

（5）患者能学会如何提高治疗效果，减少复发，提高生活质量。

七、实施健康教育

1. 疾病知识指导

（1）向患者讲解发喉癌疾病的特点、诱因、临床表现和及时治疗的重要性。

（2）告知患者完善各项相关检查，解释各项检查的程序和注意事项。

（3）定期进行血常规、肝肾功能的检验和 MRI 检查，并与之前的相对比，判断疗效。

2. 治疗指导

（1）化学药物的指导

1）使用化学药物治疗的患者，用药前详细告知药物使用方法、作用及不良反应减轻恐惧与焦虑，帮助其树立治疗的信心。

2）化疗期间进食高蛋白、高维生素、高热量、低脂肪、易消化饮食。鼓励进食，少量多餐。多吃新鲜水果及蔬菜，预防便秘，鼓励患者多饮水，全天饮水量应＞2 000 mL。注意休息，劳逸结合。

3）静脉输注化疗患者，建议行中心静脉给药，输注化疗药物期间加强巡视，发现化疗药物渗漏，立即按化疗药物外渗的护理常规处理。

4）了解化疗方案及患者情况，掌握好给药的顺序和时间，联合用药时注意配伍禁忌，准确执行医嘱。化疗期间予以心电监护，严密观察患者生命体征，可及早发现心肌损害；注意观察尿量，24 小时尿量应大于 3 000 mL。严密观察患者用药后的反应：恶心、呕吐、腹痛、腹泻、便秘、血尿、便血、发热等情况及时报告医生对症处理。

（2）放疗的指导

1）喉癌患者放疗前必须将金属气管套管更换为塑料套管，防止金属套管影响疗效及可能发生次波射对局部造成损伤。

2）气管套管护理：根据患者咳痰量每日清洗套管 1～3 次。定期更换固定的纱带，及时更换气管套管纱布，保持气管造口周围皮肤清洁、干燥，预防感染。放疗期间注意观察套管内的痰量、颜色、性质，痰中带血时应多饮水并加强气道湿化。

3)气管造口处皮肤射线损伤,易被痰液污染,可每日给予生理盐水清洗造口周围皮肤,避免使用酒精及活力碘。

4)喉癌患者放疗时会出现声嘶、咽下疼痛、吞咽困难、口干、味觉改变、体重减轻等症状,甚至出现喉头水肿、喉软骨炎和喉软骨坏死等严重的并发症。护士应严密观察病情变化,指导患者多饮水,禁烟酒,进食清淡温凉饮食。避免用声,尽量减少与患者的语言交流,改用纸笔交流。并注意观察呼吸情况,指导患者有效咳痰,保持呼吸道通畅,床边备好吸痰装置。

3. 护理知识指导

(1)注意饮食,宜进清淡、高热量、高蛋白、高维生素、无刺激的饮食。鼓动患者取坐位或半坐位进食,进食后休息 15～30 分钟再活动,应少食多餐。注意补充足够水分,少量多次饮水。禁烟酒和刺激性食物,保持大便通畅,气管切开后患者不能屏气,影响肠蠕动,应多吃新鲜水果等预防便秘。

(2)指导患者注意保护喉咙,避免说话过多,产生疲劳,多采用其他方式进行交流。

(3)指导患者或家属学会清洗、消毒和更换气管内套管的方法。保持造口清洁干燥,及时清理分泌物。外出或沐浴时注意保护造口,防止异物吸入。

(4)由于长期戴有气管套管者喉反射功能降低,应嘱患者将痰液及脱落坏死组织及时吐出,以防止吸入性肺炎发生。

(5)湿化气道,预防痂皮。根据情况定时向气道内滴入抗生素湿化液,嘱多饮水,以稀释痰液防止痰液干燥结痂。

4. 心理指导

(1)认真倾听患者的诉说,针对每位患者进行个性化的答复。

(2)每日与患者交流至少 5 分钟,使其放松心情,观察患者有无家属陪伴、有无紧张、压力及其来源。对于失语的患者,护士随身备纸笔,以利沟通。

(3)指导患者进行自我心理暗示,树立战胜疾病的信心。

(4)帮助患者认识焦虑和紧张的情绪不利疾病的治疗,开朗乐观的心态利于疾病的恢复,保持情绪稳定,以平常心对待生活,勿焦虑。

(5)帮助患者适应自己的形象改变,鼓励其面对现实,照镜子观察自己的造口;教患者一些遮盖缺陷的技巧如自制围巾、饰品,保持自我形象整洁等。为了保持呼吸道通畅,勿穿高领毛衫。

(6)向患者介绍自我放松训练的方法,如呼吸放松、肌肉放松、想象放松等。

(7)与医生共同提供相关治疗及预后的实际信息,建立患者对疾病合理的期望值。

(8)个别心理问题突出的患者,或通过心理量表进行测试并给予对症处理。

5. 出院指导

(1)建立合理的作息时间。加强锻炼,增强抵抗力,注意保暖,避免到公共场所,防止上呼吸道感染;禁止游泳,淋浴时防止污物进入气管造口,引起吸入性肺炎。

(2)养成良好的生活习惯,戒烟酒,清淡饮食。

(3)培养平和、坦然的心态,自我调节生活与工作压力。

(4)及时清除呼吸道分泌物,防止痰液堵塞气道及套管脱出。保持气道湿润,局部使用纱布或口罩遮挡,防止异物进入。注意保护放疗照射过的皮肤,勿暴晒、冻伤。

(5)发现出血、呼吸困难、造口有新生物或颈部扪及肿块,应及时到医院就诊。定期随诊,治疗结束后第1～2年内每3个月复查一次。

(6)出院后责任护士回访了解患者的目前恢复情况,指导定期复查血常规、肝肾功能和MIR、心理安抚、解答患者的疑问并提供其他患者可借鉴的信息。

(7)如有康复治疗者,要追踪指导。

6.选择健康教育方法

(1)对于情绪极不稳定或对治疗不配合的患者进行个别指导。

(2)集中开展同病室患者健康教育,患者之间相互督促,相互鼓励。

(3)护士示范鼻腔冲洗方法、头颈功能锻炼的方法。

7.健康教育效果反馈

(1)患者能否复述疾病知识要点。

(2)观察有无积极配合治疗和护理的行为取向。

(3)观察有无正确的健康行为。

(4)观察是否情绪稳定、焦虑减轻或消除。

(5)医生对患者住院期间的遵医行为评价。

八、健康教育效果评价

(1)口头提高法。针对患者对喉癌相关知识的掌握程度,尽量使用开放式提问方式。

(2)直接观察法。观察患者治疗与护理的配合度、生活习惯、情绪管理、睡眠等健康行为的改变。

(3)每月对本病患者进行抽样评价,计算普及率、知晓率及合格率,对健康教育效果进行综合评价。

(4)定期收集医生反馈的情况。

第三节　鼻　窦　癌

一、发病特点

鼻腔及鼻窦恶性肿瘤的发病率位居耳鼻咽喉科恶性肿瘤的第三位,仅次于鼻咽癌和喉癌。其男女发病比例为(2～3)∶1。鼻腔、鼻窦癌绝大多数发生在40～60岁之间,肉瘤则多见于年轻人。

鼻窦的恶性肿瘤较原发于鼻腔者为多见,在鼻窦恶性肿瘤中尤以上颌窦恶性肿瘤最为多见,甚至可高达60%～80%,并且有1/3上颌窦癌患者伴有筛窦癌。筛窦恶性肿瘤次之,约占3.8%。原发于颌窦者仅占2.5%,蝶窦恶性肿瘤则属罕见。肿瘤早期可局限于鼻腔或鼻窦某一解剖部位;待到晚期,肿瘤发展,累及多个解剖部位后,很难区分是鼻腔或鼻窦恶性肿瘤。

鼻腔及鼻窦恶性肿瘤，以鳞状细胞癌最为多见，占 70%～80%，好发于上颌窦；腺癌次之，多见于筛窦。此外尚有淋巴上皮癌、移行细胞癌、基底细胞癌、黏液表皮样癌和鼻腔恶性黑色素瘤等。

肉瘤占鼻腔及鼻窦恶性肿瘤的 10%～20%，好发于鼻腔及上额窦，其他窦少见。以恶性淋巴瘤为最多，超过 60%；软组织肉瘤以纤维肉瘤最为常见，此外尚有网状细胞肉瘤、软骨肉瘤、横纹肌肉瘤、黏液肉瘤、恶性血管内皮瘤及成骨肉瘤等。

二、临床表现

（1）鼻塞。在鼻腔恶性肿瘤为早期症状，在鼻窦恶性肿瘤为晚期症状。其特点为一侧渐进鼻塞，发展迅速；晚期则为持续性鼻塞，并可能为双侧性。

（2）鼻出血或血性鼻涕。

（3）疼痛与麻木。肿瘤位于上颌窦底时，压迫上齿槽神经或向下侵及牙槽而常有牙痛症状。肿瘤向面部或眶底发展，由于眶下神经受累，可出现一侧眶下及面颊部胀痛感，或一侧面颊部、上唇及上列牙齿麻木感。当肿瘤穿破上颌窦后外壁侵入翼腭窝时，可发生严重的"蝶腭神经痛"，表现为患侧鼻根部、眶内、面颊和上牙槽处针刺样痛，并可向耳内及颞部放射。晚期因肿瘤侵犯眶内或颅底而常有难以忍受的疼痛。

（4）流泪与复视、视力下降、眼球移位、运动障碍、视力减退甚至失明。

（5）蝶窦肿瘤累及视神经孔和眶上裂处的神经血管时，导致眼眶深部疼痛、眶周皮肤麻木、上睑下垂、眼裂缩小、眼球固定、复视及失明等，称为眶尖综合征。

（6）耳部症状。肿瘤侵犯咽鼓管导致耳闷、听力减退等分泌性中耳炎症状。

（7）张口困难。当肿瘤侵犯翼腭窝、颞下窝、颞窝时，可使翼内、外肌、咬肌和颞肌受累，下颌关节受限而致张口困难。

（8）恶病质。表现为衰竭、贫血、体质减轻等。此时，常可发生颈部淋巴结和远处转移、颅内并发症及动脉侵袭性大出血。

三、治疗原则

尽早采用手术切除。放疗、化疗辅助综合治疗。对症支持治疗。及时治疗鼻炎、鼻窦炎、鼻息肉，避免接触致癌物质，鼻息肉及一些良性肿瘤应早期治疗，以防恶变。根据病变范围采用手术、放疗、化疗，综合疗法可获得较高治愈率。本病若早期诊断，综合治疗，疗效较好。

1. 手术疗法

除少数体积小、表浅而局限的恶性肿瘤外，大多数需经面部做外切口手术或经口腔切口进行手术。

2. 放射治疗

单独根治性放射治疗，只适用于对放射线敏感的恶性肿瘤，如肉瘤、未分化癌，但疗效并不完全令人满意。对晚期病例无法根治者，仅能作为单独的姑息性放射疗法。术后复发者也可行放疗。鉴于术后患者一般情况不如术前，局部组织有瘢痕形成，血循环差，组织细胞含氧量低,放射线对肿瘤的作用远不如术前。故目前多主张术前根治性放射治疗。

3. 化学疗法

酌情予以应用。

四、健康教育要求

1. 教育内容的要求

(1)责任护士教会患者本病的诱因、特点、治疗原则、药物知识、自我护理方法。

(2)责任护士每日向患者提 1～2 个疾病相关开放式问题,并检查各项治疗、检查完成情况,如口服药按时服用等。

(3)责任护士教会患者鼻腔冲洗方法、头颈功能锻炼的方法、比亚芬软膏的使用方法、漱口水的使用方法及放射性口腔黏膜炎和放射性皮炎的评估方法。

2. 教育方法的要求

(1)责任护士必须使用语言教育的是疾病知识、治疗知识、护理知识及出院指导。

(2)责任护士演示鼻腔冲洗方法、头颈功能锻炼等方法。

(3)提供鼻窦癌知识专题讲座、个体化指导。

3. 提供教育材料的要求

病房向患者提供鼻窦癌患者健康教育处方、图文手册、药品说明书、IPAD 介绍、电子屏滚动等教育媒体,用多种媒介与方式介绍鼻窦癌知识。

4. 教育频次与反馈要求

责任护士每周以提问、直接观察法、行为演示法阶段性评价患者知识掌握与行为改变的能力,并能根据患者实际情况有针对性强化薄弱环节,出院前完成各项教育信息反馈。

5. 责任护士能力要求

鼻窦癌患者的责任护士应加强专科能力提升,具备鼻窦癌系统知识,以及传递知识能力、相关沟通技巧、心理疏导能力,能根据不同的情况的患者在适宜的时机选择合适的健康教育方式,为患者提供个性化的有效的健康教育,并能进行教育效果评价。

五、评估健康教育学习需求

(1)评估患者对鼻窦癌相关知识的认识程度(本病诱发因素、治疗措施、饮食与休息、心理影响因素等)。

(2)评估患者对本病现存的护理信念和态度(本病是否能预防;知识获得来源;及时发现、治疗;控制情绪能力;对治疗的期望值)。

(3)评估患者行为与本病相关健康行为的关联(吸烟、饮酒、熬夜、合理饮食、适当锻炼、劳逸结合、预防感冒、及时行相关检查、积极应对工作、生活压力、心理状态)

(4)评估患者对本病健康知识学习的需求。

六、制定健康教育目标

(1)患者能说出鼻窦癌的诱因、特点、治疗原则、药物知识、自我护理方法。

（2）患者能按时服药、配合各项检查。

（3）患者能戒烟酒、合理作息，保证 6 小时以上睡眠。

（4）患者能学会鼻腔冲洗、头颈功能锻炼的方法，提高生活质量。

七、实施健康教育

1. 疾病知识指导

（1）向患者讲解鼻窦癌疾病的特点、诱因、临床表现和及时治疗的重要性。

（2）告知患者完善各项相关检查，解释各项检查的程序和注意事项。

（3）定期进行血常规、肝肾功能的检验和 MRI 检查，并与之前的相对比，判断疗效。

2. 治疗指导

（1）手术的指导。①预防术后伤口感染的护理术后 1～2 周行鼻饲饮食，以避免经口进食污染创面。每日进行口腔清洁 3～4 次，清除口腔分泌物。经常擦拭面部缝合缘表面的分泌物，勿使伤口感染。②出血的护理观察鼻腔填塞物有无松动及有无脱落到咽部；观察鼻腔分泌物的性质、量，并注意有无特殊气味；注意观察患者的体温、脉搏、呼吸及血压，注意有无出血情况，如有血流入咽部时应吐出，避免因血液咽入胃部引起恶心、呕吐；渗血较多者，鼻额部冰敷，以减少出血，无出血现象时即可停止冰敷。必要时按医嘱使用止血药。鼻腔填塞的患者，应在患者口部盖以湿纱布，减轻患者因鼻腔堵塞后用口呼吸引起的口咽干燥感。保持口腔清洁。预防感冒，勿用力擤鼻，应告知患者在 1～2 日内不要做剧烈活动，以防引起出血，一旦发生大出血，立即建立静脉通路，配合医师进行止血抢救。

（2）放疗的指导。①放疗前口腔准备：告知患者放疗前需清洁牙齿，治疗口腔炎症，要常规拔除深度龋齿和残根，除去金属冠，待伤口愈合（10～14 天）后方可行放疗，避免继发感染和骨髓炎。②眼鼻护理指导：肿瘤侵犯眼眶时，眼球运动受限，外突或移位及视力障碍，应予保护，行眼部冲洗、氯霉素滴眼，放疗时尽量保护好眼睛，用铅块遮挡或戴眼罩。放疗期间患者应坚持行鼻咽腔冲洗，冲洗时配合做吸痰动作达到水从鼻腔进口腔出的效果，如鼻腔干燥，可滴液状石蜡润滑，鼻塞可滴麻黄碱。③照射野皮肤的护理指导：放疗开始后使用预防性外用药（比亚芬）涂抹，局部皮肤破溃应避免涂抹。教导患者保持局部皮肤的清洁干燥，禁止使用肥皂、化妆品及护肤品等刺激性液体擦洗，勿抓挠和阳光直晒。④功能锻炼的指导教会患者在放疗期间行张口功能锻炼，如鼓水、弹舌、鼓腮、叩齿运动，每日 50～100 次，以防止咀嚼肌及周围组织的纤维化。

3. 护理知识指导

（1）根据患者的实际情况进行饮食调节，宜进食温凉清淡富含维生素的无刺激性软食，缓慢进食。忌食煎炒、辛辣、刺激性、过硬、过热的食物，以保护口咽部黏膜。在营养支持的同时，必须保证足够水分的供给，促进毒素的排出。

（2）对于有不良嗜好的患者，劝其戒除不良嗜好，戒烟戒酒，改善生活习惯。

（3）告知患者保证充足的睡眠，调整作息时间，避免熬夜。

（4）疼痛护理：骨质侵犯合并感染时，常引起剧痛，应给予患者镇痛剂及抗感染治疗。

4. 心理指导

(1)认真倾听患者的诉说,针对每位患者进行个性化的答复。

(2)每日与患者交流至少5分钟,使其放松心情,观察患者目前状态,有无家属陪伴,有无紧张、压力及其来源。

(3)指导患者进行自我心理暗示,树立战胜疾病的信心。

(4)帮助患者认识焦虑和紧张的情绪不利疾病的治疗,开朗乐观的心态利于疾病的恢复,保持情绪稳定,以平常心对待生活,勿焦虑。

(5)向患者介绍自我放松训练的方法,如呼吸放松、肌肉放松、想象放松等。

(6)与医生共同提供相关治疗及预后的实际信息,建立患者对疾病合理的期望值。

(7)个别心理问题突出的患者,或通过心理量表进行测试并给予对症处理。

5. 出院指导

(1)建立合理的作息时间,注意休息,避免劳累与情绪波动。

(2)养成良好的生活习惯,戒烟酒,清淡饮食。

(3)培养平和、坦然的心态,自我调节生活与工作压力。

(4)注意保护放疗照射过的皮肤,勿暴晒、冻伤。坚持鼻腔冲洗和头颈功能锻炼终生。

(5)出院后责任护士回访了解患者的目前恢复情况,指导定期复查血常规、肝肾功能和MIR。定期随诊时间为第1年每2~3个月一次,第2年每3~4个月一次,第3年每6个月1次,以后每年1次。

(6)如有康复治疗者,要追踪指导。

6. 选择健康教育方法

(1)对于情绪极不稳定或对治疗不配合的患者进行个别指导。

(2)集中开展同病室患者健康教育,患者之间相互督促,相互鼓励。

(3)护士示范鼻腔冲洗方法、头颈功能锻炼的方法。

7. 健康教育效果反馈

(1)患者能否复述疾病知识要点。

(2)观察有无积极配合治疗和护理的行为取向。

(3)观察有无正确的健康行为。

(4)观察是否情绪稳定、焦虑减轻或消除。

(5)医生对患者住院期间的遵医行为评价。

八、健康教育效果评价

(1)口头提问法。针对患者对鼻窦癌相关知识的掌握程度,尽量使用开放式提问方式。

(2)直接观察法。观察患者治疗与护理的配合度、生活习惯、情绪管理、睡眠等健康行为的改变。

(3)每月对本病患者进行抽样评价,计算普及率、知晓率及合格率,对健康教育效果进行综合评价。

(4)定期收集医生反馈的情况。

🔲 第四节 舌 癌

一、发病特点

舌癌是口腔颌面部常见的恶性肿瘤,舌按部位划分为前 1/3、中 1/3 和后 1/3,60%~70%的舌癌发生在舌前和舌中 1/3,舌侧缘是最常见的部位,其次为舌腹、舌背、舌尖。位于舌前 2/3 者称舌体癌,位于舌后 1/3 者称舌根癌,舌根癌归属于口咽癌。舌癌一般较早侵及肌层,最易出现颈淋巴结转移,转移率高达 60%~80%,有时可以颈淋巴结转移为首发症状。男性多于女性,多数为鳞状细胞癌,特别是在舌前 2/3 部位。腺癌比较少见,多位于舌根部;舌根部有时亦可发生淋巴上皮癌及未分化癌。

二、临床表现

舌癌早期可表现为溃疡、外生与浸润 3 种类型。舌癌进入晚期可直接超越中线或侵犯口底,亦可浸润下颌骨舌侧骨膜、骨板或骨质。进食、吞咽、言语均感困难。疼痛剧烈,可反射至半侧头部。

舌前 2/3 多为鳞状细胞癌,腺癌较少见,多位于舌根,舌根有时也可发生淋巴上皮癌或未分化癌。舌癌约 85%以上发生于舌体,舌体中又以舌中 1/3 侧缘最为好发,约占 70%以上;其他好发顺序依次为舌腹、舌背,发生于舌尖者最少。

舌癌较多发生淋巴结转移,以颈深上淋巴结群最多,以后依次为颌下淋巴结、颈深中淋巴结群、颏下淋巴结及颈深下淋巴结群。晚期可发生肺部转移或其他部位的远处转移。

三、治疗原则

1. 原发癌的处理

早期高分化的舌癌可考虑放疗、单纯手术切除或冷冻治疗。晚期舌癌应采用综合治疗。根据各自的条件,采用放疗加手术,或化疗、手术加放疗的综合治疗。

2. 颈淋巴结转移癌的处理

由于舌癌的转移率较高,除对 T_1 病例外,其他均应考虑同期行选择性颈淋巴清扫术。

3. 化学治疗

对晚期病例应做术前诱导化疗,特别是使用术前颈动脉埋植泵化疗效果较好,有利于原发灶的切除,提高治愈率。

4. 放射治疗

放射治疗具有保存舌形态及功能的优点,一般对舌背、舌侧、舌腹处原发灶 2cm 左右病变施行放射治疗,可达到根治目的。

5. 冷冻治疗

对年老体弱或有其他全身疾病不能承受手术的 T_1、T_2 期舌癌,也可考虑冷冻治疗。

四、健康教育要求

1. 教育内容的要求

(1)责任护士教会患者本病的诱因、特点、治疗原则、药物知识、自我护理方法。

(2)责任护士每日向患者提1～2个疾病相关开放式问题,并检查各项治疗、检查完成情况,如口服药按时服用等。

(3)责任护士教会患者自我放松训练的方法、心理暗示疗法、音乐疗法。

2. 教育方法的要求

(1)责任护士必须使用语言教育的是疾病知识、治疗知识、护理知识及出院指导。

(2)责任护士演示起床三步法、自我放松训练等方法。

(3)提供舌癌知识专题讲座、个体化指导。

3. 提供教育材料的要求

病房向患者提供舌癌患者健康教育处方、图文手册、药品说明书、IPAD 介绍、电子屏滚动等教育媒体,用多种媒介与方式介绍舌癌知识。

4. 教育频次与反馈要求

责任护士每周以提问、直接观察法、行为演示法阶段性评价患者知识掌握与行为改变的能力,并能根据患者实际情况有针对性强化薄弱环节,出院前完成各项教育信息反馈。

5. 责任护士能力要求

舌癌患者的责任护士应加强专科能力提升,具备舌癌系统知识,以及传递知识能力、相关沟通技巧、心理疏导能力,能根据不同的情况的患者在适宜的时机选择合适的健康教育方式,为患者提供个性化的有效的健康教育,并能进行教育效果评价。

五、评估健康教育学习需求

(1)评估患者对本病相关知识的认识程度(本病诱发因素、治疗措施、饮食与休息、心理影响因素等)。

(2)评估患者对本病现存的护理信念和态度(本病是否能预防;知识获得来源;及时发现、治疗;控制情绪能力;对治疗的期望值)。

(3)评估患者行为与本病相关健康行为的关联(吸烟、饮酒、熬夜、合理饮食、适当锻炼、劳逸结合、预防感冒、及时做听力检查、积极应对工作、生活压力、心理状态)。

(4)评估患者对本病健康知识学习的需求。

六、制定健康教育目标

(1)患者能说出本病的诱因、特点、治疗原则、药物知识、自我护理方法。

(2)患者能按时服药、配合各项检查。

(3)患者能戒烟酒、合理作息,保证 6 小时以上睡眠。

(4)患者能学会自我放松训练的方法,能控制情绪。

(5)患者能学会如何提高治疗效果,减少复发,提高生活质量。

七、实施健康教育

1. 疾病知识指导

(1)向患者讲解发病的特点、诱因、及时治疗的重要性。

(2)告知患者完善各项相关检查,解释各项检查的程序和注意事项。

2. 治疗指导

(1)手术治疗的指导:①去枕平卧位、头偏向健侧、颈部制动。术后 24 小时后可予半坐卧位、拍背、勤翻身,防止坠积性肺炎和压疮的发生,保持室温 22～25℃。②严密观察患者生命体征的变化,尤其是呼吸,要保持呼吸道通畅,如有气管切开,注意及时吸痰,防止阻塞致窒息,做好气管套护理,指导患者有效咳痰。③观察引流管是否通畅,防止引流管脱落、扭曲、漏气。记录引流液的颜色、性质、量,如有异常及时报告医生。④术后观察皮瓣存活情况,可用皮温计测量温度。

(2)放疗的指导

1)加强口腔护理,每日行口腔护理 2～3 次,根据病情可采用口腔冲洗和口腔擦洗两种方法。对于口腔内有较大创口、糜烂、张口受限的患者,可采用 20 mL 注射器抽吸漱口水进行冲洗或含漱数次,再用生理盐水漱口;也可根据口腔情况采用常规方法行口腔护理,保持口腔卫生。

2)指导患者正确刷牙,鼓励进食后立即用淡盐水或温开水漱口。积极治疗口腔炎症,填补或排除龋齿,待创口愈合 7～10 天后开始放疗。

3)口腔局部溃疡及感染时,可局部喷洒金因肽或患处涂擦体外培育牛黄。

4)放疗期间坚持进行张、合口功能锻炼,咀嚼口香糖练习舌的搅拌功能。

3. 护理知识指导

(1)注意口腔卫生,做到每天早、晚刷牙,饭后漱口。

(2)戒除吸烟、嗜酒等不良习惯,减少刺激性食物,消除对口腔黏膜的各种刺激因素。加强体质锻炼,改善营养,多吃富含维生素和有防癌、抗癌作用的新鲜水果,少食刺激性食物。

(3)积极治疗呼吸道的炎性病灶,如慢性咽炎及慢性扁桃体炎,及时祛除龋齿及断牙残根、残冠、尖牙、畸形牙齿。

(4)发现良性病灶或癌前病变,如舌体部乳头瘤或糜烂性扁平苔藓等,应及时切除活检,或积极治疗,定期观察。

4. 心理指导

(1)认真倾听患者的诉说,针对每位患者进行个性化的答复。

(2)每日与患者交流至少 5 分钟,使其放松心,观察患者目前状态,有无家属陪伴,有无紧张、压力及其来源。

(3)指导患者进行自我心理暗示,树立战胜疾病的信心。

(4)帮助患者认识焦虑和紧张的情绪不利疾病的治疗,开朗乐观的心态利于疾病的恢复,保持情绪稳定,以平常心对待生活,勿焦虑。

（5）由于大部分舌癌术后患者存在不同程度的外形及社交功能和语言功能的障碍，从而影响患者心理及精神状态，因此护士应与家属建立良好关系，指导家属配合调配饮食，注意关心、体贴患者，鼓励其参与康复训练。

（6）向患者介绍自我放松训练的方法，如呼吸放松、肌肉放松、想象放松等。

（7）与医生共同提供相关治疗及预后的实际信息，建立患者对疾病合理的期望值。

（8）个别心理问题突出的患者，或通过心理量表进行测试并给予对症处理。

5. 出院指导

（1）建立合理的作息时间，注意休息，避免劳累与情绪波动。

（2）养成良好的生活习惯，戒烟酒，清淡饮食。加强营养的摄入，宜高蛋白、高热量、高维生素饮食。

（3）培养平和、坦然的心态，自我调节生活与工作压力。

（4）坚持进行张、合口功能锻炼。

（5）出院后责任护士回访了解患者的目前恢复情况，指导定期复查，主要检查局部及颈淋巴结，了解有无复发。出院后1年内每3个月复查1次，2～3年内每6个月复查1次，4年后每年复查1次，不适随诊。

（6）如有康复治疗者，要追踪指导。

6. 选择健康教育方法

（1）对于情绪极不稳定或对治疗不配合的患者进行个别指导。

（2）与患者沟通，使用耐心的、鼓励性的、指导性的话语。

（3）集中开展同病室患者健康教育，患者之间相互督促，相互鼓励。

（4）护士亲身行为演示自我放松训练的方法。

7. 健康教育效果反馈

（1）患者能否复述疾病知识要点。

（2）观察有无积极配合治疗和护理的行为取向。

（3）观察无有正确的健康行为。

（4）观察是否情绪稳定、焦虑减轻或消除。

（5）医生对患者住院期间的遵医行为评价。

八、健康教育效果评价

（1）口头提问法。针对患者对舌癌相关知识的掌握程度，尽量使用开放式提问方式。

（2）直接观察法。观察患者治疗与护理的配合度、生活习惯、情绪管理、睡眠等健康行为的改变。

（3）每月对本病患者进行抽样评价，计算普及率、知晓率及合格率，对健康教育效果进行综合评价。

（4）定期收集医生反馈的情况。

第五节　甲状腺肿瘤

一、发病特点

甲状腺肿瘤是头颈部常见的肿瘤,女性多见。症状为颈前正中肿块,随吞咽活动,部分患者还会有声音嘶哑和吞咽困难、呼吸困难。甲状腺肿瘤种类多,有良性和恶性,一般来说,单个肿块,生长较快的恶性可能性大,年龄越小的甲状腺肿块恶性可能性越大。

二、临床表现

1. 甲状腺良性肿瘤

较常见,在颈部肿块中约占 50%。一般无明显症状,当瘤体较大时,因为压迫气管、食管、神经而导致呼吸困难、吞咽困难、声音嘶哑等症状,当肿瘤合并出血而迅速增大时会产生局部胀痛。因甲状腺良性肿瘤有恶变可能,一部分虽然是良性,但呈"热结节"(即高功能性),所以需要积极治疗。

2. 甲状腺恶性肿瘤

最常见的是甲状腺癌,极少数可有恶性淋巴瘤及转移瘤,甲状腺癌占全身恶性肿瘤的1%。除髓样癌外,绝大部分甲状腺癌起源于滤泡上皮细胞。

(1)乳头状癌和滤泡状癌:初期多无明显症状,前者有时可因颈淋巴结肿大而就医。随着病情进展,肿块逐渐增大,质硬,吞咽时肿块移动度减低。未分化癌上述症状发展迅速,并侵犯周围组织。晚期可产生声音嘶哑、呼吸困难、吞咽困难的症状。颈交感神经节受压,可产生 Horner 综合征。颈丛浅支受侵犯时,患者可有耳、枕、肩等处的疼痛。可有颈淋巴结转移及远处脏器转移(肺、骨、中枢神经系统等)。

(2)髓样癌除有颈部肿块外,由于癌肿产生 5-羟色胺和降钙素,患者可出现腹泻、心悸、脸面潮红和血钙降低等症状。对合并家族史者,应注意多发性内分泌肿瘤综合征Ⅱ型(MEN-IⅡ)的可能。

三、治疗原则

手术治疗是除未分化癌以外各种类型甲状腺癌的基本治疗方法,并辅助应用[131]I治疗、甲状腺激素及外照射等治疗。

1. 手术治疗

甲状腺癌的手术治疗包括甲状腺本身的手术,以及颈淋巴结的清扫。

2. 内分泌治疗

甲状腺癌做次全或全切除术后患者应终身服用甲状腺素片,以预防甲状腺功能减退及抑制 TSH。乳头状癌和滤泡癌均有 TSH 受体,TSH 通过其受体能够影响甲状腺癌的生长。甲状腺素片的剂量,应根据 TSH 水平来调整,但是对于 TSH 抑制的精确范围,尚缺乏足够有效的数据支持。可用左甲状腺素钠片(优甲乐),每天 75 μg～150 μg,并定期测定血

T_4 和 TSH，根据结果调整药量。

3. 放射性核素治疗（^{131}I 治疗）

对于乳头状癌、滤泡癌，术后应用碘适合于 45 岁以上患者、多发性癌灶、局部侵袭性肿瘤及存在远处转移者。主要是破坏甲状腺切除术后残留的甲状腺组织，对高危病例有利于减少复发和死亡率。应用碘治疗目的是：①破坏残留甲状腺内隐匿微小癌。②易于使用核素检测复发或转移病灶。③术后随访过程中，增加用状腺球蛋白作为肿瘤标记物的价值。

4. 体外照射治疗（EBRT）

主要用于除了乳头状癌以外的其他甲状腺癌。

四、健康教育要求

1. 教育内容的要求

（1）责任护士教会患者本病的诱因、特点、治疗原则、药物知识、自我护理方法。

（2）责任护士每日向患者提 1～2 个疾病相关开放式问题，并检查各项治疗、检查完成情况，如口服药按时服用等。

（3）责任护士教会患者自我放松训练的方法、心理暗示疗法、音乐疗法。

2. 教育方法的要求

（1）责任护士必须使用语言教育的是疾病知识、治疗知识、护理知识及出院指导。

（2）责任护士演示甲状腺癌术后颈部功能训练、漱口运动等方法。

（3）提供甲状腺癌知识专题讲座、个体化指导。

3. 提供教育材料的要求

病房向患者提供甲状腺癌患者健康教育处方、图文手册、药品说明书、IPAD 介绍、电子屏滚动等教育媒体，用多种媒介与方式介绍甲状腺癌知识。

4. 教育频次与反馈要求

责任护士每周以提问、直接观察法、行为演示法阶段性评价患者知识掌握与行为改变的能力，并能根据患者实际情况有针对性强化薄弱环节，出院前完成各项教育信息反馈。

5. 责任护士能力要求

甲状腺癌患者的责任护士应加强专科能力提升，具备甲状腺癌系统知识，以及传递知识能力、相关沟通技巧、心理疏导能力，能根据不同的情况的患者在适宜的时机选择合适的健康教育方式，为患者提供个性化的有效的健康教育，并能进行教育效果评价。

五、评估健康教育学习需求

（1）评估患者对本病相关知识的认识程度（本病诱发因素、治疗措施、饮食与休息、心理影响因素等）。

（2）评估患者对本病现存的护理信念和态度（本病是否能预防；知识获得来源；及时发现、治疗；控制情绪能力；对治疗的期望值）。

（3）评估患者行为与本病相关健康行为的关联（吸烟、饮酒、熬夜、合理饮食、适当锻炼、劳逸结合、预防感冒、及时做听力检查、积极应对工作、生活压力、心理状态）

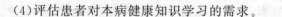

（4）评估患者对本病健康知识学习的需求。

六、制定健康教育目标

（1）患者能说出本病的诱因、特点、治疗原则、药物知识、自我护理方法。

（2）患者能按时服药、配合各项检查。

（3）患者能戒烟酒、合理作息，保证 6 小时以上睡眠。

（4）患者能学会自我放松训练的方法，能控制情绪。

（5）患者能学会如何提高治疗效果，减少复发，提高生活质量。

七、实施健康教育

1. 疾病知识指导

（1）向患者讲解发病的特点、诱因、及时治疗的重要性。

（2）告知患者完善各项相关检查，解释各项检查的程序和注意事项。

2. 治疗指导

（1）手术治疗的指导：①说明手术必要性及术前准备的意义，多与患者交谈，消除其顾虑和恐惧。②指导患者进行手术体位的练习。③指导患者深呼吸，学会有效咳嗽的方法。④患者回病室后取平卧位，待其血压平稳或全麻清醒后取高坡卧位，以利呼吸和引流；指导患者保持头颈部于舒适体位，在改变卧位、起身和咳嗽时可用手固定颈部，以减少震动和保持舒适。⑤在重视术后患者主诉的同时，通过密切观察其生命体征、呼吸、发音和吞咽状况，及早发现甲状腺术后常见并发症，并及时通知医师、配合抢救；常规在病床旁放置无菌气管切开包；遵医嘱吸氧。⑥颈丛麻醉者，术后 6 小时起可进少量温或凉流质，禁忌过热流质，以免诱发手术部位血管扩张，加重创口渗血；适当限制肉类、乳品和蛋类等含磷较高食品的摄入，以免影响钙的吸收。⑦对手术野放置橡皮片或引流管者，保持引流通畅，定期观察引流是否有效。⑧加强血钙浓度动态变化的监测；如抽搐发作，立即遵医嘱静脉注射 10% 葡萄糖酸钙 10～20 mL。

（2）^{131}I 内放射治疗：放射性核素^{131}I 是治疗分化型甲状腺癌转移的有效方法，其疗效依赖于肿瘤能否吸收碘。口服^{131}I 后应注意以下几点：①2 小时后嘱患者口含维生素 C 含片，或经常咀嚼口香糖，促进唾液分泌，以预防放射性唾液腺炎，并多饮水，及时排空小便，加速放射性药物的排泄，以减少膀胱和全身照射。②注意休息，加强口腔卫生。避免剧烈运动和精神刺激，并预防感染、加强营养。③建立专用粪便处理室，勿随地吐痰和呕吐物，大小便应该使用专用厕所，便后多冲水，严禁与其他非核素治疗的患者共用卫生间，以免引起放射性污染。建立核素治疗患者专用病房。④服药后勿揉压甲状腺，以免加重病情。⑤2 个月内禁止用碘剂、溴剂，以免影响^{131}I 的重吸收而降低治疗效果。⑥服药后应住专用隔离病房或住单间 7～14 天，以减少对健康人不必要的辐射；指导患者正确处理排泄物，衣裤、被褥进行放置衰变处理且单独清洗。⑦女性患者 1 年内避免妊娠。口服^{131}I 后 3～6 个月定期随访，以便及时预测疗效。

（3）外放射治疗：甲状腺癌对放射线的敏感性与甲状腺癌的分化程度成正比，分化越好，敏感性越差。放疗期间加强口腔护理,多饮水,常含话梅或维生素 C,促进唾液分泌,预防或减轻唾液的损伤。出现呼吸不畅甚至窒息时,应立即通知医师,并做好气管切开的准备。

3. 护理知识指导

(1)饮食营养应均衡,宜进食高蛋白、低脂肪、低糖、高维生素、无刺激软食。戒烟禁酒,少吃多餐。如出现进食时咳嗽、声音嘶哑者,应减少流质饮食,细嚼慢咽,量宜少,并注意防止食物进入气管。

(2)保持呼吸道通畅,指导患者做深呼吸及咳嗽运动,有痰液及时咳出。对声嘶患者多给予生活上的照顾及精神安慰。

(3)甲状腺癌行次全或全切除者,指导患者应遵医嘱终身服用甲状腺素片,勿擅自停药或增减剂量。

(4)为促进颈部功能恢复,术后患者在切口愈合后可逐渐进行颈部活动,直至出院后 3个月。

4. 心理指导

(1)认真倾听患者的诉说,针对每位患者进行个性化的答复。

(2)每日与患者交流至少 5 分钟,使其放松心情,观察患者目前状态,有无家属陪伴,有无紧张、压力及其来源。

(3)为患者提供安静舒适的环境,避免各种不良刺激。

(4)说明各种治疗手段安全性及必要性,帮助患者树立战胜疾病的信心;

(5)保持情绪稳定,以平常心对待生活,勿焦虑。

(6)与医生共同提供相关治疗及预后的实际信息,建立患者对疾病合理的期望值。

(7)个别心理问题突出的患者,或通过心理量表进行测试并给予对症处理。

5. 出院指导

(1)建立合理的作息时间,注意休息,避免劳累与情绪波动。

(2)养成良好的生活习惯,戒烟酒,清淡饮食。

(3)培养平和、坦然的心态,自我调节生活与工作压力。

(4)出院后责任护士回访了解患者的目前恢复情况,指导定期复查颈部、肺部和甲状腺功能以及血钙、血磷的检查。复查时间第 1 年应为每 1～3 个月复查 1 次,第 2 年可适当延长,以后每 6～12 个月复查 1 次。复诊若发现结节、肿块或异常应及时就诊。

(5)如有康复治疗者,要追踪指导。

6. 选择健康教育方法

(1)对于情绪极不稳定或对治疗不配合的患者进行个别指导。

(2)与患者沟通,使用耐心的、鼓励性的、指导性的话语。

(3)集中开展同病室患者健康教育,患者之间相互督促,相互鼓励。

(4)护士亲身行为演示自我放松训练的方法。

7. 健康教育效果反馈

(1)患者能否复述疾病知识要点。

(2)观察有无积极配合治疗和护理的行为取向。

（3）观察有无正确的健康行为。

（4）观察是否情绪稳定、焦虑减轻或消除。

（5）医生对患者住院期间的遵医行为评价。

八、健康教育效果评价

（1）口头提高法。针对患者对甲状腺肿瘤相关知识的掌握程度，尽量使用开放式提问方式。

（2）直接观察法观察患者治疗与护理的配合度、生活习惯、情绪管理、睡眠等健康行为的改变。

（3）每月对本病患者进行抽样评价，计算普及率、知晓率及合格率，对健康教育效果进行综合评价。

（4）定期收集医生反馈的情况。

（陶利琼　陈震珍）

第八章 胸部肿瘤的护理及健康教育

🔲 第一节 食 管 癌

食管癌(esophageal carcinoma)是指由食管鳞状上皮或腺上皮的异常增生所形成的恶性病变。其发展一般经过上皮不典型增生、原位癌、浸润癌等阶段。食管鳞状上皮不典型增生是食管癌的重要癌前病变,由不典型增生到癌变一般需要几年甚至十几年。正因为如此,一些食管癌可以早期发现并可完全治愈。对于吞咽不畅或有异物感的患者应尽早行胃镜检查以便发现早期食管癌或癌前病变。

一、发病特点

食管癌是常见的消化道肿瘤,全世界每年约有 30 万人死于食管癌。其发病率和死亡率各国差异很大。我国是世界上食管癌高发地区之一,每年平均病死约 15 万人。男多于女,发病年龄多在 40 岁以上。食管癌典型的症状为进行性咽下困难,起先是难咽干的食物,继而是半流质食物,最后水和唾液也不能咽下。

二、临床表现

(1)早期:症状常不明显,但在吞咽粗硬食物时可能有不同程度的不适感觉,包括咽下食物梗噎感,胸骨后烧灼样、针刺样或牵拉摩擦样疼痛。食物通过缓慢,并有停滞感或异物感。梗噎停滞感常通过吞咽水后缓解消失。症状时轻时重,进展缓慢。

(2)中晚期:食管癌典型的症状为进行性咽下困难,起先是难咽干的食物,继而是半流质食物,最后水和唾液也不能咽下。常吐黏液样痰,为下咽的唾液和食管的分泌物。患者逐渐消瘦、脱水、无力。持续胸痛或背痛表示为晚期症状,癌已侵犯食管外组织。当癌肿梗阻所引起的炎症水肿暂时消退,或部分癌肿脱落后,梗阻症状可暂时减轻,常误认为病情好转。若癌肿侵犯喉返神经,可出现声音嘶哑的症状;若压迫颈交感神经节,可产生 Horner 综合征;若侵入气管、支气管,可形成食管、气管或支气管瘘,出现吞咽水或食物时剧烈呛咳的症状,并发生呼吸系统感染。

三、治疗原则

(1)0 期(Tis)和Ⅰ期($T_1N_0M_0$):首选手术或内镜下局部给药和(或)激光治疗,术后免疫治疗,除分化差者外,不需化疗。

(2)Ⅱ期($T_{2\sim3}N_0M_0$,$T_{1\sim2}N_1M_0$):首选手术,可术前术后化疗及生物治疗。

（3）Ⅲ期（$T_3N_1M_0$，T_4 任何 M）：①术前术后化疗及生物治疗。②术前术后放疗。③术前化放疗，术后化疗及生物治疗。④化疗、放疗同时或序贯应用。

（4）Ⅳ期（任何 T，任何 NM_1）：不宜手术切除，多应用化疗而后放疗，或化疗、放疗同时进行，也可单纯化疗或单纯放疗。针对吞咽困难、转移、出血、穿孔等进行可能和必要的姑息性治疗及肠外营养。

四、健康教育要求

1. 教育内容的要求

（1）责任护士教会患者本病的诱因、特点、治疗原则、药物知识、自我护理方法。

（2）责任护士每日向患者提 1～2 个疾病相关开放式问题，并检查各项治疗、检查完成情况，如口服药按时服用等。

（3）责任护士能教会患者自我放松训练的方法、心理暗示疗法、音乐疗法。

2. 教育方法的要求

（1）责任护士必须使用语言教育的是疾病知识、治疗知识、护理知识及出院指导。

（2）责任护士演示起床三步法、自我放松训练等方法。

（3）提供食道癌保健知识专题讲座，进行个体化指导。

3. 提供教育材料的要求

病房向患者提供食道癌患者健康教育处方、图文手册、药品说明书、IPAD 介绍、电子屏滚动等教育媒体，用多种媒介与方式介绍食道癌疾病相关知识。

4. 教育频次与反馈要求

责任护士每周以提问、直接观察法、行为演示法阶段评价患者知识掌握与行为改变的能力，并能根据患者实际情况有针对性强化薄弱环节，出院前完成各项教育信息反馈。

5. 责任护士能力要求

食道癌住院患者的责任护士应加强专科能力提升，具备食道癌放疗及化疗系统护理知识，以及传递知识能力、相关沟通技巧、心理疏导能力，能根据不同的情况的患者在适宜的时机选择合适的健康教育方式，为患者提供个性化的有效的健康教育，并能进行教育效果评价。

五、评估健康教育学习需求

（1）评估患者对本病相关知识的认知程度（本病诱发因素、治疗措施、饮食与休息、心理影响因素等）。

（2）评估患者对本病现存的护理信念和态度（本病是否能预防；知识获得来源；及时发现、治疗；控制情绪能力；对治疗的期望值）。

（3）评估患者行为与本病相关健康行为的关联（吸烟、饮酒、熬夜、饮食习惯、适当锻炼、劳逸结合、预防感冒、积极应对工作、生活压力、心理状态）。

（4）评估患者对本病健康教育知识学习的需求。

六、制定健康教育目标

(1)患者能说出本病的诱因、特点、治疗原则、药物知识、自我护理方法。

(2)患者能按时服药及按要求配合各项检查。

(3)患者能戒烟酒、合理作息,保证 8 小时以上睡眠。

(4)患者能学会自我放松训练的方法,化疗患者应掌握化疗毒副反应的自我观察,放疗患者应掌握放疗相关不良反应的自我观察,同时能保持良好情绪,积极配合治疗。

(5)患者能学会如何配合以提高治疗效果,降低不良反应的发生率及严重程度,以提高生活质量。

七、实施健康教育

1. 疾病知识指导

(1)向患者讲解本病发病的特点、诱因、及时治疗的重要性。

(2)告知患者完善各项相关检查,解释各项检查的程序和注意事项。如行 PET 检查时,勿食用含糖高的食物或饮品,检查后加大饮水量,以促进造影剂的排泄。

(3)化疗患者定期进行体力状态评分,放疗患者定期进行放疗副反应评估,以保障患者的治疗质量及良好生活状态。

2. 治疗指导

(1)化疗期间,注意观察治疗后的毒副反应,对于使用铂类强致吐剂的患者,耐心讲解药物对疾病的作用及毒副反应,使用药物后指导患者合理饮食以加快药物代谢,降低毒副反应。使用对血管刺激性大的药物时,指导患者合理选择静脉通路,最大限度地保护好患者的血管。讲解定期复查血常规及肝肾功能的重要意义,以取得患者理解和配合。

(2)放疗期间,注意观察患者对放疗的耐受情况及不良反应程度,特别是胸部放疗三大并发症的观察及护理。讲解患者做好呼吸功能锻炼,以最大限度地维护好患者的肺功能。

(3)口服激素药物的患者,详细告知药物使用方法及作用,并督促患者按时服用,有不良反应时应告知医护人员。

3. 护理知识指导

(1)化疗期间尽量将患者安排在单间或病患少、较安静的房间,避免刺激性气味加重患者不适,引起反射性呃逆加重。化疗期间多饮水,每天至少喝 1 500～2 000 mL(约一开水瓶)。为了加快化疗药物代谢,以减少化疗药对肝肾功能及身体的刺激,请准确记录 24 小时尿量,根据患者当天输液量＋饮水量情况,24 小时尿量要求在 2 500～3 500 mL 之间为宜。化疗当天至化疗结束 7 天内患者因药物作用体能下降,易发生晕厥,下床或入厕时家属应随时陪同,防止因头晕、乏力不适发生跌倒及坠床的意外发生。

(2)放疗期间的护理指导

1)放射性肺炎的护理指导:早期规范使用药物治疗,刺激性干咳无痰患者可服用止咳药物;痰液不易咳出可行雾化吸入治疗,并静脉使用化痰药物,正确掌握咳痰的方法技巧。多饮水,进食少盐少油清淡食物,禁食易生痰类食物。坚持呼吸功能锻炼,能有效降低放射性肺炎的发生率,可在护理人员指导下锻炼(腹式呼吸或缩唇呼吸)每次 15～20 分钟,每天 4～5 次。

2)放射性食管炎的护理指导:出现放射性食管炎症状时应早期处理效果好,程度越重治疗疗程越长,患者痛苦越大。应及时与管床医生及护士沟通,治疗期间出现的不良反应,行抗炎激素治疗症状可缓解。进食疼痛的患者可进食前含漱漱口水,切勿进食热、硬、有渣、酸辣等刺激性的食物,宜进食温凉、清淡、无刺激、营养丰富的流质食物,如鱼汤面、汽水肉、蒸鸡蛋、新鲜果汁等,饭后适量饮水以冲洗附着于病变部位的食物,增加放疗的敏感性;进食困难且体重下降明显的患者应静脉补充营养液,因体质虚弱免疫力低下的患者输注营养液时可能会出现发热、呕吐、食欲下降等反应,故鼓励患者多进食,少食多餐,既经济又安全。

3)放射性皮炎的护理与观察指导:伴随放射治疗,照射区域皮肤会出现不同程度的损伤,轻者局部皮肤表现为红斑、色素沉着、脱屑,有烧灼、刺痒感;重者出现局部皮肤出血、水肿、溃疡、糜烂、有渗出液、感染等。不同程度反应的护理方法:①早期即干性反应时(红斑、刺痒),可涂收敛止痒药物如比亚芬、地塞米松霜剂,亦可以涂抹库拉索芦荟。②皮肤出现针尖样小水疱、渗液,为湿性反应期,可涂抗炎生肌的油膏如速愈平或鱼肝油软膏等。告知患者应该加强自我观察,出现上述症状及时与医护人员沟通,尽早给予护理干预,通过药物减轻和缓解上述症状。放疗期间应身着棉质、柔软、宽松的低领或无领内衣,放疗照射野皮肤避免摩擦,不可抓挠,脱屑切忌用手撕剥,清洗时可用温水和柔软毛巾轻轻擦拭,禁用肥皂擦洗,避免冷热刺激,禁用碘酒、乙醇行局部消毒,不可贴胶布,可在放疗期间合理使用皮肤保护剂(比亚芬),外出使用防晒工具,避免阳光直射放疗处皮肤。产生口腔黏膜反应鼓励患者多饮水,保持口腔清洁湿润,如有咽痛可含漱漱口水,泡饮菊花茶、金银花茶等。指导患者放疗中尽量保持体位恒定,以保证放疗顺利进行,请患者妥善保护定位标记(即医生在皮肤上所画的有色线条),如出现印记模糊,请及时找医生重新标记,不得自行描画。

(3)食管癌患者饮食非常重要,营养不良导致的红细胞、血红蛋白低下会影响放疗效果,加重放疗副反应,每位患者及家属应重视饮食营养的重要性。每周测量体重(固定时间、衣物)以动态观察营养状况,体重下降明显、营养缺乏患者身体耐受性下降,放疗反应也相对较重。治疗期间应加强营养的摄入,多食优质高蛋白、丰富维生素类食物,如鱼、精瘦肉、蛋、牛奶、新鲜蔬菜水果等。如进食有梗阻的患者应以温凉流质或半流质食物为主,严禁食用油炸及其他坚硬的食物,避免损伤食道。

(4)治疗期间每日保证不少于 8 小时睡眠,消除紧张情绪,必要时可适当服用镇静药物。治疗期间机体免疫力低下,应防止受凉,避免到人多的地方,防止交叉感染。治疗过程中如出现脱发可将头发剪短或剃除,外出可佩戴头巾、帽子及假发,以防脱发加重患者心理负担,并出现皮肤瘙痒不适。治疗结束后 3～6 个月可长出新发。

4. 心理指导

(1)认真倾听患者的诉说,针对每位患者进行个性化的答复。

(2)每日与患者交流至少 5 分钟,使其放松心情,观察患者目前状态,有无家属陪伴,有无紧张、压力及其来源。

(3)帮助患者认识焦虑和紧张的情绪不利于疾病的治疗,开朗乐观的心态利于疾病的恢复,保持情绪稳定,以平常心对待生活,勿焦虑。

（4）向患者介绍自我放松训练的方法，如呼吸放松、肌肉放松、想象放松等。

（5）与医生共同提供相关治疗及预后的实际信息，建立患者对疾病合理的期望值。

（6）个别心理问题突出的患者，可通过心理量表进行测试并给予对症处理。

（7）对治疗效果未达预期目标的患者，给予更多的关注，善于发现问题及时心理疏导。

5. 出院指导

（1）建立合理的作息时间，注意休息，避免劳累与情绪波动。

（2）养成良好的生活习惯，戒烟酒，清淡饮食。

（3）改变快节奏生活方式和态度，培养平和、坦然的心态，自我调节生活与工作压力。

（4）出院后责任护士回访了解患者的目前恢复情况，指导定期复查、心理安抚、解答患者的疑问并提供其他患者可借鉴的信息。

6. 选择健康教育方法

（1）对于情绪极不稳定或对治疗不配合的患者进行个别指导。

（2）初次确诊的患者，关注患者心理情况，及时与患者沟通，使用耐心的、鼓励性的、指导性的话语。

（3）提供知识讲座、健康教育处方、健康教育图册、病区健康教育宣传栏。

（4）集中开展同病室患者健康教育，患者之间相互督促，相互鼓励。

（5）护士亲身行为演示自我放松训练的方法。

7. 健康教育效果反馈

（1）患者能否复述疾病知识要点。

（2）观察有无积极配合治疗和护理的行为取向。

（3）观察有无正确的健康行为。

（4）观察是否情绪稳定、焦虑减轻或消除。

（5）医生对患者住院期间的遵医行为评价。

八、健康教育效果评价

（1）口头提问法。针对患者对食管癌放化疗期间相关知识的掌握程度，尽量使用开放式提问方式。

（2）直接观察法。观察患者治疗与护理的配合度、生活习惯、情绪管理、睡眠等健康行为的改变。

（3）每月对本病患者进行抽样评价，计算普及率、知晓率及合格率，对健康教育效果进行综合评价。

（4）定期收集医生反馈的情况。

第二节 肺 癌

肺癌（lung cancer）亦称原发性支气管肺癌，是发生于支气管黏膜上皮的恶性肿瘤。一般指的是肺实质部的癌症，通常不包含其他起源的中胚层肿瘤，或者其他恶性肿瘤如类癌、恶性淋巴瘤,或是转移自其他来源的肿瘤。肺癌占了肺实质恶性肿瘤的90%～95%。根据世界卫生组织的数据,肺癌目前是全世界癌症死因的第一名,约占全部恶性肿瘤的19%。

一、发病特点

近50年来许多国家都报道肺癌的发病率和死亡率均明显增高,男性肺癌发病率和死亡率均占所有恶性肿瘤的第一位,女性发病率占第二位,死亡率占第二位。肺癌的病因至今尚不完全明确,大量资料表明,长期大量吸烟与肺癌的发生有非常密切的关系。已有的研究证明:长期大量吸烟者患肺癌的概率是不吸烟者的10～20倍,开始吸烟的年龄越小,患肺癌的概率越高。此外,吸烟不仅直接影响本人的身体健康,还对周围人群的健康产生不良影响,导致被动吸烟者肺癌患病率明显增加。城市居民肺癌的发病率比农村高,这可能与城市大气污染和烟尘中含有致癌物质有关。

二、临床表现

肺癌的临床表现比较复杂,症状和体征的有无、轻重以及出现的早晚,取决于肿瘤发生部位、病理类型、有无转移及有无并发症,以及患者的反应程度和耐受性的差异。肺癌早期症状常较轻微,甚至可无任何不适。中央型肺癌症状出现早且重,周围型肺癌症状出现晚且较轻,甚至无症状,常在体检时被发现。肺癌的症状大致分为:局部症状、全身症状、肺外症状、浸润和转移症状。

1. 局部症状

局部症状是指由肿瘤本身在局部生长时刺激、阻塞、浸润和压迫组织所引起的症状。

(1)咳嗽:是最常见的症状,以咳嗽为首发症状者占35%～75%。肺癌所致的咳嗽可能与支气管黏液分泌的改变、阻塞性肺炎、胸膜侵犯、肺不张及其他胸内合并症有关。肿瘤生长于管径较大、对外来刺激敏感的段以上支气管黏膜时,可产生类似异物样刺激引起的咳嗽,典型的表现为阵发性刺激性干咳,一般止咳药常不易控制。

(2)痰中带血或咯血:也是肺癌的常见症状,以此为首发症状者约占30%。由于肿瘤组织血供丰富,质地脆,剧咳时血管破裂而致出血,咳血亦可能由肿瘤局部坏死或血管炎引起。肺癌咳血的特征为间断性或持续性、反复,少量的痰中带血丝,或少量咯血,偶因较大血管破裂、大的空洞形成或肿瘤破溃入支气管与肺血管而导致难以控制的大咯血。

(3)胸痛:以胸痛为首发症状者约占25%。常表现为胸部不规则的隐痛或钝痛。大多数情况下,周围型肺癌侵犯壁层胸膜或胸壁,可引起尖锐而断续的胸膜性疼痛,若继续发展,则演变为恒定的钻痛。难以定位的轻度的胸部不适有时与中央型肺癌侵犯纵隔或累及血管、支气管周围神经有关,而恶性胸腔积液患者有25%诉胸部钝痛。持续尖锐剧烈、不易为药物所控制的胸痛,则常提示已有广泛的胸膜或胸壁侵犯。肩部或胸背部持续性疼痛提示肺叶内侧近纵隔部位有肿瘤外侵可能。

(4)胸闷、气急:约有10%的患者以此为首发症状,多见于中央型肺癌,特别是肺功能较差的患者。引起呼吸困难的原因主要包括:①肺癌晚期,纵隔淋巴结广泛转移,压迫气管、隆突或主支气管时,可出现气急,甚至窒息症状。②大量胸腔积液时压迫肺组织并使纵隔严重移位,或有心包积液时,也可出现胸闷、气急、呼吸困难,但抽液后症状可缓解。③弥漫性细支气管肺泡癌和支气管播散性腺癌,使呼吸面积减少,气体弥散功能障碍,导致严重的通气/血流比值失调,引起呼吸困难逐渐加重,常伴有发绀。④其他:包括阻塞性肺炎、肺不张、淋巴管炎性肺癌、肿瘤微栓塞、上气道阻塞、自发性气胸以及合并慢性肺疾病如 COPD。

(5)声音嘶哑:有 5%～18%的肺癌患者以声嘶为第一主诉,通常伴随有咳嗽。声嘶一般提示直接的纵隔侵犯或淋巴结长大累及同侧喉返神经而致左侧声带麻痹。声带麻痹亦可引起程度不同的上气道梗阻。

2. 全身症状

(1)发热:以此为首发症状者占 20%～30%。肺癌所致的发热原因有两种,一为炎性发热,中央型肺癌肿瘤生长时,常先阻塞段或支气管开口,引起相应的肺叶或肺段阻塞性肺炎或不张而出现发热,但多在 38℃左右,很少超过 39℃,抗生素治疗可能奏效,阴影可能吸收,但因分泌物引流不畅,常反复发作,约 1/3 的患者可在短时间内反复在同一部位发生肺炎。周围型肺癌多在晚期因肿瘤压迫邻近肺组织引起炎症时而发热。二为癌性发热,多由肿瘤坏死组织被机体吸收所致,此种发热抗炎药物治疗无效,激素类或吲哚类药物有一定疗效。

(2)消瘦和恶病质:肺癌晚期由于感染、疼痛所致食欲减退,肿瘤生长和毒素引起消耗增加,以及体内 TNF、Leptin 等细胞因子水平增高,可引起严重的消瘦、贫血、恶病质。

三、治疗原则

1. 化学治疗

化学治疗是肺癌的主要治疗方法,90%以上的肺癌需要接受化疗治疗。化疗对小细胞肺癌的疗效无论早期或晚期均较肯定,甚至有约 1%的早期小细胞肺癌通过化疗治愈。化疗也是治疗非小细胞肺癌的主要手段,化疗治疗非小细胞肺癌的肿瘤缓解率为 40%～50%。化疗一般不能治愈非小细胞肺癌,只能延长患者生命和改善生活质量。化疗分为治疗性化疗和辅助性化疗。化疗需根据肺癌组织学类型不同选用不同的化疗药物和不同的化疗方案。

2. 放射治疗

肺癌放射治疗照射野应包括原发灶、淋巴结转移的纵隔区。同时要辅以药物治疗。鳞状细胞癌对射线有中等度的敏感性,病变以局部侵犯为主,转移相对较慢,故多用根治治疗。腺癌对射线敏感性差,且容易血道转移,故较少采用单纯放射治疗。放疗是一种局部治疗,常常需要联合化疗。放射治疗与化疗的联合可以视患者的情况不同,采取同步放化疗或交替化放疗的方法。

3. 外科治疗

外科治疗是肺癌首选和最主要的治疗方法,也是唯一能使肺癌治愈的治疗方法。外科手术治疗肺癌的目的是:完全切除肺癌原发病灶及转移淋巴结,达到临床治愈。

四、健康教育要求

1. 教育内容的要求

(1)责任护士教会患者本病的诱因、特点、治疗原则、药物知识、自我护理方法。

（2）责任护士每日向患者提 1～2 个疾病相关开放式问题，并检查各项治疗、检查完成情况，如口服止痛药按时服用等。

（3）责任护士能教会患者自我放松训练的方法、心理暗示疗法、音乐疗法。

2. 教育方法的要求

（1）责任护士必须使用语言教育的是疾病知识、治疗知识、护理知识及出院指导。

（2）责任护士演示起床三步法、自我放松训练等方法。

（3）提供肺癌相关疾病知识专题讲座，针对患者提供个体化健康指导。

3. 提供教育材料的要求

病房向患者提供肺癌患者健康教育处方、图文手册、药品说明书、IPAD 介绍、电子屏滚动等教育媒体，用多种媒介与方式介绍肺癌相关疾病知识。

4. 教育频次与反馈要求

责任护士每周以提问、直接观察法、行为演示法阶段性评价患者知识掌握与行为改变的能力，并能根据患者实际情况有针对性强化薄弱环节，出院前完成各项教育信息反馈。

5. 责任护士能力要求

肺癌住院患者的责任护士应加强专科能力提升，具备肺癌相关疾病系统知识，以及传递知识能力、相关沟通技巧、心理疏导能力，能根据不同情况的患者在适宜的时机选择合适的健康教育方式，为患者提供个性化的有效的健康教育，并能进行教育效果评价。

五、评估健康教育学习需求

（1）评估患者对本病相关知识的认知程度（本病诱发因素、治疗措施、饮食与休息、心理影响因素等）。

（2）评估患者对本病现存的护理信念和态度（本病是否能预防；知识获得来源；及时发现、治疗；控制情绪能力；对治疗的期望值）。

（3）评估患者行为与本病相关健康行为的关联（吸烟、饮酒、熬夜、合理饮食、适当锻炼、劳逸结合、预防感冒、积极应对工作、生活压力、心理状态）。

（4）评估患者对本病健康教育知识学习的需求。

六、制定健康教育目标

（1）患者能说出本病基本的特点、治疗原则、药物知识、自我护理方法。

（2）患者能按时服药、配合各项检查。

（3）患者能戒烟酒、合理作息，保证 8 小时以上睡眠。

（4）患者能学会自我放松训练的方法，能控制情绪。

（5）患者能学会如何配合以提高治疗效果，减少复发，提高生活质量。

七、实施健康教育

1. 疾病知识指导

（1）向患者讲解本病发病的特点、及时治疗的重要性。

（2）告知患者完善各项相关检查,解释各项检查的程序和注意事项。如行磁共振及骨扫描检查时,指导患者加强饮水以加快造影剂排泄。

（3）定期行复查胸部 CT 检查,并与前检查结果相对比,判断疗效及疾病整体情况。

2. 治疗指导

（1）化疗期间,注意观察治疗后的毒副反应,对于使用铂类强致吐剂的患者,耐心讲解药物对疾病的作用及毒副反应,使用药物后指导患者合理饮食以加快药物代谢,降低毒副反应。使用对血管刺激性大的药物时,指导患者合理选择静脉通路,最大限度地保护好患者的血管。讲解定期复查血常规及肝肾功能的重要意义,以取得患者理解和配合。

（2）放疗期间,注意观察患者对放疗的耐受情况及不良反应程度,特别是胸部放疗三大并发症的观察及护理。指导患者做好呼吸功能锻炼,以最大限度保护好患者的肺功能,降低并发症的发生率及严重程度。

（3）口服激素药物的患者,详细告知药物使用方法及作用,并督促患者按时服用,有不良反应时应告知医护人员。

3. 护理知识指导

（1）化疗期间尽量将患者安排在单间或病患少、较安静的房间,避免刺激性气味加重患者不适,引起反射性呃逆加重。化疗期间多饮水,每天至少喝 1 500～2 000 mL(约一开水瓶)。为了加快化疗药物代谢,以减少化疗药对肝肾功能及身体的刺激,并请准确记录 24 小时尿量,根据患者当天输液量＋饮水量情况,24 小时尿量要求在 2 500～3 500 mL 之间为宜。化疗当天至化疗结束 7 天内患者因药物作用体能下降,易发生晕厥,下床或入厕时家属应随时陪同,防止因头晕、乏力不适发生跌倒及坠床的意外发生。

（2）放疗期间的护理指导

1）放射性肺炎的护理指导:早期规范使用药物治疗,刺激性干咳无痰患者可服用止咳药物;痰液不易咳出者可行雾化吸入治疗,并静脉使用化痰药物,正确掌握咳痰的方法技巧。多饮水,进食少盐少油清淡食物,禁食易生痰类食物。坚持呼吸功能锻炼,能有效降低放射性肺炎的发生率,可在护理人员指导下锻炼(腹式呼吸或缩唇呼吸)每次 15～20 分钟,每天4～5次。

2）放射性食管炎的护理指导:出现放射性食管炎症状应早期处理效果好,程度越重治疗疗程越长,患者痛苦越大。应及时与管床医生及护士沟通,治疗期间出现的不良反应,行抗炎激素治疗症状可缓解。进食疼痛的患者可进食前含漱漱口水,切勿进食热、硬、有渣、酸辣等刺激性的食物,宜进食温凉、清淡、无刺激、营养丰富的流质食物,如鱼汤面、汽水肉、蒸鸡蛋、新鲜果汁等,饭后适量饮水以冲洗附着于病变部位(食道黏膜)的食物,增加放疗的敏感性;进食困难且体重下降明显患者应静脉补充营养液,因体质虚弱免疫力低下的患者输注营养液时可能会出现发热、呕吐、食欲下降等反应,故鼓励患者多进食,少食多餐,既经济又安全。

3）放射性皮炎的护理与观察指导:伴随放射治疗,照射区域皮肤会出现不同程度的损伤,轻者局部皮肤表现为红斑、色素沉着、脱屑,有烧灼、刺痒感;重者出现局部皮肤出血、水肿、溃疡、糜烂、有渗出液、感染等。不同程度反应的护理方法:①早期即干性反应时(红斑、刺痒),可涂收敛止痒药物如比亚芬、地塞米松霜剂,亦可以涂抹库拉索芦荟。②皮肤出现针尖样小水疱、渗液,为湿性反应期,可涂抗炎生肌的油膏如速愈平或鱼肝油软膏等。告知患者加强自我观察,出现上述症状及时与医护人员沟通,尽早给予护理干预能有效减轻和缓解上述症状。指导患者在放疗期间应身着棉质、柔软、宽松的低领或无领内衣,放射照射野皮肤避免摩擦,不可抓挠,脱屑切忌用手撕剥,清洗时可用温水和柔软毛巾轻轻擦拭,禁用肥皂擦洗,避免冷热刺激,禁用碘酒、乙醇行局部消毒,不可贴胶布,可在放疗期间合理使用皮肤保护剂(比亚芬),外出使用防晒工具,避免阳光直射放疗处皮肤。产生口腔黏膜反应鼓励患者多饮水,保持口腔清洁湿润,如有咽痛可含漱漱口水,泡饮菊花茶、金银花茶等。放疗中尽量保持体位恒定,以保证放疗顺利进行,请患者妥善保护定位标记(即医生在皮肤上所画的有色线条),如出现印记模糊,请及时找医生重新标记,不得自行描画。

(3)治疗期间饮食,避免吃对胃有刺激的辛辣食物,以清淡易消化的食物为主,少食多餐为原则。建议患者补充高蛋白质食品,如奶类、瘦肉、鱼、红枣等,食用黄鳝、黑鱼、猪蹄、牛肉、牛脊髓等,也有助于提高白细胞数量。如出现食欲不振、消化不良,可食用健脾开胃食品,如山楂、白扁豆、萝卜、陈皮等。

(4)治疗期间每日保证不少于 8 小时睡眠,消除紧张情绪,必要时可适当服用镇静药物。治疗期间机体免疫力低下,应防止受凉,避免到人多的地方,防止交叉感染。治疗过程中如出现脱发可将头发剪短或剃除,外出可佩戴头巾、帽子及假发,以防脱发加重患者心理负担,并出现皮肤瘙痒不适。治疗结束后 3～6 个月可长出新发。

4. 心理指导

(1)认真倾听患者的诉说,针对每位患者进行个性化的答复。

(2)每日与患者交流至少 5 分钟,使其放松心情,观察患者目前状态,有无家属陪伴,有无紧张、压力及其来源。

(3)指导患者进行自我心理暗示,对任何程度的呼吸功能改善给予肯定,传递出战胜疾病的信心。

(4)帮助患者认识焦虑和紧张的情绪不利于疾病的治疗,开朗乐观的心态利于疾病的恢复,保持情绪稳定,以平常心对待生活,勿焦虑。

(5)向患者介绍自我放松训练的方法,如呼吸放松、肌肉放松、想象放松等。

(6)与医生共同提供相关治疗及预后的实际信息,建立患者对疾病合理的期望值。

(7)个别心理问题突出的患者,可通过心理量表进行测试并给予对症处理。

(8)对治疗效果未达预期目标的患者,给予更多的关注,善于发现问题及时心理疏导。

5. 出院指导

(1)建立合理的作息时间,注意休息,避免劳累与情绪波动。

(2)养成良好的生活习惯,戒烟酒,清淡饮食。

(3)改变快节奏生活方式和态度,培养平和、坦然的心态,自我调节生活与工作压力。

(4)出院后责任护士回访了解患者的目前恢复情况,指导定期复查、心理安抚、解答患者的疑问并提供其他患者可借鉴的信息。

6. 选择健康教育方法

（1）对于情绪极不稳定或对治疗不配合的患者进行个别指导。

（2）初次确诊的患者，关注患者心理情况，及时与患者沟通，使用耐心的、鼓励性的、指导性的话语。

（3）提供知识讲座、健康教育处方、健康教育图册、病区健康教育宣传栏。

（4）集中开展同病室患者健康教育，患者之间相互督促，相互鼓励。

（5）护士亲身行为演示自我放松训练的方法和呼吸功能锻炼方法。

7. 健康教育效果反馈

（1）患者能否复述疾病知识要点。

（2）观察有无积极配合治疗和护理的行为取向。

（3）观察有无正确的健康行为。

（4）观察是否情绪稳定、焦虑减轻或消除。

（5）医生对患者住院期间的遵医行为评价。

八、健康教育效果评价

（1）口头提问法。针对患者对肺癌患者放化疗期间相关知识的掌握程度，尽量使用开放式提问方式。

（2）直接观察法。观察患者治疗与护理的配合度、生活习惯、情绪管理、睡眠等健康行为的改变。

（3）每月对本病患者进行抽样评价，计算普及率、知晓率及合格率，对健康教育效果进行综合评价。

（4）定期收集医生反馈的情况。

第三节 纵隔肿瘤

纵隔肿瘤是胸部常见疾病，包括原发性肿瘤和转移性肿瘤。原发性纵隔肿瘤包括位于纵隔内各种组织结构所产生的肿瘤和囊肿如胸腺瘤、胸内甲状腺肿、支气管囊肿、皮样囊肿、畸胎瘤、淋巴肉瘤、恶性淋巴瘤、心包囊肿、脂肪瘤、神经原性肿瘤、食管囊肿等，以良性者居多，但不包括从食管、气管、支气管和心脏所产生的良、恶性肿瘤。转移性肿瘤较常见，多数为淋巴结的转移，纵隔淋巴结转移病变多见于原发性肺部恶性肿瘤，如支气管癌。肺部以外者则原发于食管、乳房和腹部的恶性肿瘤最为常见。

一、发病特点

1. 上纵隔肿瘤

最常见的是胸腺瘤和胸内甲状腺瘤。

（1）胸腺瘤：多位于前上纵隔或前中纵隔，占原发性纵隔肿瘤的 $1/4 \sim 1/5$，男女发病率相等。30％为恶性，30％为良性，40％为潜在或低度恶性。良性者常无症状，偶在 X 线检查时发现。若肿瘤体积较小,密度较大,紧贴于胸骨后,X线检查颇难发现。胸腺瘤多邻接升主动脉,故可有明显的传导性搏动。

(2)胸内甲状腺瘤:包括先天性迷走甲状腺和后天性胸骨后甲状腺。前者少见。为胚胎期残留在纵隔内的甲状腺组织,发育成甲状腺瘤,完全位于胸内,无一定位置。后者为颈部甲状腺沿胸骨后伸入前上纵隔,多数位于气管旁前方,少数在气管后方,胸内甲状腺瘤大多数为良性,个别病例可为腺癌。肿块牵引或压迫气管,可有刺激性咳嗽,气急等。

2. 前纵隔肿瘤

可发生于任何年龄,但半数病例症状出现在 20～40 岁之间。组织学上均是胚胎发生的异常或畸形。畸胎样瘤可分成二型:

(1)皮样囊肿:是含液体的囊肿,囊内有起源于外胚层的皮肤、毛发、牙齿等。常为单房,也有双房或多房。囊壁为纤维组织构成,内壁被覆多层鳞状上皮。

(2)畸胎瘤:为一种实质性混合瘤。由外、中、内三胚层组织构成,内有软骨、平滑肌、支气管、胸黏膜、神经血管等成分。畸胎瘤恶变倾向较皮样囊肿大,常可变为表性样癌或腺癌。体积小者,常无症状,多在 X 线检查中发现。若交瘤体增大压迫邻近器官,则可产生相应器官的压迫症状,如上腔静脉受压,可发生上腔静脉综合征;喉返神经受压,则声音嘶哑;压迫气管,可发生气急,患者仰卧时喘气加剧。囊肿向支气管溃破,可咳出含毛发、皮脂的胶性液。胶性液吸入肺内,可发生尖脂性肺炎和类脂性肉芽肿。囊肿有继发感染时,可出现发热和周身毒性症状。

3. 中纵隔肿瘤

极大多数是是淋巴系统肿瘤。常见的有霍奇金病,网状细胞肉瘤,淋巴肉瘤等。多以中纵隔淋巴结肿大为特征,但也可侵入肺组织形成浸润性病变。本病病程短,症状进展快,常伴有周身淋巴结肿大、不规则发热、肝脾肿大、贫血等。X线检查显示肿大淋巴结位于气管两旁及两侧肺门。明显肿大的淋巴结可融合成块,密度均匀,可有大分叶,但无钙化。支气管常腾空而起变窄。

4. 后纵隔肿瘤

几乎皆是神经源性肿瘤。可原发于脊髓神经、肋间神经、交感神经节和迷走神经,可为良性和恶性。良性者有神经鞘瘤、神经纤维瘤和神经节瘤;恶性者有恶性神经鞘瘤和神经纤维肉瘤。电镜检查发现神经鞘瘤与神经纤维肉瘤的超微结构类似,但胶原有所不同。绝大多数神经源性肿瘤位于后纵隔脊柱旁沟内,有时也可位于纵隔,多数有被膜。

5. 支气管囊肿

可发生在纵隔的任何部位,多半位于气管、支气管旁或支气管隆变附近。支气管囊肿多属先天性,来自气管的迷芽,多见于 10 岁以下儿童。通常无症状,若与支气管或胸膜相通,则形成瘘管。继发感染时则有咳嗽、咯血、脓痰,甚至发生脓胸。

二、临床表现

(1)呼吸道症状:胸闷、胸痛一般发生于胸骨后或病侧胸部。大多数恶性肿瘤侵入骨骼或神经时,疼痛剧烈。咳嗽常为气管或肺组织受压所致,咯血较少见。

（2）神经系统症状：由于肿瘤压迫或侵蚀神经产生各种症状，如肿瘤侵及膈神经可引起呃逆及膈肌运动麻痹；如肿瘤侵犯喉返神经，可引起声音嘶哑；如交感神经受累，可产生霍纳氏综合征；肋间神经侵蚀时，可产生胸痛或感觉异常。如压迫脊神经引起肢体瘫痪。

（3）感染症状：如囊肿破溃或肿瘤感染影响到支气管或肺组织时，出现一系列感染症状。

（4）压迫症状：上腔静脉受压，常见于上纵隔肿瘤，多见于恶性胸腺瘤及淋巴性恶性肿瘤。食管、气管受压，可出现气急或下咽梗阻等症状。

（5）特殊症状：畸胎瘤破入支气管，患者咳出皮脂物及毛发。支气管囊肿破裂与支气管相通，表现有支气管胸膜瘘症状。极少数胸内甲状腺肿瘤的患者，有甲状腺机能亢进症状。胸腺瘤的患者，有时伴有重症肌无力症状。

三、治疗原则

手术为主要治疗方法，原发性纵隔肿瘤，无论良恶性，一经发现，应尽早行手术切除。恶性变可能者、转移者，辅以化疗、放疗。恶性淋巴瘤可放疗、化疗相结合。

四、健康教育要求

1. 教育内容的要求

（1）责任护士教会患者本病的诱因、特点、治疗原则、药物知识、自我护理方法。

（2）责任护士每日向患者提 1～2 个疾病相关开放式问题，并检查各项治疗、检查完成情况，如口服药按时服用等。

（3）责任护士能教会患者自我放松训练的方法、心理暗示疗法、音乐疗法。

2. 教育方法的要求

（1）责任护士必须使用语言教育的是疾病知识、治疗知识、护理知识及出院指导。

（2）责任护士演示起床三步法、自我放松训练等方法。

（3）提供纵隔肿瘤保健知识专题讲座，进行个体化指导。

3. 提供教育材料的要求

病房向患者提供纵隔肿瘤患者健康教育处方、图文手册、药品说明书、IPAD 介绍、电子屏滚动等教育媒体，用多种媒介与方式介绍纵隔肿瘤疾病相关知识。

4. 教育频次与反馈要求

责任护士每周以提问、直接观察法、行为演示法阶段评价患者知识掌握与行为改变的能力，并能根据患者实际情况有针对性强化薄弱环节，出院前完成各项教育信息反馈。

5. 责任护士能力要求

纵隔肿瘤住院患者的责任护士应加强专科能力提升，具备纵隔肿瘤放疗及化疗系统护理知识，以及传递知识能力、相关沟通技巧、心理疏导能力，能根据不同的情况的患者在适宜的时机选择合适的健康教育方式，为患者提供个性化的有效的健康教育，并能进行教育效果评价。

五、评估健康教育学习需求

（1）评估患者对本病相关知识的认知程度（本病诱发因素、治疗措施、饮食与休息、心理影响因素等)。

(2)评估患者对本病现存的护理信念和态度(本病是否能预防;知识获得来源;及时发现、治疗;控制情绪能力;对治疗的期望值)。

(3)评估患者行为与本病相关健康行为的关联(吸烟、饮酒、熬夜、饮食习惯、适当锻炼、劳逸结合、预防感冒、积极应对工作、生活压力、心理状态)。

(4)评估患者对本病健康教育知识学习的需求。

六、制定健康教育目标

(1)患者能说出本病的诱因、特点、治疗原则、药物知识、自我护理方法。

(2)患者能按时服药、按要求配合各项检查。

(3)患者能戒烟酒、合理作息,保证 8 小时以上睡眠。

(4)患者能学会自我放松训练的方法,化疗患者应掌握化疗毒副反应的自我观察,放疗患者应掌握放疗相关不良反应的自我观察,同时能保持良好情绪。

(5)患者能学会如何配合以提高治疗效果,降低不良反应的发生率及严重程度,以提高生活质量。

七、实施健康教育

1. 疾病知识指导

(1)向患者讲解本病发病的特点、诱因、及时治疗的重要性。

(2)告知患者完善各项相关检查,解释各项检查的程序和注意事项。如行 PET 检查时,勿使用含糖高的食物或饮品,检查后加大饮水量,以促进造影剂的排泄。

(3)化疗患者定期进行体力状态评分,放疗患者定期进行放疗副反应评估,以保障患者的治疗质量及良好生活状态。

2. 治疗指导

(1)化疗期间,注意观察治疗后的毒副反应,对于使用铂类强致吐剂的患者,耐心讲解药物对疾病的作用及毒副反应,使用药物后指导患者合理饮食以加快药物代谢,降低毒副反应。使用对血管刺激性大的药物时,指导患者合理选择静脉通路,最大限度地保护好患者的血管。讲解定期复查血常规及肝肾功能的重要意义,以取得患者理解和配合。

(2)放疗期间,注意观察患者对放疗的耐受情况及不良反应程度,特别是胸部放疗三大并发症的观察及护理。指导患者做好呼吸功能锻炼,以最大限度地维护好患者的肺功能。

(3)口服激素药物的患者,详细告知药物使用方法及作用,并督促患者按时服用,有不良反应时应告知医护人员。

3. 护理知识指导

(1)化疗期间尽量将患者安排在单间或病患少、较安静的房间,避免刺激性气味加重患者不适,引起反射性呃逆加重。化疗期间多饮水,每天至少喝 1 500～2 000 mL(约一开水瓶)。为了加快化疗药物代谢,以减少化疗药对肝肾功能及身体的刺激,并请准确记录 24 小时尿量,根据患者当天输液量＋饮水量情况,24 小时尿量要求在 2 500～3 500 mL 之间为宜。化疗当天至化疗结束 7 天内患者因药物作用体能下降，易发生晕厥，下床或入厕时家属应随时陪同，防止因头晕、乏力不适发生跌倒及坠床的意外发生。

（2）放疗期间的护理

1）放射性肺炎的护理指导：早期规范使用药物治疗，刺激性干咳无痰患者可服用止咳药物；痰液不易咳出者可行雾化吸入治疗，并静脉使用化痰药物，正确掌握咳痰的方法技巧。多饮水，进食少盐少油清淡食物，禁食易生痰类食物。坚持呼吸功能锻炼，能有效降低放射性肺炎的发生率，可在护理人员指导下锻炼（腹式呼吸或缩唇呼吸）每次 15～20 分钟，每天 4～5 次。

2）放射性食管炎的护理指导：出现放射性食管炎症状应早期处理效果好，程度越重治疗疗程越长，患者痛苦越大。应及时与管床医生及护士沟通，治疗期间出现的不良反应，行抗炎激素治疗症状可缓解。进食疼痛的患者可进食前含漱漱口水，切勿进食热、硬、有渣、酸辣等刺激性的食物，宜进食温凉、清淡、无刺激、营养丰富的流质食物，如鱼汤面、汽水肉、蒸鸡蛋、新鲜果汁等，饭后适量饮水以冲洗附着于病变部位（食道黏膜）的食物，增加放疗的敏感性；进食困难且体重下降明显的患者应静脉补充营养液，因体质虚弱免疫力低下的患者输注营养液时可能会出现发热、呕吐、食欲下降等反应，故鼓励患者多进食，少食多餐，既经济又安全。

3）放射性皮炎的护理与观察指导：伴随放射治疗，照射区域皮肤会出现不同程度的损伤，轻者局部皮肤表现为红斑、色素沉着、脱屑，有烧灼、刺痒感；重者出现局部皮肤出血、水肿、溃疡、糜烂、有渗出液、感染等。不同程度反应的护理方法：①早期即干性反应时（红斑、刺痒），可涂收敛止痒药物如肤比亚芬、地塞米松霜剂，亦可以涂抹库拉索芦荟。②皮肤出现针尖样小水疱、渗液，为湿性反应期，可涂抗炎生肌的油膏如速愈平或鱼肝油软膏等。告知患者应该加强自我观察，出现上述症状及时与医护人员沟通，尽早给予护理干预，通过药物减轻和缓解上述症状。放疗期间应身着棉质、柔软、宽松的低领或无领内衣，放疗照射野皮肤避免摩擦，不可抓挠，脱屑切忌用手撕剥，清洗时可用温水和柔软毛巾轻轻擦拭，禁用肥皂擦洗，避免冷热刺激，禁用碘酒、乙醇行局部消毒，不可贴胶布，可在放疗期间合理使用皮肤保护剂（比亚芬），外出使用防晒工具，避免阳光直射放疗处皮肤。产生口腔黏膜反应鼓励患者多饮水，保持口腔清洁湿润，如有咽痛可含漱漱口水，泡饮菊花茶、金银花茶等。指导患者放疗中尽量保持体位恒定，以保证放疗顺利进行，请患者妥善保护定位标记（即医生在皮肤上所画的有色线条），如出现印记模糊，请及时找医生重新标记，不得自行描画。

（3）治疗期间饮食，避免吃对胃有刺激的辛辣食物，以清淡易消化的食物为主，少食多餐为原则。建议患者补充高蛋白质食品，如奶类、瘦肉、鱼、红枣等，黄鳝、黑鱼、猪蹄、牛肉、牛脊髓等，也有助于提高白细胞数量。如出现食欲不振、消化不良，可食用健脾开胃食品，如山楂、白扁豆、萝卜、陈皮等。

（4）治疗期间每日保证不少于 8 小时睡眠，消除紧张情绪，必要时可适当服用镇静药物。治疗期间机体免疫力低下，应防止受凉，避免到人多的地方，防止交叉感染。治疗过程中如出现脱发可将头发剪短或剃除，外出可佩戴头巾、帽子及假发，以防脱发加重患者心理负担，并出现皮肤瘙痒不适。治疗结束后 3～6 个月可长出新发。

4. 心理指导

(1)认真倾听患者的诉说,针对每位患者进行个性化的答复。

(2)每日与患者交流至少5分钟,使其放松心情,观察患者目前状态,有无家属陪伴,有无紧张、压力及其来源。

(3)指导患者进行自我心理暗示,对任何幅度的听力提高均表示鼓励,树立战胜疾病的信心。

(4)帮助患者认识焦虑和紧张的情绪不利于疾病的治疗,开朗乐观的心态利于疾病的恢复,保持情绪稳定,以平常心对待生活,勿焦虑。

(5)向患者介绍自我放松训练的方法,如呼吸放松、肌肉放松、想象放松等。

(6)与医生共同提供相关治疗及预后的实际信息,建立患者对疾病合理的期望值。

(7)个别心理问题突出的患者,可通过心理量表进行测试并给予对症处理。

(8)对治疗效果未达预期目标的患者,给予更多的关注,善于发现问题及时心理疏导。

5. 出院指导

(1)建立合理的作息时间,注意休息,避免劳累与情绪波动。

(2)养成良好的生活习惯,戒烟酒,清淡饮食。

(3)改变快节奏生活方式和态度,培养平和、坦然的心态,自我调节生活与工作压力。

(4)出院后责任护士回访了解患者的目前恢复情况,指导定期复查、心理安抚、解答患者的疑问并提供其他患者可借鉴的信息。

6. 选择健康教育方法

(1)对于情绪极不稳定或对治疗不配合的患者进行个别指导。

(2)初次确诊的患者,关注患者心理情况,及时与患者沟通,使用耐心的、鼓励性的、指导性的话语。

(3)提供知识讲座、健康教育处方、健康教育图册、病区健康教育宣传栏。

(4)集中开展同病室患者健康教育,患者之间相互督促,相互鼓励。

(5)护士亲身行为演示自我放松训练的方法。

7. 健康教育效果反馈

(1)患者能否复述疾病知识要点。

(2)观察有无积极配合治疗和护理的行为取向。

(3)观察有无正确的健康行为。

(4)观察是否情绪稳定、焦虑减轻或消除。

(5)医生对患者住院期间的遵医行为评价。

八、健康教育效果评价

(1)口头提问法。针对患者对纵隔肿瘤放化疗期间相关知识的掌握程度,尽量使用开放式提问方式。

(2)直接观察法。观察患者治疗与护理的配合度、生活习惯、情绪管理、睡眠等健康行为的改变。

（3）每月对本病患者进行抽样评价，计算普及率、知晓率及合格率，对健康教育效果进行综合评价。

（4）定期收集医生反馈的情况。

🔲 第四节　胸壁肿瘤

胸壁肿瘤是指发生在胸廓深层组织的肿瘤，包括骨骼、骨膜、肌肉、血管、神经等组织的肿瘤，但不包括皮肤、皮下组织及乳腺肿瘤。胸壁肿瘤分原发性和继发性两大类，原发性肿瘤又分为良性及恶性两种。原发性良性肿瘤有脂肪瘤、纤维瘤、神经纤维瘤、神经鞘瘤、骨纤维结构不良、骨纤维瘤、软骨瘤、骨软骨瘤及骨囊肿等；原发性恶性肿瘤以纤维肉瘤、神经纤维肉瘤、血管肉瘤、横纹肌肉瘤、软骨肉瘤、骨肉瘤、骨软骨瘤及恶性骨巨细胞瘤为多见。继发性胸壁肿瘤几乎都是由其他部位的恶性肿瘤转移而来，常造成肋骨的局部破坏或病理性骨折，引起疼痛，但局部肿块多不明显，主要为转移癌。

一、发病特点

胸壁肿瘤占胸部肿瘤的 5%，占骨和软组织肿瘤的 5%～8%，30%～50% 为恶性。原发于胸壁骨骼部分的肿瘤，占全身原发性骨肿瘤的 5%～10%，其中 80% 发生于肋骨，20% 发生于胸骨，以恶性为多，在儿童中亦是如此。肋骨肿瘤好发于前胸壁及侧胸壁，较少发生于后胸壁。大多数胸壁软组织肿瘤为良性，常见于青壮年。胸壁的骨肿瘤半数以上为恶性，大多为远处原发灶的转移。胸壁的恶性肿瘤常发生于中老年患者，男性较女性多发。胸壁肿瘤半数以上为继发性，多来自其他部位恶性肿瘤的转移，或邻近器官肿瘤的直接侵犯，常造成肋骨的局部破坏或病理性骨折，常见的胸壁转移肿瘤多来自肺癌、乳腺癌、肾癌、胃癌、食管癌、直肠癌等。胸壁肿瘤的病理类型较多。胸壁骨骼肿瘤中，良性者以软骨肉瘤、骨软骨瘤、骨纤维性结构不良（或称骨纤维瘤、骨囊肿）等为常见；恶性者以软骨肉瘤、骨肉瘤、恶性骨巨细胞瘤、骨髓瘤、骨内皮细胞肉瘤（Ewing 瘤）等较为常见。胸壁软骨肿瘤约占全部肋骨和胸骨肿瘤的 48%，其中以软骨肉瘤最为多见。胸壁软组织肿瘤中，良性者以神经纤维瘤、纤维瘤、脂肪瘤等较为多见；恶性者以纤维肉瘤、神经纤维肉瘤、血管肉瘤等为多见。

二、临床表现

早期胸壁肿瘤患者，大多数均无明显症状，其症状的轻重与肿瘤大小、生长速度和肿瘤的病理类型密切相关。有时患者自行发现胸壁无痛性隆起肿块或变形，肿块质地较硬，边界清晰。良性胸壁软组织肿块一般均可活动，胸壁骨骼肿瘤则肿块呈固定位。前胸壁或侧胸壁的肿瘤一般较易发现，而后胸壁的肿瘤由于有较厚的软组织和肩胛骨遮盖常易被忽视。局部胸壁疼痛而后发现胸壁肿块是胸壁肿瘤的又一症状，如肿瘤生长迅速，压迫或浸润骨质或肋间神经则疼痛呈持续性剧痛，提示肿瘤可能是恶性。发生于胸壁特殊部位的肿瘤可产生压迫臂丛神经或颈胸交感神经链而引起前臂疼痛和 Horner 综合征。

144

三、治疗原则

胸壁肿瘤的主要治疗是外科手术,其手术原则是:①胸壁良性肿瘤可行肿瘤局部切除,但某些具有易复发及恶性倾向的良性肿瘤如纤维瘤、软骨瘤、骨软骨瘤、骨巨细胞瘤等应适当扩大切除范围,除切除病变肋骨外,尚应切除上下各一正常肋骨。②胸壁恶性肿瘤必须行广泛的胸壁大块组织切除,对肋骨的恶性肿瘤应包括肌层、病肋及其上下各一根正常肋骨及肋间肌、壁层胸膜整块组织切除,切除范围应超过肿瘤边缘 5cm,并行局部淋巴结清扫,如肿瘤已侵及肺,应同时行肺切除。③恶性胸壁肿瘤手术切除后,应联合放射治疗及化疗,以期提高治疗效果。

四、健康教育要求

1. 教育内容的要求

(1)责任护士教会患者本病的诱因、特点、治疗原则、药物知识、自我护理方法。

(2)责任护士每日向患者提 1～2 个疾病相关开放式问题,并检查各项治疗、检查完成情况,如口服止痛药按时服用等。

(3)责任护士能教会患者自我放松训练的方法、心理暗示疗法、音乐疗法。

2. 教育方法的要求

(1)责任护士必须使用语言教育的是疾病知识、治疗知识、护理知识及出院指导。

(2)责任护士演示起床三步法、自我放松训练等方法。

(3)提供胸壁肿瘤知识专题讲座,针对患者提供个体化健康指导。

3. 提供教育材料的要求

病房向患者提供胸壁肿瘤患者健康教育处方、图文手册、药品说明书、IPAD 介绍、电子屏滚动等教育媒体,用多种媒介与方式介绍胸壁肿瘤相关知识。

4. 教育频次与反馈要求

责任护士每周以提问、直接观察法、行为演示法阶段评价患者知识掌握与行为改变的能力,并能根据患者实际情况有针对性强化薄弱环节,出院前完成各项教育信息反馈。

5. 责任护士能力要求

胸壁肿瘤住院患者的责任护士应加强专科能力提升,具备胸壁肿瘤系统知识,以及传递知识能力、相关沟通技巧、心理疏导能力,能根据不同情况的患者在适宜的时机选择合适的健康教育方式,为患者提供个性化的有效的健康教育,并能进行教育效果评价。

五、评估健康教育学习需求

(1)评估患者对本病相关知识的认知程度(本病诱发因素、治疗措施、饮食与休息、心理影响因素等)。

(2)评估患者对本病现存的护理信念和态度(本病是否能预防;知识获得来源;及时发现、治疗;控制情绪能力;对治疗的期望值)。

(3)评估患者行为与本病相关健康行为的关联(吸烟、饮酒、熬夜、合理饮食、适当锻炼、劳逸结合、预防感冒、积极应对工作、生活压力、心理状态)。

(4)评估患者对本病健康教育知识学习的需求。

六、制定健康教育目标

(1)患者能说出本病的特点、治疗原则、药物知识、自我护理方法。

(2)患者能按时服药、配合各项检查。

(3)患者能戒烟酒、合理作息,保证 8 小时以上睡眠。

(4)患者能学会自我放松训练的方法,能控制情绪。

(5)患者能学会如何配合以提高治疗效果,减少复发,提高生活质量。

七、实施健康教育

1. 疾病知识指导

(1)向患者讲解本病发病的特点、及时治疗的重要性。

(2)告知患者完善各项相关检查,解释各项检查的程序和注意事项。如行 MRI 及骨扫描检查时,指导患者加强饮水以加快造影剂排泄。

(3)定期行复查胸部 CT 检查,并与前检查结果相对比,判断疗效及疾病整体情况。

2. 治疗指导

(1)化疗期间,注意观察治疗后的毒副反应,对于使用铂类强致吐剂的患者,耐心讲解药物对疾病的作用及毒副反应,使用药物后指导患者合理饮食以加快药物代谢,降低毒副反应。使用对血管刺激性大的药物时,指导患者合理选择静脉通路,最大限度地保护好患者的血管。讲解定期复查血常规及肝肾功能的重要意义,以取得患者理解和配合。

(2)放疗期间,注意观察患者对放疗的耐受情况及不良反应程度,特别是胸部放疗三大并发症的观察及护理。指导患者做好呼吸功能锻炼,以最大限度地维护好患者的肺功能。

(3)口服激素药物的患者,详细告知药物使用方法及作用,并督促患者按时服用,有不良反应时应告知医护人员。

3. 护理知识指导

(1)化疗期间尽量将患者安排在单间或病患少、较安静的房间,避免刺激性气味加重患者不适,引起反射性呃逆加重。化疗期间多饮水,每天至少喝 1 500～2 000 mL(约一开水瓶)。为了加快化疗药物代谢,以减少化疗药对肝肾功能及身体的刺激,请准确记录 24 小时尿量,根据患者当天输液量＋饮水量情况,24 小时尿量要求在 2 500～3 500 mL 之间为宜。化疗当天至化疗结束 7 天内患者因药物作用体能下降,易发生晕厥,下床或如厕时家属应随时陪同,防止因头晕、乏力不适发生跌倒及坠床的意外发生。

(2)放疗期间的护理

1)放射性肺炎的护理指导:早期规范使用药物治疗,刺激性干咳无痰患者可服用止咳药物;痰液不易咳出者可行雾化吸入治疗,并静脉使用化痰药物,正确掌握咳痰的方法技巧。多饮水,进食少盐少油清淡食物,禁食易生痰类食物。坚持呼吸功能锻炼能有效降低放射性肺炎的发生率,可在护理人员指导下锻炼(腹式呼吸或缩唇呼吸)每次 15～20 分钟,每天 4～5 次。

2)放射性食管炎的护理指导：出现放射性食管炎症状应早期处理效果好，程度越重治疗疗程越长，患者痛苦越大。应及时与管床医生及护士沟通，治疗期间出现的不良反应，行抗炎激素治疗症状可缓解。进食疼痛的患者可进食前含漱漱口水，切勿进食热、硬、有渣、酸辣等刺激性的食物，宜进食温凉、清淡、无刺激、营养丰富的流质食物，如鱼汤面、汽水肉、蒸鸡蛋、新鲜果汁等，饭后适量饮水以冲洗附着于病变部位（食道黏膜）的食物，增加放疗的敏感性；进食困难且体重下降明显的患者应静脉补充营养液，因体质虚弱免疫力低下的患者输注营养液时可能会出现发热、呕吐、食欲下降等反应，故鼓励患者多进食，少食多餐，既经济又安全。

3)放射性皮炎的护理与观察指导：伴随放射治疗，照射区域皮肤会出现不同程度的损伤，轻者局部皮肤表现为红斑、色素沉着、脱屑，有烧灼、刺痒感；重者出现局部皮肤出血、水肿、溃疡、糜烂、有渗出液、感染等。不同程度反应的护理方法：①早期即干性反应时（红斑、刺痒），可涂收敛止痒药物如肤比亚芬、地塞米松霜剂，亦可以涂抹库拉索芦荟。②皮肤出现针尖样小水疱、渗液，为湿性反应期，可涂抗炎生肌的油膏如速愈平或鱼肝油软膏等。告知患者应该加强自我观察，出现上述症状及时与医护人员沟通，尽早给予护理干预，通过药物减轻和缓解上述症状。放疗期间应身着棉质、柔软、宽松的低领或无领内衣，放疗照射野皮肤避免摩擦，不可抓挠，脱屑切忌用手撕剥，清洗时可用温水和柔软毛巾轻轻擦拭，禁用肥皂擦洗，避免冷热刺激，禁用碘酒、乙醇行局部消毒，不可贴胶布，可在放疗期间合理使用皮肤保护剂（比亚芬），外出使用防晒工具，避免阳光直射放疗处皮肤。产生口腔黏膜反应鼓励患者多饮水，保持口腔清洁湿润，如有咽痛可含漱漱口水，泡饮菊花茶、金银花茶等。指导患者放疗中尽量保持体位恒定，以保证放疗顺利进行，请患者妥善保护定位标记（即医生在皮肤上所画的有色线条），如出现印记模糊，请及时找医生重新标记，不得自行描画。

(3)治疗期间饮食，避免吃对胃有刺激的辛辣食物，以清淡易消化的食物为主，少食多餐为原则。建议患者补充高蛋白质食品，如奶类、瘦肉、鱼、红枣等，黄鳝、黑鱼、猪蹄、牛肉、牛脊髓等，也有助于提高白细胞数量。如出现食欲不振、消化不良，可食用健脾开胃食品，如山楂、白扁豆、萝卜、陈皮等。

(4)治疗期间每日保证不少于 8 小时睡眠，消除紧张情绪，必要时可适当服用镇静药物。治疗期间机体免疫力低下，应防止受凉，避免到人多的地方，防止交叉感染。治疗过程中如出现脱发可将头发剪短或剃除，外出可佩戴头巾、帽子及假发，以防脱发加重患者心理负担，并出现皮肤瘙痒不适。治疗结束后 3～6 个月可长出新发。

4. 心理指导

(1)认真倾听患者的诉说，针对每位患者进行个性化的答复。

(2)每日与患者交流至少 5 分钟，使其放松心情，观察患者目前状态，有无家属陪伴，有无紧张、压力及其来源。

(3)指导患者进行自我心理暗示，对任何程度的呼吸功能改善给予肯定，传递出战胜疾病的信心。

(4)帮助患者认识焦虑和紧张的情绪不利于疾病的治疗，开朗乐观的心态利于疾病的恢复，保持情绪稳定，以平常心对待生活，勿焦虑。

（5）向患者介绍自我放松训练的方法，如呼吸放松、肌肉放松、想象放松等。

（6）与医生共同提供相关治疗及预后的实际信息，建立患者对疾病合理的期望值。

（7）个别心理问题突出的患者，可通过心理量表进行测试并给予对症处理。

（8）对治疗效果未达预期目标的患者，给予更多的关注，善于发现问题及时心理疏导。

5. 出院指导

（1）建立合理的作息时间，注意休息，避免劳累与情绪波动。

（2）养成良好的生活习惯，戒烟酒，清淡饮食。

（3）改变快节奏生活方式和态度，培养平和、坦然的心态，自我调节生活与工作压力。

（4）出院后责任护士回访了解患者的目前恢复情况，指导定期复查、心理安抚、解答患者的疑问并提供其他患者可借鉴的信息。

6. 选择健康教育方法

（1）对于情绪极不稳定或对治疗不配合的患者进行个别指导。

（2）初次确诊的患者，关注患者心理情况，及时与患者沟通，使用耐心的、鼓励性的、指导性的话语。

（3）提供知识讲座、健康教育处方、健康教育图册、病区健康教育宣传栏。

（4）集中开展同病室患者健康教育，患者之间相互督促，相互鼓励。

（5）护士亲身行为演示自我放松训练的方法。

7. 健康教育效果反馈

（1）患者能否复述疾病知识要点。

（2）观察有无积极配合治疗和护理的行为取向。

（3）观察有无正确的健康行为。

（4）观察是否情绪稳定、焦虑减轻或消除。

（5）医生对患者住院期间的遵医行为评价。

八、健康教育效果评价

（1）口头提问法。针对患者对胸壁肿瘤放化疗期间相关知识的掌握程度，尽量使用开放式提问方式。

（2）直接观察法。观察患者治疗与护理的配合度、生活习惯、情绪管理、睡眠等健康行为的改变。

（3）每月对本病患者进行抽样评价，计算普及率、知晓率及合格率，对健康教育效果进行综合评价。

（4）定期收集医生反馈的情况。

（柳丽娜　孙丽）

第九章 消化系统肿瘤的护理及健康教育

🔲 第一节 胃 癌

胃癌(gastric carcinoma)可发生于胃的任何部位,但半数以上发生在胃窦部、胃小弯及前后壁,其次是贲门,胃体相对少见。胃癌是我国最常见的恶性肿瘤之一,居全球肿瘤发病率和癌症死亡率的第二位。

一、发病特点

(1)发病年龄以中老年居多,55～70 岁为高发年龄。

(2)男性胃癌的发病率和死亡率均高于女性,非贲门癌的男女发病比例约 2:1,贲门癌的男女发病比例高达 6:1。

(3)发病率有地区差异,日本、智利、俄罗斯和爱尔兰为高发区,北美、西欧、澳大利亚和新西兰发病率较低。我国发病率亦较高,中南和西南地区则较低。

(4)有色人种比白种人更易患病。

二、临床表现

胃癌早期多无症状,有的可出现轻度消化不良,直至发展至中晚期,才相继出现下列表现:

(1)上腹疼痛。最常见的是上腹不适、隐痛、嗳气、反酸等类似胃及十二指肠溃疡或慢性胃炎等症状。多于饭后发生,无间歇期,服制酸剂不能缓解。

(2)食欲减退和消瘦。

(3)消化道出血。小量出血时仅有贫血和大便隐血阳性,当出血量增多时可有呕血及黑便。

(4)晚期上腹部可扪及质硬的肿块,多呈现结节状、质硬,可有压痛。肝脏转移可出现肝大,并扪及坚硬结节,常伴黄疸。腹膜转移时可发生腹水,出现移动性浊音。锁骨上淋巴结转移时可扪及 Virchow 淋巴结,质硬,不活动。直肠指诊时在直肠膀胱间凹陷可触及一架板样肿块。

(5)胃癌患者可出现伴癌综合征,包括反复发作的浅表性血栓静脉炎、黑棘皮病、皮肌炎等。

三、治疗原则

(1)手术治疗:分为内镜下黏膜切除术、腹腔镜下胃改良切除术、胃癌根治术、联合脏器切除术、姑息性手术。尽量切除原发病灶,彻底清扫区域淋巴结,并消除腹腔游离癌细胞和微小转移灶。

(2)化学治疗:应用抗肿瘤药物辅助手术治疗,在术前、术中及术后使用,以抑制癌细胞的扩散和杀伤残存的癌细胞,从而提高手术效果。常用的化疗药物有多西他赛、顺铂、氟尿嘧啶、表柔比星、奥沙利铂、伊立替康等,常用的化疗方案有多西他赛＋顺铂＋氟尿嘧啶(DCF)、表阿霉素＋顺铂＋氟尿嘧啶(ECF)、顺铂＋氟尿嘧啶(DF)、奥沙利铂＋氟尿嘧啶(FOLFOX4)等。

(3)放射治疗:包括术前、术后和姑息性放疗。外照射与 5-FU 联合应用于局部无法切除的胃癌的姑息治疗,可以提高生存率。使用三维适形放疗和非常规照射野照射可以精确地对高危靶区进行照射且剂量分布更加均匀。

(4)支持治疗:通过营养、止痛、提高免疫力等方式来预防和减轻患者的痛苦并改善其生活质量。

四、健康教育要求

1. 教育内容的要求

教会患者患病的相关因素、治疗原则、药物知识、并发症、自我护理方法,以及自我放松训练的方法、心理暗示法、音乐疗法。

2. 选择健康教育方法

采用一对一交谈的方式进行健康教育。对心态消极的患者可请心理医生协助疏导。演示起床三步法、自我放松训练等方法。

3. 提供教育材料

病房提供疾病健康教育处方、健康教育展板、图文手册、药品说明书、电子滚动屏等。

4. 教育频次与反馈要求

每周以提问、直接观察法、行为演示法阶段评价患者知识掌握与行为改变的能力,有针对性强化薄弱环节,出院前完成各项教育信息反馈。

5. 评估健康教育学习需求

(1)评估患者对疾病相关知识的认知程度(患病相关因素、治疗措施、饮食与休息、心理影响因素等)。

(2)评估患者现存的护理信念和态度(是否能治愈;是否会传染;是否会遗传;知识获得来源;控制情绪能力;对治疗的期望值)。

(3)评估患者行为与本病相关健康行为的关联(吸烟、饮酒、熬夜、饮食、锻炼、定期复诊、积极应对生活、心理状态)。

(4)评估患者对疾病知识学习的需求。

6. 制定健康教育目标

患者能说出本病的病因、治疗原则、药物知识、并发症、自我护理方法,能配合各项检查和治疗,合理饮食、规律作息。

7. 责任护士能力要求

具备消化系统肿瘤的系统知识，及有效沟通技巧、心理疏通能力，并能进行健康教育效果评价。

五、实施健康教育

1. 疾病知识指导

(1)向患者讲解胃癌的病因、治疗原则、药物知识、并发症、自我护理方法。

(2)告知患者完善各项相关检查，解释各项检查的程序和注意事项。如胃镜检查时，指导患者检查前禁食至少 6 小时。

(3)定期监测血象，观察患者治疗反应。

2. 治疗指导

(1)化疗指导：化疗的患者要向其讲解化疗药物的不良反应及注意事项。多西他赛一般静脉滴注 1 小时，不良反应有：①骨髓抑制：中性粒细胞减少是最常见的不良反应，为主要剂量限制性毒性。②过敏反应：多发生在第一次或第二次输入时，特别是输注的最初几分钟内可能有过敏反应发生。轻度表现为红斑和局部皮肤反应，无需特殊处理；严重过敏反应表现为重度低血压、支气管痉挛或全身皮疹与红斑，应立即停止输注并进行对症治疗。③体液潴留：表现为外周水肿。④皮肤毒性：表现为红斑、皮疹、瘙痒、色素沉着、指趾改变等反应。胃肠道反应常见，多为轻中度。⑤肝胆系统常见胆红素、肝酶增高。⑥其他反应有脱发、乏力、头痛等。为减轻体液潴留，所有患者在接受多西他赛治疗前均须预防服用糖皮质激素类药物，如地塞米松 8 mg，一天两次，于治疗前一天开始，连用 3 天。使用顺铂化疗的患者指导其多饮水，并注意有无恶心呕吐等不良反应。表阿霉素主要不良反应是心脏毒性、骨髓抑制、血尿、脱发等，用药过程中应使用心电监护，观察心电图是否出现室上性心动过速、窦性心动过速等心律失常，血尿通常 2 天内会自行消失。

(2)骨髓抑制的指导：骨髓抑制是放化疗常见的不良反应，通常是指白细胞、血小板、血红蛋白低于正常值。①白细胞减少的患者，减少探视，避免外出，避免到人多的场所如菜场、超市等地，预防呼吸道感染；注意饮食卫生，预防消化道感染；保持口腔清洁，餐后漱口；便后保持会阴部及肛周皮肤清洁；遵医嘱注射升白细胞药物；定期检测白细胞计数；多进食富含蛋白质的食物，促进白细胞生长；白细胞计数<1 G/L 时，限制探视，保护性隔离。②血小板减少的患者，忌辛辣、刺激、坚硬、油炸食物，防止消化道出血；避免碰撞，勿搔抓皮肤，防止外伤；软毛刷刷牙，勿剔牙，防止牙龈出血；勿搓揉鼻部及挖鼻孔，防止鼻黏膜出血；血小板计数<20 G/L 时，需预防颅内出血，绝对卧床休息，保持情绪稳定，避免激动；保持大便通畅，避免用力排便；如有头痛、恶心、呕吐等不良反应，及时告知医护人员；配合输注血小板。③血红蛋白低的患者，注意休息，避免发生晕厥而跌倒；血红蛋白<60 G/L 时，绝对卧床休息；有缺氧症状时吸氧。

(3)放疗指导：放疗前后半小时暂禁食，以减轻可能发生的消化道反应。放疗后 1～2 小时，可能出现恶心、呕吐等不良反应，告知患者是由于射线致使胃黏膜充血水肿所致。保持放射野皮肤标记清晰，如标记模糊应及时找医生填补，不可自行添加或涂改。穿宽松柔软的棉质衣服,保持放射野皮肤清洁干燥,避免摩擦,避免阳光暴晒、冷热等物理刺激,避免贴胶布及涂碘酊,洗澡时用清水,避免香皂、沐浴露等刺激。

3. 护理知识指导

(1)对病情恶化、进展快的患者,尽量安排在单间,以利于其调养,促进患者舒适。

(2)胃镜检查后,指导患者当天饮食以流质、半流质为宜,行活检的患者应进食温凉饮食,检查后少数患者出现咽痛、咽喉部异物感,嘱患者不要用力咳嗽,以免损伤咽喉部黏膜。若患者出现腹痛、腹胀可进行按摩,促进排气。检查后数天内密切观察患者有无消化道穿孔、出血、感染等并发症,一旦发现及时协助医生进行对症处理。

(3)食欲不佳的患者,鼓励与家属一同进餐,营造良好的就餐氛围。避免在禁食的患者面前进餐。

(4)早期倾倒综合征,多发生在进食后半小时内,患者以循环系统和胃肠道症状为主要表现。应指导患者通过饮食调整来缓解症状,避免过浓、过甜、过咸的流质食物,宜进低碳水化合物、高蛋白饮食,餐时限制饮水喝汤,进餐后平卧 10～20 分钟,术后半年到 1 年内,逐渐自愈。晚期倾倒综合征,多发生在餐后 2～4 小时,患者出现头晕、心慌、出冷汗、脉搏细弱,甚至虚脱等表现。主要因进食后胃排空过快,含糖食物迅速进入小肠而刺激胰岛素大量释放,继而发生反应性低血糖,故晚期倾倒综合征又被称为低血糖综合征,指导患者出现症状时稍进饮食,尤其糖类即可缓解。

(5)指导患者保证充足睡眠,化疗引起失眠的患者,可遵医嘱服用艾司唑仑或阿普唑仑片改善睡眠。

4. 心理指导

患者存在的抑郁、焦虑、甚至绝望等负性心理反应,会加重其身体上的不适,运用倾听、解释、安慰等技巧与患者沟通,表示关心与体贴,并及时取得家属的配合,预防和避免自杀等意外的发生。耐心听取患者自身的叙述和感受,给予支持和鼓励。胃全切或部分切除的患者,会因身体器官的不完整而对功能产生忧虑,应告知患者,消化道的其他组成部分可以相应的代偿性地增强消化和吸收能力,从而减少对整个机体的影响,不必过于担忧。同时介绍有关胃癌治疗进展信息,提高患者对治疗的信心。指导患者运用看电视、看书、听音乐的方式来调节和缓解自己的负面情绪,使自己放松,保持良好的心态。

5. 出院指导

(1)定期复查,并指导患者注意观察是否有黑便,是否出现呕吐隔夜宿食等症状,早期识别胃出血、贲门或幽门梗阻等并发症。

(2)口服化疗药的患者,出院在家服药期间如果出现较严重的不良反应,及时联系管床医生,给以相应的评估及处理。合理使用止痛药,口服控释剂或缓释剂止痛的患者指导其按时服用,以减少爆发痛的发生,不可嚼碎,以保证血药浓度平稳。鼓励患者发挥自身积极的应对能力,以提高控制疼痛的效果。

(3)饮食指导:充足的营养支持对机体恢复有重要的作用,指导患者进食易消化、营养丰富的饮食,如粥、鱼类、鸡蛋羹、肉沫、胡萝卜、西兰花、土豆、西红柿、南瓜、香菇、海带等。胃全切或部分切除的患者可少食多餐,在一日三餐的基础上,于两餐之间适当增加进食。

(4)功能锻炼:根据自己的体力恢复情况每日安排一定的时间锻炼身体,结合个人爱好和活动条件选择锻炼项目,如散步、慢跑、太极拳、体操或者呼吸操、健胃操等,活动量不宜过大,以机体不感到劳累为宜。合理适量的体育锻炼不仅可促使机体体能恢复,对心理和性格上也会形成积极的影响。对于久居室内的患者,适量多抽出时间置身于大自然中,呼吸新鲜空气,吐故纳新,也有利于康复。

六、健康教育效果评价

1. 健康教育效果反馈

患者能否复述疾病知识要点,是否积极配合治疗和护理,是否有正确的健康行为,是否情绪稳定、焦虑减轻或消除。

2. 效果评价方法

(1)口头提问法:针对患者对疾病相关知识的认识,开放式提问。

(2)直接观察法:观察患者治疗与护理的配合度、生活习惯、情绪管理、睡眠等健康行为的改变。

(3)每周对本病患者进行抽样评价,计算普及率、知晓率及合格率,对健康教育效果进行综合评价。

第二节　原发性肝癌

原发性肝癌(primary hepatic carcinoma)简称肝癌,指肝细胞或肝内胆管细胞发生的癌。其死亡率在消化系统恶性肿瘤中列第三位,仅次于胃癌和食管癌。

一、发病特点

(1)可发生于任何年龄,我国以 45～55 岁居多。

(2)男女之比为(2～5)∶1。

(3)乙型和丙型病毒性肝炎、黄曲霉毒素与肝癌的发生有关。

二、临床表现

肝癌早期无典型症状,中晚期才出现下列表现。

(1)肝区疼痛:半数以上患者有肝区疼痛,多呈持续性钝痛或胀痛,因肿瘤迅速生长使肝包膜绷紧所致。

(2)消化道症状:食欲减退、腹胀、恶心、呕吐、腹泻等。

(3)全身症状:乏力、进行性消瘦、发热、营养不良,晚期患者可呈恶病质等。

(4)体征:肝大、黄疸、肝硬化、腹水。

三、治疗原则

(1)手术治疗:是目前根治原发性肝癌最好的方法,主要有肝切除、肝移植。

（2）肝动脉栓塞化疗：是肝癌非手术治疗中的首选方法。是经皮穿刺股动脉，在 X 线透视下将导管插至固有动脉或其分支，注射抗肿瘤药物和栓塞剂，使之闭塞，达到切断肿瘤血供、杀死肿瘤组织的目的。

（3）放射治疗：适用于肿瘤局限不能切除、术后有残留病灶、门静脉和肝静脉瘤栓、胆管梗阻等患者。采用三维适行放疗或调强放疗照射方法更好。

（4）全身性化学治疗：单药与联合用药效果都不太理想。

（5）靶向治疗：索拉菲尼、贝伐单抗是治疗肝癌的靶向药，靶向治疗是肝癌全身治疗新的研究方向。

四、健康教育要求

（1）教育内容的要求：教会患者患病的相关因素、治疗原则、药物知识、并发症、自我护理方法，以及自我放松训练的方法、心理暗示法、音乐疗法。

（2）选择健康教育方法：采用一对一交谈的方式进行健康教育。演示起床三步法、自我放松训练等方法。

（3）提供教育材料：病房提供疾病健康教育处方、健康教育展板、图文手册、药品说明书、电子滚动屏等。

（4）评估健康教育学习需求：评估患者对疾病的认知程度，评估患者行为与本病相关健康行为的关联，对疾病健康教育知识学习的需求。

（5）制定健康教育目标：患者能说出本病的病因、治疗原则、药物知识、并发症、自我护理方法，能配合各项检查和治疗，合理饮食、规律作息。

五、实施健康教育

1. 疾病知识指导

（1）向患者讲解肝癌的病因、治疗原则、药物知识、并发症、自我护理方法。

（2）告知患者完善各项相关检查，解释各项检查的程序和注意事项。

2. 治疗指导

（1）化疗指导：对于不能手术切除病灶的中晚期肝癌患者，化疗是常用的治疗手段。但由于化学药物不仅会杀死肿瘤细胞，也会杀灭正常细胞，引起机体的不良反应。化疗前，指导患者加强营养，多食高蛋白、高热量、高维生素食物，必要时按医嘱给予支持治疗。肝癌患者因化疗药物的作用，引起恶心、呕吐、食欲不振的，指导患者有计划地进食，少量多餐，减少对胃的刺激。定期监测血象，对白细胞严重减少和骨髓抑制者，应积极预防感染，并采取保护性隔离措施。脱发患者应保持床单位清洁，劝其佩戴假发、头巾。

（2）放疗指导：放射治疗肝癌的副作用，主要是肝功能损伤。一般反应有恶心、呕吐、乏力、食欲下降等，通过对症治疗可缓解。肝左叶和肝门部肿瘤治疗后易发生食道下段、胃或十二指肠黏膜糜烂、溃疡等放射性损伤，主要表现为上腹部疼痛，多数治疗后 2～3 周出现，可持续 2～3 个月，用黏膜保护剂和强制酸剂治疗有效。肝癌放疗期间往往伴有上腹部不适、食欲不振、腹胀等消化道症状。在接受治疗的过程中，由于胃肠道受到一定剂量照射，普遍存在放射性水肿反应,使消化道功能减弱,引起上述症状更加明显,甚至加重,因而在治疗过程中指导患者少食多餐,忌食生冷、有刺激性及油腻食物。对有腹水患者应限制水的摄入量,给予低钠饮食。伴有肝硬化失代偿时,需给予优质蛋白。必要时在进食前半小时给予多潘立酮、莫沙比利等胃肠动力药口服,以减轻消化道症状。

(3)肝动脉栓塞化疗术后,由于肝动脉血供突然减少,可产生栓塞后综合征,即出现腹痛、发热、恶心、呕吐、血清蛋白降低、肝功能异常等改变,应指导患者术后禁食2~3天,逐渐过渡到流质饮食,并注意少量多餐,以减轻恶心、呕吐。穿刺部位压迫止血15分钟,再加压包扎,沙袋压迫6小时,保持穿刺侧肢体伸直24小时,并观察穿刺部位有无血肿及渗血。多数患者于术后4~8小时体温升高,持续一周左右,应指导患者是机体对坏死肿瘤组织重吸收的反应,不必太焦虑。高热者应采取降温措施避免机体大量消耗,注意有无肝性脑病前驱症状。鼓励患者深呼吸,必要时吸氧,以提高血氧分压利于肝细胞的代谢。栓塞术1周后,常因肝缺血影响肝糖原储存和蛋白质的合成,所以要静脉输注清蛋白、葡萄糖液。

3. 护理知识指导

(1)严密观察病情的变化。由于肝癌组织本身的影响,或射线照射后病灶的杀伤破坏而出现坏死肿瘤组织的吸收反应,以及肝癌患者免疫力较低易合并感染,患者往往伴有发热,对于低烧者,应给予药物或物理降温。若出现高烧不退则暂停放疗,并酌情使用抗生素抗感染治疗。发热出汗较多时,及时更换汗湿的衣物和被褥。

(2)向患者解释放疗中可能出现的副反应。放疗期间,身体耗费大量能量来自我康复,加上疾病带来的压力,以及放射对正常的细胞的影响都会导致疲劳。指导患者少活动、多休息,晚上早睡觉,大多数人在放疗结束后,虚弱和疲劳也会随之逐渐消失。

(3)对于肝区疼痛的患者,应耐心询问患者疼痛的程度和持续时间,对疼痛剧烈者,可遵医嘱给予止痛治疗,必要时给予吗啡等强效镇痛剂,同时随时观察止痛效果及不良反应。肝癌伴肝硬化及门静脉栓塞引起门脉高压,加重消化道黏膜充血、缺氧,引起黏膜糜烂坏死,同时放射损伤也易引起消化道出血。因而在治疗期间应严密观察病情变化,应注重患者的精神状态,监测体温、脉搏、血压的变化。询问患者有无腹泻、黑便,以便及时诊断治疗。

(4)肝穿刺活组织检查术后的患者,卧床24小时,测量血压、脉搏,开始4小时内每30分钟测一次,如有脉搏细速、血压下降、烦躁不安、面色苍白、出冷汗等内出血征象,应立即给予处理。注意观察穿刺部位,注意有无伤口渗血、红肿、疼痛。

4. 心理指导

有耐心地与患者交谈,使患者感觉到温暖,愿意接受帮助,与患者家属、亲友进行沟通。发现患者情绪不稳定,有不恰当的认知和对疾病不利的应对方式,及时给予指导,鼓励患者用倾诉、转移注意力等方式缓解和释放自己的压抑情绪。用乐观的、积极的语言鼓励患者配合治疗,引导患者面对现实,面对自己的疾病,从全局出发,以愉快的心情接受和配合治疗,提高生存质量,缓解个人及家属、亲友的压力。

5. 出院指导

嘱患者出院后,每1~2个月定期检查血象、肝功能。一个月后行腹部B超、CT检查。平时注重休息,养成有规律的生活习惯,保证充足睡眠时间。要有足够能量的饮食,并适当地进行活动锻炼,以利于身体的康复。

六、健康教育效果评价

（1）健康教育效果反馈：患者能否复述疾病知识要点，是否积极配合治疗和护理，是否有正确的健康行为，是否情绪稳定、焦虑减轻或消除。

（2）效果评价方法：口头提问法、直接观察法、抽样计算法综合评价。

🔲 第三节　胆道系统肿瘤

胆道系统肿瘤分为胆囊肿瘤和肝外胆道肿瘤两种，其中胆囊肿瘤为多见。胆道系统肿瘤有良性与恶性之分，又以恶性居多，主要包括胆囊癌（carcinoma of gallbladder）和胆管癌（carcinoma of bile duct）。胆道系统解剖见图 3-1。胆囊癌是指发生在胆囊的癌性病变，多发生在胆囊体和底部，以腺癌多见。胆管癌指原发于肝外胆管，包括左、右肝管至胆总管下端的癌性病变。

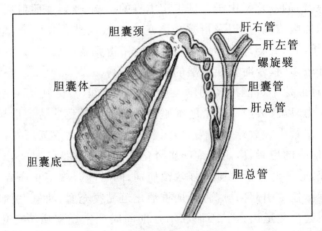

图 3-1　胆道系统解剖图

一、发病特点

（1）病因尚不清楚。

（2）胆囊癌在所有癌症中所占比例不高，但在胆道系统恶性肿瘤中却是较常见的一种，发病年龄多集中在大于 50 岁的老年人，女性发病率为男性的 3～4 倍。

（3）胆管癌以 50～70 岁的男性多见，50%～75% 的胆管癌发生在上 1/3 段胆管，即肝门部胆管。

二、临床表现

胆囊癌发病隐匿，早期无典型和特异性的症状。合并结石或慢性胆囊炎者，早期表现为上腹部持续性隐痛、食欲减退、恶心、呕吐等。当肿瘤侵犯到浆膜层或胆囊床时，可有右上腹痛、发热、黄疸等表现。胆囊管梗阻时可触及肿大的胆囊。晚期胆囊癌患者，可能在右上腹触及肿块,出现腹胀、腹痛、黄疸、贫血或恶病质等表现。肿瘤也可穿透浆膜,导致胆囊急性穿孔、急性腹膜炎、胆道出血等。

胆管癌临床表现：

(1)黄疸、巩膜皮肤黄染：大部分患者表现为进行性加重的黄疸,尿色变黄,大便颜色呈灰白或白陶土色。

(2)腹痛：表现为上腹部饱胀不适隐痛,胀痛和绞痛,可向右背部放射,伴全身皮肤瘙痒、恶心、厌食、消瘦、乏力等症状,合并感染时可出现急性胆管炎的临床表现。

(3)胆囊改变：肿瘤发生在胆囊以下胆管时,可触及肿大的胆囊,Murphy 征可呈阴性;当肿瘤发生在胆囊以上胆管和肝门部胆管时,胆囊常缩小而不能触及。

(4)肝大：大部分患者可出现肝大质硬,有触痛或叩痛;晚期患者可在上腹部触及肿块,可伴有腹水和下肢水肿。

三、治疗原则

(1)手术治疗：胆囊癌治疗的主要方法是手术,可分为单纯胆囊切除术、胆囊癌根治切除术、胆囊癌扩大根治术、姑息性手术。胆管癌主要以手术治疗为主,晚期无法手术者,行 U 形管引流术、放置内支架引流等。

(3)非手术治疗：胆道系统肿瘤晚期不能手术切除者,可根据病情采取放疗、化疗的方法。此外放疗和化疗也可作为术前、术后的辅助治疗。氟尿嘧啶、顺铂、奥沙利铂和吉西他滨是胆道系统肿瘤常用的化疗药。

四、健康教育要求

(1)教育内容的要求：教会患者患病的相关因素、治疗原则、药物知识、并发症、自我护理方法,以及自我放松训练的方法、心理暗示法、音乐疗法。

(2)选择健康教育方法：采用一对一交谈的方式进行健康教育。演示起床三步法、自我放松训练等方法。

(3)提供教育材料：病房提供疾病健康教育处方、健康教育展板、图文手册、药品说明书、电子滚动屏等。

(4)评估健康教育学习需求：评估患者对疾病的认知程度,评估患者行为与本病相关健康行为的关联,对疾病健康教育知识学习的需求。

(5)制定健康教育目标：患者能说出本病的治疗原则、药物知识、并发症、自我护理方法,能配合各项检查和治疗,合理饮食、规律作息。

五、实施健康教育

1. 疾病知识指导

(1)向患者讲解胆道系统肿瘤的治疗原则、药物知识、并发症、自我护理方法。

(2)告知患者完善各项相关检查,解释各项检查的程序和注意事项。

(3)定期监测血象,观察患者治疗反应。

2. 治疗指导

(1)化疗指导:吉西他滨的剂量限制性毒性是骨髓抑制,对血小板和中性粒细胞的抑制均较常见,其他常见不良反应包括轻度到中度的消化道反应,如恶心、呕吐,少数可有便秘、腹泻、口腔炎(如溃疡和红斑等),少数患者可出现过敏反应,表现为皮疹、皮肤瘙痒,偶尔伴有脱皮、水泡和溃疡。还可引起轻度蛋白尿和尿中红细胞。静脉滴注时间为 30 分钟,延长滴注时间会增加药物毒性反应。顺铂的不良反应主要表现为肾脏毒性反应,恶心、呕吐等胃肠道反应,骨髓抑制,累计性反应为耳毒性,表现为耳鸣、听力不良,因此必须在静滴后 24 小时内保持适量的水化及排尿量。记录 24 小时尿量。

(2)放疗指导:放疗期间每周监测一次血常规及肝肾功能,注意观察放疗对肝功能的影响。尽量避免使用对肝脏功能有损害的药物。肝功能损害者,给予护肝治疗。并指导患者保持充足睡眠,以利于肝功能的恢复。

3. 护理知识指导

(1)饮食指导:胆囊 B 超检查前常规禁食 8 小时以上。检查前一天晚餐进清淡饮食,以保证胆囊和胆管内胆汁充盈,减少胃肠道内容物和气体的影响。超声检查,应安排在其他内镜、钡餐、造影检查前、钡餐检查 3 天后和胆系造影 2 天后进行。

(2)T 管的护理:正常成人每日分泌胆汁的量为 800~1 200 mL,呈黄绿色、清亮无沉渣、有一定黏性。T 管一般术后 2 天内引流出的胆汁量较少,小于 200 mL/d,第三天引流量开始逐渐增多,大于 400 mL/d,T 型管术后一般放置时间较长,应妥善固定,避免扭曲、折叠及受压,定期从引流管的近端向远端挤捏,以保持引流通畅。患者翻身或搬动时防止脱出,引流袋每日更换,严格无菌操作。

(3)皮肤护理:每日清洁消毒腹壁引流管口周围皮肤,并覆盖无菌纱布,保持局部干燥,防止胆汁浸润皮肤而引起炎症反应。采取合适的体位,病情允许时应采取半坐或斜坡卧位,以利于引流,防止腹腔内渗液积聚于膈下而发生感染。

(4)拔管的护理:若患者无发热,黄疸消退,T 管引流出的胆汁色泽正常且引流量逐渐减少,可考虑拔除 T 管,拔管前试行夹管 1~2 日,夹管期间应注意观察病情。若患者无发热、腹痛、黄疸等症状,可经 T 管做胆道造影,如造影无异常发现,在持续开放 T 管 24 小时充分引流造影剂后,再次夹管 2~3 日,患者无不适,即可拔管。拔管后残留窦道可用凡士林纱布填塞,1~2 日内可自行闭合。

(5)营养支持:肝门部胆管癌扩大根治术,患者术后短期内不能正常进食,应给予全胃肠外营养,做好深静脉输液管道的护理,严格无菌操作,防止感染。

4. 心理指导

胆道系统肿瘤患者常由于疾病导致身体状况比较差,患者对预后常感到悲观。护士应指导患者采用适当的方法,如音乐疗法、艺术疗法等来调节自己的心情,保持良好的心态,树立战胜疾病的信心,充分发挥机体的潜在能力,使患者能够积极配合治疗,提高效果,提高生活质量。

5. 出院指导

(1)术后复查,术后 1 个月、6 个月、1 年、2 年复查,血常规、肝功能、CA199 和腹部彩超,必要时复查腹部CT,观察术区局部及远处有无肿瘤复发和转移,了解术后恢复情况。

(2)术后应注意有无反复或持续出现的腹痛、腹胀、皮肤巩膜黄染、小便持续变黄、食欲下降、消瘦等表现,如出院后出现上述症状,可能为肿瘤复发或腹腔内感染等迹象,应及时到医院就诊。

(3)带引流管出院者,应向患者及家属强调,为防止引流管脱落,可将其固定于腹部皮肤,活动时要检查引流管是否妥善固定。在管口标明记号,以便观察是否脱出。引流袋每天更换一次,淋浴时可采用塑料薄膜覆盖引流管处,敷料浸湿应立即更换。

(4)胆道系统疾病患者宜保持低脂肪、低胆固醇、高蛋白质的膳食结构,宜少量多餐,避免过饱。忌食动物内脏及油炸食物、忌肥肉、忌饮酒,以免影响肝脏功能或造成胆管结石。

六、健康教育效果评价

(1)健康教育效果反馈:患者能否复述疾病知识要点,是否积极配合治疗和护理,是否有正确的健康行为,是否情绪稳定、焦虑减轻或消除。

(2)效果评价方法:口头提问法、直接观察法、抽样计算法综合评价。

第四节 胰 腺 癌

胰腺癌(pancreatic cancer)是消化系统较常见的恶性肿瘤。早期诊断率不高,中晚期手术切除率低,预后差。胰腺癌中,胰头癌是最常见的一种,约占胰腺癌的2/3,其次为胰腺体、尾部癌,约占1/4,全胰癌约占1/20。

一、发病特点

(1)胰腺癌发病机制不明,吸烟是最为肯定的因素。高脂肪、高动物蛋白、高胆固醇饮食可增加胰腺癌的危险,多食蔬菜、柑橘类水果、纤维素和维生素C可降低患胰腺癌的危险。

(2)胰腺癌病程短、进展快、死亡率高,中位生存率6个月左右。被称为"癌中之王"。

(3)胰腺癌以男性多见,男女之比为(1.5~2.1):1,且好发于40岁以上的中老年人。

二、临床表现

(1)腹痛:是最常见的首发症状。早期由于胰管或胆管部分梗阻造成胰管及胆道压力增高。晚期疼痛症状加剧,常因癌肿侵犯胆总管下段,累及十二指肠及腹腔神经丛所致,夜间尤甚。

(2)黄疸:梗阻性黄疸是胰头癌的主要症状和体征,由癌肿侵及或压迫胆总管所致。黄疸呈进行性加重,伴皮肤瘙痒、茶色尿等症状、大便可呈陶土色。

(3)消化道症状:由于胰液和胆汁排出受阻,患者常有食欲不振、上腹饱胀、消化不良、便秘或腹泻等症状;部分患者可有恶心、呕吐等反应。晚期癌肿侵及十二指肠可出现上消化道梗阻,或消化道出血。

(4)消瘦和乏力:由于摄食减少、消化吸收障碍、严重疼痛影响睡眠及癌肿消耗,患者在短时期内出现明显的消瘦和乏力,同时可伴有贫血、低蛋白血症等营养不良症状。

(5)症状性糖尿病:部分胰腺癌患者,可在上述症状出现之前发生症状性糖尿病,也可能原已控制的糖尿病,无特殊原因突然加重。

(6)其他:癌肿致胆道梗阻一般无胆道感染,若继发感染,则出现反复发热的症状,常被误诊为胆石症。黄疸明显的患者大多能扪及腹部肿大的肝脏和胆囊,晚期可有腹水或远处转移症状。

三、治疗原则

胰腺癌预后差,手术切除率低,早期容易出现转移和局部浸润,术后易复发转移,应强调综合治疗的观念。

(1)手术治疗:是胰腺癌治疗的重要手段,但因多数不能早期发现而切除率低。不能切除者可行姑息手术,如胆管减压引流和胃空肠吻合术等,以缓解黄疸、梗阻等症状。

(2)化学治疗:胰腺癌对化疗不敏感,全身化疗可作为胰腺癌的辅助治疗,也可作为局部晚期不能切除或有转移病变胰腺癌的主要治疗;全身化疗可作为胰腺癌的新辅助化疗,也可作为术后复发的姑息治疗。

(3)放射治疗:胰腺癌属对放疗不敏感肿瘤,但由于局限晚期病例占40%,可进行局部放疗,缓解疼痛,可一定程度抑制肿瘤发展。

(4)晚期胰腺癌的解救治疗:有梗阻及黄疸者,可采用放置支架激光手术、光动力治疗、放射治疗等迅速退黄;严重疼痛可联合放疗与吗啡类药物止痛,必要时给予神经毁损性治疗;肿瘤活动性出血可考虑姑息性手术和放疗;对于营养不良、一般情况差的,则不宜化疗,以支持、对症治疗、止痛和补充营养为主。

四、健康教育要求

(1)教育内容的要求:教会患者患病的相关因素、治疗原则、药物知识、并发症、自我护理方法,以及自我放松训练的方法、心理暗示法、音乐疗法。

(2)选择健康教育方法:采用一对一交谈的方式进行健康教育。演示起床三步法、自我放松训练等方法。

(3)提供教育材料:病房提供疾病健康教育处方、健康教育展板、图文手册、药品说明书、电子滚动屏等。

(4)评估健康教育学习需求:评估患者对疾病的认知程度,评估患者行为与本病相关健康行为的关联,对疾病健康教育知识学习的需求。

(5)制定健康教育目标:患者能说出本病的病因、治疗原则、药物知识、并发症、自我护理方法,能配合各项检查和治疗,合理饮食、规律作息。

五、实施健康教育

1. 疾病知识指导

(1)向患者讲解胰腺癌的病因、治疗原则、药物知识、并发症、自我护理方法。

（2）告知患者完善各项相关检查,解释各项检查的程序和注意事项。

（3）定期监测血象,观察患者治疗反应。

2. 治疗指导

（1）化疗指导:吉西他滨,1 000 mg/m² 静脉滴注超过 30 分钟,3 周内每周 1 次,连续 3 次,然后休息 1 周为一周期。对于不能切除的转移性胰腺癌,单药吉西他滨是标准治疗。吉西他滨两药联合可选择吉西他滨＋顺铂（GP）,吉西他滨＋厄洛替尼（GEME）,吉西他滨＋卡培他滨（GC）等。奥沙利铂联合 5-FU 可作为二线治疗。

（2）疼痛护理:胰腺癌疼痛的发生原因为浸润引起胰管梗阻,管内压升高,尤其在进餐后胰腺分泌增多,管内压力增高,触发上腹部持续或间断钝痛,餐后一到两小时加重,而后逐渐减轻。晚期胰腺癌可直接浸润压迫位于腹膜后的腹腔神经丛,产生与体位有关的腰背痛,仰卧时加剧,而前倾、弯腰和侧卧时稍有缓解,呈昼重夜轻的特点,患者夜间往往不敢平卧而取前倾坐位或俯卧位,严重疼痛者,遵医嘱给予吗啡类药物止痛。部分患者可由外科医师给予神经毁损性治疗。

（3）放疗指导:放疗患者应监测肝功能变化,对肿瘤直接侵犯肝胆管、压迫肝门部胆管者应观察黄疸消退情况。因胰腺与胃、十二指肠及结肠相毗邻,治疗过程中胃肠道会受到一定放射剂量的刺激,易出现恶心、呕吐、腹泻等消化道不良反应。可于治疗前遵医嘱给予西咪替丁和昂丹司琼静脉输注,并告知患者进软食,禁食刺激性食物以保护胃肠道黏膜,预防胃溃疡、十二指肠溃疡及消化道出血的发生。对有消化道出血倾向的患者应密切观察患者有无呕血、黑便、头晕、面色苍白、脉搏弱而快、血压下降等症状。

3. 护理知识指导

（1）改善营养状况:营养状况较差的胰腺癌患者需要进行营养支持,通过提供高蛋白、高热量、低脂和丰富维生素的饮食,肠内、外营养或输入人体清蛋白等改善营养状况。有黄疸者,静脉补充维生素 K。营养支持治疗期间,应注意观察患者与营养相关的检测指标和人体测量指标,如血清蛋白水平、皮肤弹性、体重等,了解治疗效果。胰腺切除术后,胰外分泌功能严重减退,应根据胰腺功能,给予消化酶制剂和止泻剂。

（2）胰瘘的护理:多发生于术后 1 周左右,表现为患者突发剧烈腹痛、持续腹胀、发热,腹腔引流管或伤口引流出清亮液体,引流液测得淀粉酶。持续负压引流,保持引流装置有效。

（3）胆瘘的护理:多发生于术后 5～10 天,表现为发热、右上腹痛、腹膜刺激征、T 管引流量突然减少,但可见腹腔引流管或腹壁伤口溢出胆汁样液体。此时应保持 T 管引流通畅,予以腹腔引流。

（4）控制血糖:胰腺癌患者,由于术后胰腺功能的部分缺失,可引起患者血糖改变。因此应注意监测血糖,以了解患者的胰腺功能,一般将血糖控制在 8 mmol/L 左右。

（5）观察用药反应:吉西他滨的不良反应主要为骨髓抑制及皮疹。指导患者化疗期间不要食用刺激性食物,不要搔抓皮肤。皮肤瘙痒时,可局部涂以炉甘石洗剂。已配制的吉西他滨不可冷藏,以防结晶析出。顺铂大剂量给药前需静脉滴注 1 000 mL 以上的液体,输注顺铂前后,快速静脉滴注 20% 的甘露醇 125 mL,以达到利尿作用。一般每天饮水总量要达到 3 000～4 000 mL,并记录小便量。

4.心理指导

由于胰腺癌病程短、进展快,大多数患者很难接受现实,常会出现否认、悲哀、畏惧和愤怒等不良情绪。加之胰腺癌患者大多就诊晚,手术机会小,预后差,故患者对治疗常缺乏信心。护理人员应予以理解,多与患者沟通,了解患者的真实感受,满足患者的精神需要,同时根据患者掌握知识的程度,有针对性地介绍与疾病和手术相关的知识,使患者能配合治疗与护理,以增加患者的舒适感。

5.出院指导

(1)定期复查:指导患者若出现进行性消瘦、贫血、乏力、发热等症状及时到医院复诊。

(2)饮食指导:进易消化、低脂饮食,宜少量多餐,以均衡饮食为主。

六、健康教育效果评价

(1)健康教育效果反馈:患者能否复述疾病知识要点,是否积极配合治疗和护理,是否有正确的健康行为,是否情绪稳定、焦虑减轻或消除。

(2)效果评价方法:口头提问法、直接观察法、抽样计算法综合评价。

🔲 第五节 肠 癌

肠癌(intestinal cancer)包括小肠癌和大肠癌。小肠癌是指发生于十二指肠、空肠、回肠的恶性肿瘤,较少见。大肠癌(colorectal carcinoma)包括结肠癌(colon carcinoma)和直肠癌(rectal carcinoma),是我国常见的恶性肿瘤。

一、发病特点

(1)小肠癌约占胃肠道全部恶性肿瘤的5%,男性发病率高于女性约2倍。

(2)大肠癌发病与生活方式、饮食、遗传、慢性溃疡等关系密切。

(3)我国大肠癌的发病率呈上升趋势,尤其是结肠癌。

二、临床表现

(1)小肠癌表现为腹部包块、腹痛、肠梗阻、发热、贫血、消瘦等。位于十二指肠者可有黄疸、频繁呕吐等。

(2)大肠癌的生长相对缓慢,早期无明显症状,随着病情发展,患者可出现便血、排便习惯改变、腹痛、腹部肿块、肠梗阻等表现。由于慢性失血、癌肿溃烂、感染、毒素吸收等,可出现贫血、消瘦、乏力、低热等全身症状。结肠癌主要表现为便血和黏液,大便次数增多,粪便不成形或稀便,可出现腹泻与便秘交替现象,血性、脓性或黏液性粪便。直肠癌主要表现为直肠刺激症状,癌肿刺激直肠产生便意、肛门下坠、里急后重和排便不尽感,粪便变细和排便困难。黏液血便是最常见的临床症状。

三、治疗原则

手术切除是主要治疗方法,同时辅以化疗、放疗等综合治疗。大多数原发肿瘤可作根治性的切除,原则是切除肿瘤所在肠段(包括近段 10 cm 和远侧 7 cm 范围,相应的肠系膜和所属淋巴结),具体根治切除范围及其手术方式,依癌肿所在部位而定,如不能施行根治手术,仍可作姑息性切除,使症状得到缓解,改善患者生存质量。

1. 手术治疗

(1)根治性手术:结肠癌根治术包括右半结肠切除术、横结肠切除术、左半结肠切除术、乙状结肠切除术。直肠癌根治术包括腹会阴联合直肠癌根治术(Miles 手术),于左下腹行永久性人工肛门;经腹腔直肠癌切除术(Dixon 手术),适用于癌肿下缘距齿状线 5 cm 以上的直肠癌,是保肛手术;经腹直肠癌切除、近端造口、远端封闭术(Hartmann 手术)。

(2)姑息性手术:适用于局部癌肿尚能切除,但已发生远处转移的晚期癌肿患者;结肠癌并发急性肠梗时行紧急手术解除梗阻,待病情稳定后再行根治性手术。

2. 化学治疗

常用的化疗药物有氟尿嘧啶、奥沙利铂、伊立替康等,口服制剂有卡培他滨、替吉奥等。化疗方案有奥沙利铂＋氟尿嘧啶(FOLFOX$_4$)、伊立替康＋氟尿嘧啶(FOLFIRI)、奥沙利铂＋口服卡培他滨(XELOX)。

3. 放射治疗

可分为术前、术中、术后放疗,还有以氟尿嘧啶为基础的化疗与放疗同步治疗。

4. 靶向治疗

常用药物有西妥昔单抗、贝伐单抗。

四、健康教育要求

(1)教育内容的要求:教会患者患病的相关因素、治疗原则、药物知识、并发症、自我护理方法,以及自我放松训练的方法、心理暗示法、音乐疗法。

(2)选择健康教育方法:采用一对一交谈的方式进行健康教育。演示起床三步法、自我放松训练等方法。

(3)提供教育材料:病房提供疾病健康教育处方、健康教育展板、图文手册、药品说明书、电子滚动屏等。

(4)评估健康教育学习需求:评估患者对疾病的认知程度,评估患者行为与本病相关健康行为的关联,对疾病健康教育知识学习的需求。

(5)制定健康教育目标:患者能说出本病的病因、治疗原则、药物知识、并发症、自我护理方法,能配合各项检查和治疗,合理饮食、规律作息。

五、实施健康教育

1. 疾病知识指导

(1)向患者讲解肠癌的病因、治疗原则、药物知识、并发症、自我护理方法。

(2)告知患者完善各项相关检查,解释各项检查的程序和注意事项。如行肠镜检查前,要行肠道准备。

(3)定期监测血象,观察患者治疗反应。

2. 治疗指导

(1)化疗指导:化疗的患者要向其讲解化疗药物的不良反应及注意事项。静脉化疗的患者建议置 PICC 或输液港,化疗时行心电监护,观察患者生命体征;口服化疗的患者,指导其按时准确服药。使用奥沙利铂化疗的,指导患者禁冷 3 天,注意是否出现外周神经毒性反应、过敏反应;使用伊立替康化疗的,观察患者是否有痉挛性腹痛、多汗、瞳孔缩小、流泪、唾液分泌增多、视物模糊、头晕、低血压等急性胆碱能综合征及腹泻,预防急性胆碱能综合征可在化疗前 30 分钟给予阿托品皮下或肌肉注射;腹泻患者指导其正确服用洛哌丁胺,出现腹泻后首次服用 2 粒,以后每 2 小时服用 1 粒,直至末次水样便后继续服药 12 小时。24 小时不超过 8 粒。使用氟尿嘧啶化疗的患者观察有无胃肠道反应及手足综合征。口服卡培他滨、替吉奥化疗的患者指导其餐后半小时服用,避免空腹服用,以减轻药物对胃肠道的刺激,另外也应注意观察有无出现手足综合征。

(2)放疗指导:指导患者放疗前后半小时避免进食。随着放疗次数的逐渐增加,后期可能会出现放射性直肠炎、放射性膀胱炎等反应。放射性直肠炎表现为大便次数增加、腹痛、腹泻,严重者可有血便,指导患者遵医嘱使用止泻剂,便后保持肛周局部皮肤清洁。宜进食无刺激性、易消化饮食。放射性膀胱炎表现为尿频、尿急、尿痛等膀胱刺激征,指导患者多饮水,并告诉患者膀胱功能在放疗结束后可以恢复正常。

(3)靶向治疗的指导:使用西妥昔单抗的患者要注意西妥昔单抗必须低温冷藏保存,禁止冷冻,开始输注的前 10 分钟,速度宜慢,每分钟 15 滴左右,若无不良反应,再逐渐调快滴速,使用过程中观察有无过敏反应的发生。过敏反应表现为突发性气道梗阻、荨麻疹和低血压等,一旦发生,应立即停止输注,给予对症处理。贝伐单抗输注的速度也是先慢,后逐渐调快。其最重要的不良反应是出血,与其他化疗药联用时可增加肿瘤患者出现胃肠道穿孔的风险。应指导患者进易消化饮食,观察有无突发剧烈腹痛等表现。术前 28 天内不能用贝伐单抗,术后至少过 28 天才能开始使用贝伐单抗治疗。

3. 护理知识指导

(1)造口护理指导:造口患者指导其选择合适的底盘和造口袋。①造口袋一般 5～7 天更换一次,若发生渗漏应及时更换。及时清洁造口分泌物和渗液,保护造口周围皮肤,避免感染,观察皮肤有无过敏、水泡、破溃等。②更换造口袋的步骤:去除旧造口袋;清洁造口周围皮肤;观察造口及周围皮肤有无并发症,如有则给予相应处理;测量造口大小,裁剪造口袋底盘;使用造口粉、防漏膏、皮肤保护膜等造口附属产品;粘贴造口袋。③撕离造口袋时,注意保护皮肤,由上向下撕离,由下向上粘贴造口袋,粘贴时保持腹部平整无褶皱,以防粘贴不牢而引起渗漏。④造口底盘与造口黏膜之间保持适当缝隙,为 1～2 mm。缝隙过大,粪便刺激皮肤引起发炎;缝隙过小,底盘边缘与黏膜摩擦将会导致不适,甚至出血。⑤造口袋内充满 1/3 的排泄物时,需排放清洗或更换。更换时,防止排泄物污染伤口。

(2)造口狭窄的患者,指导其术后 2～3 个月内每 1～2 周扩肛一次。扩肛方法:患者食指戴指套,涂上润滑油,慢慢插入造口至两个指节,停留 5～10 分钟。造口回缩的患者指导其使用凸面底盘,戴造口腹带。腹带活动时佩戴,卧床休息时松开。有造口旁疝的患者也需要使用特制腹带或弹性腹带治疗。

（3）造口周围皮肤出现过敏性皮炎表现为与底盘大小及范围一致的皮肤出现红、痒、热、痛等反应。检验是否对底盘过敏，可以剪一小块底盘贴于耳后，观察24小时，若出现红、痒、痛，则为阳性，指导患者选择其他类型的造口用品。粪水性皮炎是由于排泄物渗漏刺激皮肤而引起的。处理方法是治疗已出现的皮肤问题，教会患者正确更换造口袋，防止渗漏。

（4）化疗患者若出现便秘，可指导其食用蜂蜜、香蕉等缓解便秘，也可行腹部按摩，围绕肚脐顺时针环形按摩。必要时行开塞露灌肠。

（5）放射性肠炎的患者，可给予地塞米松＋十六角蒙脱石＋生理盐水保留灌肠，也可用小檗碱20 mL保留灌肠，每日1～2次。灌肠时嘱患者左侧卧位，灌肠后继续左侧卧位1～2小时，使药液在肠道充分被吸收。

4. 心理指导

肠癌患者由于疾病带来的不适症状或治疗后身体形象的改变，往往导致患者生活质量下降，从而产生焦虑、烦躁、自卑、悲观失望等心理反应。护士应耐心倾听患者诉说，让患者充分宣泄，再向患者讲解肠癌的治疗及康复知识，通过耐心细致地和患者讨论肠癌的治疗手段，以及治疗中可能出现的不良反应，使患者产生适当的心理干预期，从而减轻患者对治疗和预后的恐惧，使患者在心理上产生积极主动克服困难的态度，合理应对治疗及各种问题。

5. 出院指导

（1）定期复查：治疗结束后，2年内每3个月复查一次，之后的5年内每6个月复查一次。

（2）生活指导：肠造口患者，平时衣服应柔软、宽松，腰带处不宜过紧，以免对造口产生压迫。洗澡时可采用淋浴的方式，游泳时可选用迷你型造口袋，外出旅游随身携带足够的造口护理用品。避免会有碰撞的运动，如摔跤、打篮球等。必要时可佩戴肠造口护罩来保护造口。避免重体力劳动和增加腹压的运动，减少造口旁疝的发生。

（3）饮食指导：肠癌手术后饮食应由流质、半流质、逐步过渡到普食。少食易黏聚成团的食物，如糖葫芦、黏糕、糯米饭、柿饼等，因易发生肠梗阻。进食高蛋白、高热量、富含维生素、易消化食物，保持大便通畅。肠造口或腹泻患者避免食刺激性食物，如洋葱、辣椒、油炸食物，产气食物，如豆类、碳酸饮料，粗纤维食物，如芹菜、韭菜、竹笋等。

（4）功能锻炼：多做户外运动，打太极拳、散步、慢跑等，可以改善血液循环，促进新陈代谢，提高机体的免疫功能。适当参与社会活动，若情况允许可重返工作岗位，对身体康复有利。

六、健康教育效果评价

（1）健康教育效果反馈：患者能否复述疾病知识要点，是否积极配合治疗和护理，有正确的健康行为，是否情绪稳定、焦虑减轻或消除。

（2）效果评价方法：口头提问法、直接观察法、抽样计算法综合评价。

第六节　腹膜后肿瘤

腹膜后肿瘤（retroperitoneal tumor）主要来自腹膜后间隙的脂肪。疏松结缔组织、肌肉、筋膜、血管、神经、淋巴组织等,并不包括原在腹膜后间隙的各器官(肾、胰、肾上腺及输尿管等)的肿瘤,是一种较少见的肿瘤,以恶性居多。良性肿瘤以畸胎瘤、神经鞘瘤、纤维瘤为多见,恶性肿瘤以脂肪肉瘤、纤维肉瘤、平滑肌肉瘤、胚胎癌、神经纤维肉瘤和恶性淋巴瘤为多见。

一、发病特点

(1)一般而言,腹膜后肿瘤,囊性者常为良性,实质性者多为恶性。

(2)起病隐匿,生长相对缓慢,并且腹膜后腔隙潜在的空间较大,发病早期,患者一般无特殊症状。就诊时肿瘤可能已经巨大或者压迫,甚至浸润腹腔周围脏器或者重要血管。

(3)腹膜后肿瘤发病少、病理类型复杂。

二、临床表现

(1)腹部肿块:腹膜后肿瘤部位深,早期多无症状,当肿瘤发展到一定程度,产生压迫脏器及胀痛时始被发现良性者增长缓慢,恶性者发展迅速,肿块多偏一侧。

(2)压迫症状:胃肠道受压时,可有恶心呕吐及饱胀感;直肠受压时可有大便次数增多及肛门部胀感,甚至大便变形及排便困难;泌尿系统受压表现为尿频、尿急、排尿困难或血尿,输尿管受压可致肾盂积水;血管受压则下肢水肿。

(3)疼痛:腹膜后肿瘤出现疼痛是由于包膜张力增大或压迫侵犯刺激神经,表现为腰背痛、会阴痛或下肢痛。

(4)全身症状:出现消瘦、乏力、食欲减退,甚至出现恶病质。少数有内分泌功能的肿瘤,可出现相应的症状。

三、治疗原则

(1)手术治疗:手术切除是主要的治疗方法,它是患者获得潜在治愈机会的最佳手段。手术切除的原则是在保证安全的前提下,尽可能行规范的根治切除。

(2)放射治疗:可使位于身体深处、周围有很多重要器官的腹膜后肿瘤有更精确的靶区治疗,从而提高疗效,降低组织损伤。

(3)介入治疗:介入不仅能在手术前帮助了解肿瘤的血液供应,对于动脉血供丰富、瘤体较大的腹膜后肿瘤,也可行选择性供血动脉栓塞治疗,减少术中出血风险,或者促进侧支循环的建立,减少移除肿物对血液动力学的影响,从而降低手术风险。

(4)化学治疗:除淋巴瘤等少数腹膜后肿瘤对化疗敏感,多数的腹膜后肿瘤尚无有显著疗效的化疗药物。

四、健康教育要求

(1)教育内容的要求:教会患者患病的相关因素、治疗原则、药物知识、并发症、自我护理方法,以及自我放松训练的方法、心理暗示法、音乐疗法。

(2)选择健康教育方法:采用一对一交谈的方式进行健康教育。演示起床三步法、自我放松训练等方法。

（3）提供教育材料：病房提供疾病健康教育处方、健康教育展板、图文手册、药品说明书、电子滚动屏等。

（4）评估健康教育学习需求：评估患者对疾病的认知程度，评估患者行为与本病相关健康行为的关联，对疾病健康教育知识学习的需求。

（5）制定健康教育目标：患者能说出本病的治疗原则、药物知识、并发症、自我护理方法，能配合各项检查和治疗，合理饮食、规律作息。

五、实施健康教育

1. 疾病知识指导

（1）向患者讲解腹膜后肿瘤的治疗原则、药物知识、并发症、自我护理方法。

（2）告知患者完善各项相关检查，解释各项检查的程序和注意事项。

（3）定期监测血象，观察患者治疗反应。

2. 治疗指导

主要治疗方法是手术，腹膜后肿瘤手术要根据术前对影像资料（CT、MRI、胃肠造影、超声等）的精准分析制订方案。由于腹膜后解剖关系复杂，手术一般为大手术，并且时间长，病情复杂，对麻醉科的要求也很高。手术中往往要大量输血，因此，患者需要充分接受并配合手术治疗。

3. 护理知识指导

（1）一般护理：对术后的患者观察其意识和精神状态，监测患者生命体征。详细记录24小时液体出入量，及时清除患者口腔分泌物，保持呼吸道通畅。持续低流量吸氧，术后去枕平卧6小时，头偏向一侧以防呕吐物吸入气管导致窒息，注意保暖，保持四肢末梢循环良好。患者完全清醒后，鼓励其深呼吸及咳嗽咳痰。术后6小时鼓励患者逐步取半卧位并尽早床上活动，术后一天可下床活动，逐渐增加活动量。术后常规包扎腹带，以增加腹内压力，减轻腹腔血管扩张程度，3～5天病情平稳后解除腹带。

（2）术后出血：是腹膜后肿瘤常见并发症，出血原因主要有术中血管损伤、瘤床出血、创面大量渗血以及凝血功能障碍等。术后应严密观察患者意识、心率、血压、呼吸、尿量及中心静脉压的变化。注意切口渗血情况及腹腔引流量，对已经发生术后出血者应迅速建立1～2条静脉通道，快速补充血容量，纠正休克，中心静脉插管监测中心静脉压，必要时行成分血输注，纠正血小板及凝血因子水平，并及时复查血常规、出凝血时间、肝肾功能情况。

（3）应激性溃疡：又称急性胃黏膜病变，是机体在应激状态下，特别是在大手术严重创伤和休克等情况下发生的急性上消化道黏膜损害。术后保持胃管通畅，减少胃内容物，防止腹胀以改善胃黏膜血运，密切观察胃液引流情况，如胃管内引流出大量鲜红色液体，提示有胃出血。如发生术后应激性溃疡，及时报告并配合医生治疗，用冰盐水、肾上腺素等洗胃，同时使用制酸剂来预防和治疗应激性溃疡。

（4）下肢深静脉血栓形成的预防：腹膜后肿瘤术后下肢深静脉血栓形成发生率较高，这与手术出血较多、术后长时间使用止血药物、肿瘤患者血液呈高凝状态以及创伤疼痛导致患者长时间卧床等有关。对此，术后应指导患者床上活动四肢，翻身。病情允许的情况下，尽早下床活动。若腹腔引流无明显血性液体时,应尽早停用止血药物,并适时应用改善微循环的药物,如低分子右旋糖酐等,甚至是活血药物。如出现下肢肿胀疼痛,应做下肢血管多普勒超声,以便尽早发现静脉血栓,若发生下肢静脉血栓,应及早溶栓,抬高下肢,严禁按摩,以防止脱落导致肺栓塞。

(5)有分泌功能的肿瘤,如嗜铬细胞瘤,因能分泌儿茶酚胺类物质,可出现阵发性高血压;巨大的纤维组织肿瘤可分泌胰岛素类物质,引起低血糖症状;有的罕见的功能性间叶瘤可引起维生素 D 的低血磷症骨软化病;应注意观察并给予对症处理。

4. 心理指导

腹膜后肿瘤患者入院时肿瘤往往已经很大,腹部大多能摸到,患者心理负担重。对治疗的顾虑多,应多与患者沟通,多了解患者的心理状态,给予其精神上的支持和鼓励。护理人员应耐心细致地对患者进行疾病相关知识的宣教。向患者解释手术是根治腹膜后肿瘤的最有效和唯一途径,也可以用手术成功的实例向患者说明手术的必要性和可行性,使患者具备良好的心理状态完成术前准备,同时还应告知患者术后注意事项,使患者解除对手术的恐惧心理,增强治愈疾病的信心。

5. 出院指导

(1)定期复查:腹膜后肿瘤无论良恶性均有较高的复发率,应定期复查 B 超和 CT。一般术后 1 年内每 3 个月复查一次,以后 6 个月至 1 年复查一次。腹膜后肿瘤切除术后,一旦复发,二次手术后再复发的时间会缩短,肿瘤的恶性程度也会增加。对于复发病例,应相应缩短复查间隔时间。

(2)功能锻炼:根据身体恢复情况,循序渐进地进行适量体育锻炼,增强体质,增强对疾病的抵抗力。

六、健康教育效果评价

(1)健康教育效果反馈:患者能否复述疾病知识要点,是否积极配合治疗和护理,是否有正确的健康行为,是否情绪稳定、焦虑减轻或消除。

(2)效果评价方法:口头提问法、直接观察法、抽样计算法综合评价。

(刘潋 胡龙霞)

第十章　泌尿系统肿瘤的护理及健康教育

🔲 第一节　肾　　癌

肾细胞癌(renal cell carcinoma,RCC)是起源于肾实质泌尿小管上皮系统的恶性肿瘤，又称肾腺癌，简称肾癌，占肾恶性肿瘤的80%～90%。目前普遍认为发达国家比发展中国家RCC发病率平均高10～15倍，约2/3的RCC患者发生在欧、美等发达国家。我国的RCC发病率也呈逐年上升趋势，且男性的发病率和死亡率明显高于女性，男女比例约为2∶1。城市的发病率、死亡率明显高于农村地区。

一、病因

肾癌的病因不清楚，大量的流行病学调查研究以下多种因素可能与肾癌发病有关。

(一)饮食因素

长期吸烟和饮酒。多年的研究证明吸烟是肾癌发病的高危因素。20世纪90年代的研究多数认为饮酒与肾癌无相关性，但最近的研究表明饮酒与肾癌发病有相关性。

(二)职业

一些职业，包括石油化工业工人、石棉工人、钢铁工人、印刷工人等长期暴露在工业环境，接触一些化学致癌物质也增加了肾癌患病的风险。

(三)肥胖、高血压、糖尿病

肥胖、高脂饮食与肾癌发生密切相关。高脂肪、高蛋白饮食而水果、蔬菜摄入过少增加肾癌患病风险。

(四)遗传

肾癌分为散发性和家族性，与遗传相关的属于家族性肾癌。两类家族遗传性疾病与肾癌的关系已经得到证实，即Von Hippel-Lindau病(VHL病)和家族性肾乳头状癌(hereditary papillary RCC,HPRCC)，占肾癌总数的4%。

二、临床表现

(一)早期症状

早期RCC常无临床症状，常因健康查体或因其他疾病检查B超或CT时发现。因此在早期的RCC的诊断上，体检十分重要。

(二)副瘤综合征

副瘤综合征可能是 RCC 的早期表现或者是癌症复发的预兆。表现为高血压、贫血、体重减轻、发热、高钙血症、恶病质、肝功能异常、高血糖、血沉增快、淀粉样变性、溢乳症、凝血机制异常等改变。

(三)肾癌三联征

RCC 患者出现血尿、腰部或上腹部肿块和腰痛统称为"肾癌三联征",它的临床出现率不到 15％,当出现"三联征"时往往意味着肿瘤已进入进展期。

(1)血尿主要表现为无痛性、间歇性、全程肉眼血尿,部分患者也可表现为镜下血尿,可反复发作及自行缓解。

(2)腰部或上腹部肿块是 RCC 的另一表现。

(3)早期肾癌表现为腰区隐痛,由于其间歇性而往往不被重视;进展期由于肿瘤迅速增大,包膜牵拉或侵犯临近脏器而出现腰部钝痛或坠痛。

三、治疗

(一)治疗原则

对局限性或局部进展性(早期或中期)肾癌患者采用以外科手术为主的治疗方式,对转移性肾癌(晚期)应采用以内科为主的综合治疗方式。

(二)外科手术

外科手术通常是局限性肾癌首选治疗方法,也是目前被公认可治愈肾癌的手段。年老体弱或有手术禁忌证的小肾癌(肿瘤直径≤4 cm)患者可选用能量消融(射频消融、冷冻消融、高强度聚焦超声)治疗,这类治疗后肿瘤的复发率略高于保留肾单位手术,总体疗效与保留肾单位手术相近。对于不能耐受手术治疗的肾癌患者通过介入治疗的方法进行肾动脉栓塞可起到缓解血尿症状的作用,这是一种姑息性治疗方法。目前,早期和中期肾癌患者手术后尚无可推荐的辅助治疗方案用来有效预防复发或转移。

(三)生物治疗

20 世纪 90 年代起,中、高剂量 IFN-α 和(或)IL-2 一直被作为转移性肾癌标准的一线治疗方案,客观反应率约为 15％。

(四)分子靶向治疗

索拉非尼是一种口服的多激酶抑制剂,其通过抑制肿瘤的增殖和血管生成达到抗肿瘤的作用。2005 年被 FDA 正式批准用于治疗晚期肾癌,随后舒尼替尼、西罗莫司及贝伐单抗相继被批准为晚期肾癌的一线治疗,依维莫司被批准用于血管内皮生长因子受体抑制剂或酪氨酸激酶抑制剂治疗失败后的二线治疗。

(五)放射治疗

肾癌对放疗并不敏感,因此放疗主要作为手术的辅助治疗。

（六）化学治疗

肾癌对多种化疗药具有耐药性，传统的化疗药物单独应用已被证实疗效很差。吉西他滨或卡培他滨方案仅作为转移性非透明细胞癌推荐的治疗方法。

四、健康教育

（一）健康教育要求

1. 教育内容的要求

（1）责任护士教会患者本病的病因及发病机制、治疗方法、用药知识、行为训练知识。

（2）责任护士每日向患者提出 1～2 个疾病相关开放式问题，检查各项治疗完成情况。

（3）责任护士能教会患者相关行为训练、心理暗示疗法。

2. 教育方法的要求

（1）责任护士必须使用语言教育的是疾病知识、治疗知识、护理知识及出院指导。

（2）责任护士演示床上排泄训练、疼痛评估训练等。

（3）提供肾细胞癌知识专题讲座、个体化指导。

3. 提供教育材料的要求

病房向患者提供肾细胞癌患者健康教育处方、图文手册、药品说明书、电子屏滚动等教育媒体，用多种媒介方式介绍肾细胞癌相关知识。

4. 教育频次与反馈要求

责任护士每周以提问、直接观察法、行为演示法阶段评价患者知识掌握与行为改变，并能根据患者实际情况有针对性强化薄弱环节，出院前完成各项教育信息反馈。

5. 责任护士能力要求

肾细胞癌住院患者的责任护士应具备专科能力和相关系统知识以及传递知识能力、相关沟通技巧、心理疏导能力，能根据患者的不同情况在适宜的时机选择合适的健康教育方式，为患者提供个性化、有效的健康教育，并能进行效果评价。

（二）评估健康教育学习需求

（1）评估患者对本病相关知识（病因、发病机制、治疗方案、饮食与休息、心理影响因素等）的认知程度。

（2）评估患者行为（吸烟、饮酒、合理饮食、适当锻炼、心理状态）与本病相关健康行为的关联。

（3）评估患者对本病健康教育知识学习的需求。

（三）制定健康教育目标

（1）患者能说出本病的病因及发病机制、治疗方法、用药知识、自我护理方法。

（2）患者能配合各项检查和治疗。

（3）患者能戒烟酒、合理饮食、保证睡眠。

（4）患者能学会床上排泄、疼痛自控的方法，能控制情绪。

（5）患者能学会如何提高治疗效果，减少复发，提高生活质量和生存期。

(四)实施健康教育

1. 疾病知识指导

(1)向患者讲解本病发病的病因、发病机制、及时治疗的重要性。

(2)协助患者完善各项相关检查,解释各项检查的程序和注意事项。

2. 治疗指导

(1)手术治疗:①适应训练。指导患者练习床上排便、有效咳嗽、咳痰方法。讲解术后应采取的卧位并演示更换体位的方法及注意事项。②体位与活动指导。说明患者行肾部分切除或肾修补术后,需绝对卧床休息2周以上,大小便均不能下床,即使尿液外观转清仍需绝对卧床2周以上,以免活动引起继发性出血。肾切除术后患者应卧床3~5天,避免过早下床引起手术部位出血。术后宜采取患侧卧位,利于伤口引流。

(2)生物治疗:告知患者注射部位可出现不同程度的硬结。有的还伴有疼痛,影响了患者情绪及药物的吸收,应嘱患者用热毛巾热敷注射部位,硬结肿痛严重时,可应用硫酸镁局部湿热敷,能有效地促进药物的吸收,缓解疼痛。经常更换注射部位。有少许患者可出现暂时性的斑丘疹、荨麻疹,指导患者避免指甲抓破皮肤造成感染,停药后可自行消退。

(3)靶向治疗:治疗前6周每周监测患者血压,治疗期间观察血压及有无头痛等高血压症状。告知患者服用索拉非尼常见有胃肠道反应,包括恶心、呕吐、腹泻等。腹泻主要表现为次数增加的稀便。轻度腹泻可通过饮食调节,重度腹泻遵医嘱处理。

3. 护理知识指导

(1)手术治疗的护理指导:①疼痛护理指导:说明患者自控镇痛泵使用的方法、时间及不良反应,合理有效使用药物。指导家属分散注意力、正确的翻身及起床的方法以减轻疼痛。指导患者咳嗽、咳痰时正确按压切口。②引流管护理指导:说明术区引流管的重要性及放置的目的,指导家属保持引流管的固定位置,保持通畅,防止扭曲、受压、脱出,勿使引流袋的位置高于引流口的位置,以免引流液倒流。指导患者观察引流液的颜色、性状和量,了解病情转归的征象。③留置尿管护理指导:鼓励患者多饮水,教会观察和记录尿量,如发现尿量逐渐或突然减少,需告知医护人员及时处理。

(2)生物治疗护理指导:①发热的护理。接受生物治疗的患者可出现不同程度的发热、寒战、头晕、疲劳乏力、肌肉关节疼痛,还可出现鼻塞、流涕等流感样综合征。在治疗第1周内症状较明显,随给药次数增加症状逐渐减轻或消失。发热时嘱患者卧床休息,不超过38.5℃可予物理降温如温水浴。体温超过38.5℃可应用双氯芬酸钠塞肛,同时鼓励患者进食高热量、高维生素、易消化的饮食,增加饮水量或液体入量,密切观察体温变化及热型,注意与病原性发热相鉴别。②乏力、倦怠的护理。应用免疫治疗后,患者多出现乏力、倦怠,嘱患者卧床休息,避免重体力劳动,注意安全,体力允许时可指导患者适当进行体育锻炼。

(3)靶向治疗的护理指导:①皮疹红斑的护理。红斑多出现在治疗后1周,主要发生在面部、颈部和上肢,有些可发展至全身伴瘙痒。告知患者避免抓挠、日晒,穿宽松柔软的衣服,以减少皮肤摩擦。皮肤瘙痒处用炉甘石洗剂、氧化锌等药物治疗。若情况严重通知医生,必要时请皮肤科医师协助治疗。②手足综合征的护理:多出现在治疗后1个月,是发生率最高的不良反应。轻度患者出现手或足麻木、感觉异常及无痛性肿胀,可应用润肤霜保护皮肤。重度患者掌趾部位出现片状不规则红斑伴疼痛和肿胀,并有明显脱屑。告知患者穿软底鞋,且站立时间不宜过长,保持手足清洁,局部禁用刺激性药物,每日早晚用热水浸泡30分钟。勿拉扯脱屑破损处皮肤,以防感染,可遵医嘱口服维生素 B,局部涂搽皮炎松软膏。

4. 心理指导

(1)肾细胞癌患者一旦确诊,预后较差,病程长,治疗费用高,给患者带来沉重的心理压力和经济负担,认真倾听患者的诉说,针对不同情况的患者进行个性化的答复。

(2)加强社会支持力度,了解患者及家属对疾病的认知程度,对手术、生物治疗、靶向治疗的对症性和先进性,争取其家属亲人的支持。

(3)指导患者进行自我心理暗示,对任何程度的疾病好转均表示鼓励,树立战胜疾病的信心。

(4)个别心理问题突出且严重的患者,可通过心理量表进行测试,给予对症处理,必要时请心理医生疏导。

5. 出院指导

(1)指导患者手术后半年内避免重体力劳动,适当休息,适当锻炼,注意劳逸结合;规律生活,均衡饮食,多食蔬菜、水果增强抵抗力;戒除不良生活习惯。

(2)保持充足水分的摄入,饮水量 2～3L/d,保证有足够的尿量,以促进毒素的排出,维持良好的肾功能。

(3)高蛋白、高热量、低盐饮食,进食清淡、富含维生素的食物,水肿严重者及高血压者应忌盐。

(4)生物治疗患者应每月检测肝功能 1 次,嘱患者尽量避免服用对肾脏有损害的药物。

(5)定期复查 B 超、CT 和血、尿常规,有利于及时发现复发或转移。

6. 选择健康教育方法

(1)对于病情特殊或对治疗不配合的患者进行个别指导。

(2)提供知识讲座、健康教育处方、健康教育图册、病区设有健康教育宣传栏。

(3)集中开展同病室患者健康教育,患者之间相互督促,相互鼓励。

(4)使用疼痛评分表正确表述疼痛。

(5)护士亲身协助患者演示床上排泄法。

7. 健康教育效果反馈

(1)患者能否复述疾病知识要点。

(2)观察有无积极配合治疗和护理的行为取向。

(3)观察有无正确的健康行为。

(4)观察是否情绪稳定、焦虑减轻或消除。

(5)医生对患者住院期间的遵医行为评价。

(五)健康教育效果评价

(1)口头提问法。使用开放式提问,能回答出 1～2 个肾细胞癌相关知识要点。

(2)观察法。观察患者能配合治疗护理、有良好的生活习惯、健康的心理状态。

(3)行为演示法。让患者演示床上排泄的方法,判断是否正确。

（4）抽样评价法。用等量抽样比例抽查患者接受教育的情况,计算普及率、知晓率及合格率,对教育质量做出综合评价。

（5）定期收集医生反馈的情况。

第二节　肾上腺肿瘤

肾上腺是体内重要的内分泌器官之一,腺体内不同组织细胞分泌不同的激素以维持人体正常的生理功能。因此,肾上腺的不同组织细胞发生病变会引起人体不同的病理状态。了解肾上腺的解剖和生理对于肾上腺疾病的诊断、鉴别诊断和治疗极为重要。

一、肾上腺解剖

人体肾上腺左、右各一,位于腹膜后,其下外侧则与两侧肾的上内侧紧密贴近。肾上腺的形状酷似成年人微屈的末指,右肾上腺为三角形,左肾上腺为半月形。正常肾上腺重量约4 g,表面呈棕黄色。肾上腺分内外两层,外层称皮质,起源于中胚层,占腺体的 $80\% \sim 90\%$,内层称髓质,起源于外胚层。

二、肾上腺内分泌生理

（一）肾上腺皮质激素

（1）糖皮质激素,以皮质醇为代表。

（2）盐皮质激素,以醛固酮为代表。

（3）性激素,以脱氧表雄酮和雄烯二酮为代表。

肾上腺皮质还可以生成很多中间产物,作用较弱的皮质激素及少量睾酮和雌激素。

（二）肾上腺髓质激素

儿茶酚胺（catecholamine,CA）。CA 包括去甲肾上腺素（norepinephrine,NE）、肾上腺素（epinephrine,E）、多巴胺（dopamine,DA）。能合成和释放 CA 的组织有肾上腺髓质、交感神经末梢和中枢神经系统。肾上腺髓质分泌的 CA 中 70% 是 E,30% 为 NE,交感神经末梢主要释放 NE。中枢神经系统以分泌 NE 和 DA 为主。

三、肾上腺肿瘤分类及诊断

肾上腺皮质和髓质均可发生肿瘤,会引起内分泌功能变异者称为功能性肿瘤,不引起内分泌功能改变者称为非功能性肿瘤。肾上腺皮质肿瘤主要有皮质醇增多症、原发性醛固酮增多症、肾上腺性异常综合征;肾上腺髓质肿瘤主要有嗜铬细胞瘤、恶性嗜铬细胞瘤、神经母细胞瘤和神经节瘤。

（一）肾上腺皮质肿瘤

（1）皮质醇增多症:主要由慢性糖皮质激素增多导致的一组临床表现:满月脸、水牛背、向心性肥胖、多毛、糖尿病倾向、性功能异常、月经紊乱、骨质疏松、多尿、高血压等。

（2）原发性醛固酮增多症：由肾上腺皮质肿瘤分泌过多的醛固酮引起的高血压、低血钾临床症候群，并伴有异常的血浆醛固酮和尿 17-羟类固醇，该症又称 Conn 综合征。高血压、低血钾和碱中毒三联症是原发性醛固酮增多症的特征性临床表现。

（3）肾上腺性征异常综合征：肾上腺皮质网状带增生或肿瘤产生过多的性激素可引起性征异常。临床上除性征异常外还出现皮质醇症、高血压、水肿等症状和体征。B 超和 CT 检查是检测肿瘤的主要手段。

（二）肾上腺髓质肿瘤

（1）肾上腺嗜铬细胞瘤：分泌儿茶酚胺的肾上腺髓质肿瘤称为嗜铬细胞瘤。大量释放肾上腺素和去甲肾上腺素，这些物质可以引起血管收缩、心跳增快，从而引起阵发性高血压，并伴有剧烈头痛，皮肤苍白尤其是脸色苍白，心跳过快，四肢及头部有震颤，出汗，无力，有时可有胸闷气急，恶心呕吐。

（2）恶性嗜铬细胞瘤：恶性嗜铬细胞瘤占嗜铬细胞瘤的 10％，临床上大多发现于腹腔内，通常存在转移灶，特别是骨转移。临床上除高血压外，经常有出汗、焦虑、头痛、心悸，还可能存在甲状腺毒症和类癌症状。

（3）神经母细胞瘤：神经母细胞瘤主要为肾上腺或交感神经节原始细胞的恶性肿瘤，为婴儿和儿童中仅次于白血病和中枢神经系统肿瘤的最常见恶性肿瘤。腹部肿块是其主要临床表现，患儿经常呈慢性面容，有恶心、呕吐、食欲下降和腹泻等消化系统症状。

（4）神经节瘤：临床少见，可发生于胸、腹部交感神经节，较少发生于肾上腺髓质。

（三）非功能性肿瘤，包括转移瘤、血肿、囊肿等。

四、治疗

（一）肾上腺皮质肿瘤的治疗

1. 皮质醇增多症的治疗

根据病因的不同，治疗方案也不一样，最佳治疗法是完全切除病灶。其治疗的基本内容和目标是：

（1）原发肿瘤的切除。

（2）高皮质醇血症及其并发症应及早有效控制。

（3）减少永久性内分泌缺陷或长期的药物替代。

药物治疗为辅助治疗，分为两大类。第一类为肾上腺阻断药物作用于肾上腺水平，第二类为神经调节药物作用于垂体水平抑制肾上腺皮质激素（ACTH）合成药物。

2. 原发性醛固酮增多症的治疗

外科手术摘除治疗腺瘤效果较好，配合药物治疗是为了完全控制高血压。手术切除是腺癌型原发性醛固酮增多症的首选治疗方法。药物治疗的指征为糖皮质激素可抑制原发性醛固酮增多症、双侧特发性肾上腺增生、拒绝手术或手术有禁忌证的腺瘤型醛固酮增多症。

3. 肾上腺性征异常综合征的治疗

患者中，性征异常的肾上腺肿瘤宜早期手术治疗，恶性肿瘤未切除者，大剂量放疗可延长患者生存时间;肾上腺皮质增生者可使用糖皮质激素治疗。

(二)肾上腺髓质肿瘤的治疗

(1)外科手术是根治嗜铬细胞瘤的唯一方法。

(2)手术是恶性嗜铬细胞瘤首选的治疗方法,药物治疗主要是用 α 和 β 阻滞剂控制儿茶酚胺引起的症状。

(3)神经母细胞瘤最有效的治疗方法是手术切除,不能切除的肿瘤,经手术活检后行放、化疗,再次手术可成功切除。放疗用于肿瘤扩展超过中线和骨转移疼痛有很好的疗效。

五、健康教育

(一)健康教育要求

1. 教育内容的要求

(1)责任护士教会患者本病的病因及发病机制、治疗方法、用药知识、行为训练知识。

(2)责任护士每日向患者提出 1~2 个疾病相关开放式问题,并检查各项治疗完成情况。

(3)责任护士能教会患者相关行为训练、心理舒缓疗法。

2. 教育方法的要求

(1)责任护士必须使用语言教育的是疾病知识、治疗知识、护理知识及出院指导。

(2)责任护士演示皮肤清洁护理方法、疼痛评估训练等。

(3)提供肾上腺肿瘤知识专题讲座、个体化指导。

3. 提供教育材料的要求

病房向患者提供肾上腺肿瘤患者健康教育处方、图文手册、药品说明书、电子屏滚动等教育媒体,用多种媒介方式介绍肾上腺肿瘤相关知识。

4. 教育频次与反馈要求

责任护士每周以提问、直接观察法、行为演示法阶段评价患者知识掌握与行为改变,并能根据患者实际情况有针对性强化薄弱环节,出院前完成各项教育信息反馈。

5. 责任护士能力要求

肾上腺肿瘤住院患者的责任护士应具备专科能力和相关系统知识,传递知识能力、相关沟通技巧、心理疏导能力,能根据患者的不同情况在适宜的时机选择合适的健康教育方式,为患者提供个性化、有效的健康教育,并能进行效果评价。

(二)评估健康教育学习需求

(1)评估患者对本病相关知识(病因、发病机制、治疗方案、饮食与休息、心理影响因素等)的认知程度。

(2)评估患者对本病现有的护理概念和态度(知识获得来源、控制情绪能力、对治疗的期望值)。

(3)评估患者行为(吸烟、饮酒、合理饮食、预防感染、心理状态)与本病相关健康行为的关联。

(4)评估患者对本病健康教育知识学习的需求。

（三）制定健康教育目标

(1)患者能说出本病的病因及发病机制、治疗方法、用药知识、自我护理方法。

(2)患者能配合各项检查和治疗。

(3)患者能戒烟酒、合理饮食、保证睡眠。

(4)患者能学会皮肤清洁护理、疼痛自控的方法，能控制情绪。

(5)患者能学会如何提高治疗效果，减少复发，提高生活质量。

（四）实施健康教育

1. 疾病知识指导

(1)向患者讲解本病发病的病因、发病机制、及时治疗的重要性。

(2)告知患者完善各项相关检查的必要性，解释各项检查的程序和注意事项。

2. 治疗指导

(1)皮质醇增多症：因为血浆皮质醇增高抑制机体的免疫反应，患者易发生各种感染。特别要注意，患者可以合并严重感染而主观感觉不明显，常常只有低热或不发热，局部炎症的表现也不明显。病房需每日定时开窗通风，每日及时擦拭门窗、桌椅、床、床头柜、地面；督促并帮助患者搞好个人卫生，做到勤洗、勤换内衣、裤，保持会阴、口腔及皮肤清洁；避免接触呼吸道感染患者、避免外伤；对卧床患者，应加强翻身，鼓励排痰；生活护理时，动作要轻柔，以防皮肤破损导致继发感染。指导患者积极配合处理感染，遵医嘱应用抗生素。

(2)原发性醛固酮增多症：本病治疗检查的基础是严格执行钠钾平衡饮食、采取正规的卧立位醛固酮试验体位、规范采血时间等正确的护理措施。因为血钾、肾素和醛固酮的测定结果受许多因素影响，如药物、膳食、体位、采血时间等，因此护士应向患者解释清楚钠钾平衡饮食的目的、时间、要求以取得配合，提高确诊率。试验期间嘱患者禁食、禁水，站立时勿离开病房，以防病情变化，密切观察患者，如出现头晕、面色苍白等，需立即通知医生，必要时要中断试验，同时进行相应的应急处理：如扶患者平卧，给予吸氧、补液等。

(3)神经节瘤：①心律失常。由于患者长期受内源性儿茶酚胺的作用，外周血管持续收缩，心耗负荷持续过重。手术后要注意有无药物不良反应，密切检测心率变化，认真倾听患者主诉，观察有无其他症状。②肾上腺危象。术后 72 小时应密切观察患者病情变化，及时发现患者肾上腺危象症状，给予糖皮质激素代替治疗，术后 24～48 小时不宜随意搬动患者，待心率、血压平稳之后方可下床活动。术后遵医嘱定期查儿茶酚胺及代谢产物含量。

3. 护理知识指导

(1)皮质醇增多症：①观察代谢紊乱和糖尿病表现。指导患者摄取高蛋白、高钾、低钠、高钙、低脂肪饮食。当出现糖耐量减低或有糖尿病症状时应限制进食量，按糖尿病饮食治疗予以控制。有高血压的患者要限制钠盐的摄入，避免刺激性食物，戒除烟酒等，利于脂肪、蛋白质、糖及电解质代谢紊乱的纠正。②骨质改变、疼痛、骨质疏松、肌肉萎缩是皮质醇增多症患者较突出的症状。对有广泛骨质疏松和骨痛的患者，应嘱注意休息，限制活动范围与活动量，学会使用助行器。住院时尽量安排有坐便器，活动时扶靠方便，铺设防滑地面的病房。避免过度劳累、严重摔伤，防止病理性骨折发生。护理操作时动作应轻稳，避免碰触或擦伤皮肤引起广泛性皮下出血。

(2)原发性醛固酮增多症:①观察心律及血压变化。由于肾上腺分泌醛固酮增高,保钠排钾,同时去甲肾上腺素对血管壁作用,血管收缩,造成血压升高,心脏负荷加重,长期作用可合并心律失常。遵医嘱术前每天测血压 2 次或根据病情随时监测,异常者遵医嘱处理。高血压是最早、最常见的表现,故应重视患者的主诉,定时监测血压。当患者出现心悸、胸闷、头痛、头胀、恶心等症状时,应立即安抚患者,缓解其紧张情绪。血压升高时遵医嘱应用降压药,并观察患者有无呼吸困难、意识障碍、言语不清、肢体活动障碍等体征,警惕心、脑血管事件的发生。②观察低钾血症的表现。由于醛固酮的增加,通过远曲小管及集合管促进钠钾交换,即保钠排钾。长期低钾电解质紊乱导致心律失常,易发生心搏骤停,肌肉疼痛,肌无力,遵医嘱补钾并防止钾外渗引起组织皮肤坏死。指导患者吃富含钾的食物如香蕉、橘子水、橙汁等,遵医嘱口服 10％氯化钾,螺内酯 60～240 mg/d,监测血钾变化,口服补钾不理想者,遵医嘱静脉补钾。

(3)神经节瘤:①血压的监测。密切观察血压和脉搏的变化,保持病房的安静、舒适,避免给予机械刺激;无论在医护操作时或者患者自身活动时,应避免刺激、按压肿瘤区;告诉患者应避免情绪激动、提重物、剧烈活动、用力咳嗽、用力排便及过度劳累等。②饮食护理指导。告知患者进食高热量、高蛋白质、富含维生素、易消化饮食,避免饮含咖啡因的饮料。合并糖尿病者应该严格控制总热量,严格限制各种甜食,多食含纤维素高的食物,并注意监测血糖、体质量的变化。

4.心理指导

(1)皮质醇增多症的患者常因体态外貌改变,肢体软弱无力产生困扰和悲观情绪,表现为沉默寡言,孤独离群,焦虑不安,影响患者的日常生活。护士应理解并尊重患者,帮助患者适应变化的体态。耐心解释和疏导,向患者说明体态、外貌的变化是暂时的,在疾病得到有效治疗后能改善甚至完全恢复,加强疾病知识教育,增加治疗信心,鼓励患者家属给予关心和心理支持,以减轻其焦虑水平,有助于提高患者的生活质量。

(2)高糖皮质激素可影响人的行为、性格、兴奋性及神经元的电活性。皮质醇增多症患者可表现出程度不同的精神、神经异常,如情绪不稳定、烦躁、失眠多梦等。常发生性格改变,抑郁为最常见症状。严重者精神变态、类偏狂、精神分裂症、抑郁症、急性精神病等。护士在接触患者时应评估自伤可能性,特别是对写有遗书或有自杀行为的患者要给予重点关注。对于患者的冷漠、痛苦等异常表情,护理人员要主动关心,弄清原因,并努力解除患者的心理压力,帮助患者减轻痛苦,满足患者的需要。患者情绪不稳定时,要耐心倾听其谈话,关注和重视患者的情绪变化。争取家庭和社会的支持,缓解焦虑、抑郁和恐惧。值班人员密切巡视,避免自杀、自伤的发生。患者身边不宜放置危险物品,高层建筑病房要采取措施防坠楼。病房的门不能加锁,以防自伤等意外的发生。必要时遵医嘱使用抗焦虑、抑郁药物。

5.出院指导

(1)活动与休息指导。出院后要逐渐增加活动,活动范围先室内后室外,活动时要有家人陪伴,注意防止骨折。根据天气情况增减衣物,尽量不用空调,预防感冒。床上用品宜舒适柔软,睡眠充足,保持精神愉快,减少不良事件的影响。注意个人卫生,洗澡时水温适度,有痤疮时不要用手挤压,防止发生严重的皮肤感染。

(2)饮食与用药指导。告知患者继续进食高蛋白、高维生素、易消化的食物,少量多餐。注意不要吃太咸的食物,血糖高者少吃甜食。坚持长期按时、按量服药,有异常情况立即就医。

(3)告知患者每月到专科门诊复查,按医嘱用药,半年全面复查。

6. 选择健康教育方法

(1)对于病情特殊或对治疗不配合的患者进行个别指导。

(2)提供知识讲座、健康教育处方、健康教育图册、病区设有健康教育宣传栏。

(3)集中开展同病室患者健康教育,患者之间相互督促,相互鼓励。

(4)组织心理讲座,传递积极治疗事迹。

(5)护士亲身演示皮肤清洁方法。

7. 健康教育效果反馈

(1)患者能否复述疾病知识要点。

(2)观察有无积极配合治疗和护理的行为取向。

(3)观察有无正确的健康行为,能正面对待自己改变后的体态。

(4)观察是否情绪稳定、焦虑减轻或消除。

(5)医生对患者住院期间的遵医行为评价。

(五)健康教育效果评价

(1)口头提问法。使用开放式提问,能回答出 1～2 个肾上腺肿瘤相关知识要点。

(2)观察法。观察患者能配合治疗与护理、有良好的生活习惯、健康的心理状态。

(3)行为演示法。让患者演示皮肤清洁的方法,判断是否正确。

(4)抽样评价法。用等量抽样比例抽查患者接受教育的情况,计算普及率、知晓率及合格率,对教育质量做出综合评价。

(5)定期收集医生反馈的情况。

第三节　膀　胱　癌

膀胱癌(bladder carcinoma)是泌尿系统肿瘤最常见的恶性肿瘤之一。组成膀胱的各种组织都可发生肿瘤,上皮细胞发生的尿路上皮癌、鳞状细胞癌、腺癌占全部膀胱肿瘤的95%以上。其男性发病率为女性的 3～4 倍。城市居民膀胱癌死亡率远高于农村。我国膀胱癌发病率呈逐年增高趋势,近 15 年来平均增长速度为 68.29%。膀胱癌好发年龄为 51～70岁,发病高峰为 65 岁,30 岁以前较罕见。

一、病因

(一)职业暴露

一些芳香胺类的化学物质经皮肤、呼吸道或消化道吸收后,自尿液排出。其代谢产物作用于尿路上皮而引起肿瘤,因尿液在膀胱内留置的时间最长,故膀胱癌发病率最高。这些致癌物质多见于染料工业、皮革业、油漆工、金属加工及有机化工等相关工作。

(二)吸烟

多年研究发现吸烟与膀胱癌明显相关,吸烟者比不吸烟者发病率高 2～4 倍。据统计 1/3 以上的膀胱癌患者有吸烟史。香烟内含有许多致癌物质,包括芳香胺、联苯胺、2-萘胺等。

(三)其他

长期慢性感染,结石刺激,埃及血吸虫病等是膀胱癌的高危因素。应用非那西汀类止痛药物与尿路上皮癌相关,有报道用药累积量高达 2 kg 时可有致癌危险。有报道长期服用环磷酰胺,其降解产物丙烯醛的累积可导致膀胱癌。子宫颈癌放疗后的患者发生膀胱癌移行细胞癌的危险性可增加 2～4 倍。此外家族史也是膀胱癌的主要危险因素,有报道显示患者的直系亲属患膀胱癌的危险性约为无家族史者的 2 倍。

二、临床表现

(一)血尿

绝大多数膀胱癌患者首发症状是无痛性肉眼血尿。有大于 80% 的患者可出现,多为全程,间歇性发作,也可表现为初始血尿或终末血尿。

(二)膀胱刺激症状

肿瘤坏死、溃疡、合并炎症形成感染时,患者可出现尿频、尿急、尿痛等膀胱刺激症状。长期不愈的"膀胱炎"应警惕膀胱癌的可能。

(三)其他

当肿瘤浸润肌层时可出现疼痛;因肿瘤较大发生在膀胱颈部或血凝块形成时容易堵塞尿道形成尿潴留;膀胱肿瘤位于输尿管口附近时影响上尿路排空,可造成患侧肾积水。晚期膀胱肿瘤患者有贫血、水肿、下腹部肿块等症状,盆腔淋巴结转移可引起腰骶部疼痛和下肢水肿。

三、治疗

(一)手术治疗

(1)经尿道膀胱癌电切或激光切除术:适用于单个或数目不多、不超过 2cm、带蒂浸润或黏膜下层的乳头状肿瘤或癌。

(2)膀胱部分切除术:适用于局部浸润的广基肿瘤,尤其是离膀胱三角区或颈部较远者。

(3)全膀胱切除术:适用于恶性程度较高、浸润较深、体积较大、数目较多位于膀胱底部或膀胱颈部的肿瘤。

(4)全膀胱根治性切除术:肿瘤已经超过膀胱之外,疑有盆腔脏器或盆腔淋巴结转移患者可选用。

（二）化学治疗

（1）局部化疗：膀胱内化疗药物的灌注，适用于保留膀胱的患者，消除残余肿瘤细胞和降低术后复发的可能性。常用的化疗药物有丝裂霉素、表柔比星、吡柔比星、米托蒽醌等。

（2）全身化疗：主要用于术前的新辅助化疗、术后辅助化疗、转移性膀胱癌等。常用的化疗药物有顺铂、吉西他滨、紫杉醇等，一般使用联合化疗方案。

（三）放疗

T_1 期表浅性膀胱癌，放疗可达到根治和保留器官的效果，是标准治疗方式。对于 T_2 期浸润性膀胱癌的患者，采用以放疗为主的综合治疗不但可以保留膀胱，治疗后 5 年生存率也接近膀胱癌根治手术的水平，即使手术复发也有挽救性手术的机会。对晚期或有全身转移的膀胱癌可做姑息放疗。

（四）局部生物免疫治疗

目前临床主要是卡介苗的灌注治疗，其他还包括干扰素、白细胞介素-2、钥孔虫戚血蓝蛋白等其他免疫调节剂。

四、健康教育

（一）健康教育要求

1. 教育内容的要求

（1）责任护士教会患者本病的病因及发病机制、治疗方法、用药知识、行为训练知识。

（2）责任护士每日向患者提出 1～2 个疾病相关开放式问题，并检查各项治疗完成情况。

（3）责任护士能教会患者相关行为训练、心理暗示疗法。

2. 教育方法的要求

（1）责任护士必须使用语言教育的是疾病知识、治疗知识、护理知识及出院指导。

（2）责任护士演示床上排泄训练、疼痛评估训练等。

（3）提供膀胱癌知识专题讲座、个体化指导。

3. 提供教育材料的要求

向患者提供膀胱癌患者健康教育处方、图文手册、药品说明书、电子屏滚动等教育媒体，用多种媒介方式介绍膀胱癌相关知识。

4. 教育频次与反馈要求

责任护士每周以提问、直接观察法、行为演示法阶段评价患者知识掌握与行为改变，并能根据患者实际情况有针对性强化薄弱环节，出院前完成各项教育信息反馈。

5. 责任护士能力要求

膀胱癌住院患者的责任护士应具备专科能力和相关系统知识，传递知识能力、相关沟通技巧、心理疏导能力，能根据患者的不同情况在适宜的时机选择合适的健康教育方式，为患者提供个性化的有效的健康教育，并能进行效果评价。

（二）评估健康教育学习需求

（1）评估患者对本病相关知识（病因、发病机制、治疗方案、饮食与休息、心理影响因素等)的认知程度。

(2)评估患者对本病现有的护理概念和态度(知识获得来源、控制情绪能力、对治疗的期望值)。

(3)评估患者行为(吸烟、饮酒、合理饮食、造口自护、心理状态)与本病相关健康行为的关联。

(4)评估患者对本病健康教育知识学习的需求。

(三)制定健康教育目标

(1)患者能说出本病的病因及发病机制、治疗方法、用药知识、自我护理方法。

(2)患者能配合各项检查和治疗。

(3)患者能戒烟酒、合理饮食、保证睡眠。

(4)患者能学会膀胱造口自护、疼痛自控的方法,能控制情绪。

(5)患者能学会如何提高治疗效果,减少复发,提高生活质量和生存期。

(四)实施健康教育

1. 疾病知识指导

(1)向患者讲解本病发病的病因、发病机制、及时治疗的重要性。

(2)协助患者完善各项相关检查,解释各项检查的程序和注意事项。

2. 治疗指导

(1)手术治疗。①手术适应行为训练:指导患者练习床上排便、咳嗽、咳痰,教会膀胱全切患者有规律地收缩肛提肌及收缩腹肌,以便术后有规律排尿。②体位与活动指导:说明术后需要平卧 6 小时,血压、脉搏稳定后取半坐卧位,有利于伤口引流,促进伤口愈合。鼓励患者早期下床活动,膀胱肿瘤患者术后 3 天后下床活动。

(2)膀胱灌注化疗。①灌注前的指导:灌注前应仔细询问患者的病史,既往灌注后的反应,做好患者和家属的解释工作,若有创伤或感染的患者,灌注应延迟 1 周。叮嘱患者治疗前 1 天晚上应保证充足的睡眠,清洗会阴,明确告知灌注前 12 小时控制水的摄入并禁水 4 小时,膀胱灌注时要排空膀胱尿液。②灌注后指导患者变换体位 1 次/30 分,病变部位相对延长时间,采用仰卧位、左侧卧位、右侧卧位和俯卧位 4 种体位。保持 2 小时后患者自主排出药液。告知患者排药后增加饮水量,加速尿液的形成。

(3)放射治疗。告知患者放疗的不良反应可分为急性期、亚急性期和后期反应 3 类。急性反应通常发生在放疗过程中和放疗后 3 个月内,症状为尿频、尿急、尿痛和血尿。亚急性反应与急性反应类似。晚期反应的临床表现有多种。教会患者及家属观察轻度症状、尿量及颜色、性状的变化,正确记录 24 小时尿量。

3. 护理知识指导

(1)手术治疗的护理指导

1)膀胱部分切除患者:术后常留置三腔气囊尿管行膀胱冲洗,讲解膀胱冲洗的速度,根据冲洗液颜色而定,使其呈微红色为宜,冲洗液流入量和流出量应大致相同。保持通畅,防止血块阻塞,教会患者观察阻塞及出血征象。交代家属勿使冲洗和引流管扭曲、受压和脱落,出现尿管阻塞症状,及时报告。

2)膀胱全切患者造口者:①造口渗漏的患者,选择合适的造口袋,并根据造口大小裁剪造口袋,选择早晨排尿相对少的时间更换,更换时将无菌棉球暂时堵塞造口,保持造口袋周围皮肤干燥,再在其表面涂以皮肤保护膜待干,以造口袋引流管向外下 45°角度固定造口袋底盘,并用手温捂 10 分钟,可以使底盘与皮肤牢固结合不易脱落。教会家属自行更换造口袋。②指导家属造口袋内尿液近 1/3 时要及时倾倒,晚上睡觉时造瘘袋可接引流袋,避免起床排尿影响睡眠质量。③告知患者注意避免增高腹压的活动,如提举重物、用力咳嗽等。③沐浴时防止水分渗入底板,用防水胶布做好固定,沐浴后及时擦干或更换造口袋。

(2)灌注化疗药物的护理指导:膀胱刺激征是膀胱灌注后最容易出现的并发症,护理指导如下。①轻微的尿频、尿痛是由于药物刺激膀胱黏膜下层神经所致,告知患者增加饮水量,稀释尿液每天尿量达 2 500 mL 以上,减轻尿道黏膜刺激,多可自行恢复。②如果刺激症状明显,首先要检查药物溶解是否充分,操作是否规范。如果操作方法得当则需延长药物给药间隔,嘱患者多饮水或降低灌注液浓度。另外遵医嘱口服托特罗定 2 mg,每天 2 次,可缓解症状。③如果发生血尿、尿道外口红肿等严重刺激症状,暂停灌注或延长灌注间隔时间。遵医嘱给予肾上腺皮质激素,如每天口服泼尼松 30～60 mg,并逐渐减量。

(3)放射治疗的护理指导:放射治疗时可出现膀胱刺激征,放化疗同步时损伤会加重,护理指导同上。

4. 心理指导

(1)做好心理支持与护理,减少自我形象紊乱,警惕意外事件发生。

(2)对于膀胱全切患者,术前请主管医生与患者共同设定永久性造口位置,选择患者可见并易触摸到的位置,避开皮肤皱褶处。

(3)对患者身体结构及功能改变产生的低落情绪给予同情和理解,每天与患者至少沟通5 分钟,针对心理反应及时做好心理支持。

(4)更换尿袋时应注意遮挡,维护患者自尊,训练患者或家属自行更换造口尿袋,注意循序渐进直至患者完全掌握,多使用鼓励性语言,增强患者的信心。

(5)鼓励患者与患者、来访者、亲属、朋友、同事的交流,帮助其适应正常生活。

(6)针对个别心理问题突出的患者,可请心理医生进行心理疏导。

5. 出院指导

(1)手术后 3 个月避免重体力劳动,少做或不做腹部用力工作。3 个月后可从事正常的工作和生活。

(2)注意生活,饮食规律,增加营养摄入,给予高蛋白、高维生素、易消化的饮食,少食易引起腹胀的食品,如牛奶、花生、豆类等,多吃新鲜蔬菜和水果,每天饮水量 1 500～2 000 mL或以上,预防感染或膀胱炎。

(3)记录每次尿量,观察膀胱储存容量。加强锻炼,每次有意识憋一憋小便,提高储存尿液的功能。告知正确使用尿袋和自我护理方法,经常更换内衣裤。观察尿液颜色和尿量。

(4)定期门诊复查,应坚持术后每 3 个月复查一次膀胱镜,2 年后每半年复查一次。

6. 选择健康教育方法

（1）对于病情特殊或对治疗不配合的患者进行个别指导。

（2）提供知识讲座、健康教育处方、健康教育图册、病区设有健康教育宣传栏。

（3）集中开展同病室患者健康教育，患者之间相互督促，相互鼓励。

（4）使用疼痛评分表正确表述疼痛。

（5）协助患者演示床上排泄法和更换造口尿袋方法。

7. 健康教育效果反馈

（1）患者能否复述疾病知识要点。

（2）观察有无积极配合治疗和护理的行为取向。

（3）观察有无正确的健康行为。

（4）观察是否情绪稳定、焦虑减轻或消除。

（5）患者或家属能否正确更换造口尿袋。

（6）医生对患者住院期间的遵医行为评价。

（五）健康教育效果评价

（1）口头提问法：使用开放式提问，能回答出1～2个膀胱癌相关知识要点。

（2）观察法：观察患者能配合治疗与护理、有良好的生活习惯、健康的心理状态。

（3）行为演示法：让患者或家属演示更换造口尿袋的方法，判断是否正确。

（4）抽样评价法：用等量抽样比例抽查患者接受教育的情况，计算普及率、知晓率及合格率，对教育质量做出综合评价。

（5）定期收集医生反馈的情况。

（吴晓燕　夏态婧）

肿瘤疾病护理健康教育

第十一章　男性生殖器肿瘤的护理及健康教育

🔲 第一节　睾丸恶性肿瘤

睾丸肿瘤是少见肿瘤,占男性肿瘤的 1％～1.5％,占泌尿系统肿瘤的 3％～9％,是 15～34 岁男性好发肿瘤之一。其发病率在欧美地区明显高于非洲和亚洲地区。睾丸生殖细胞肿瘤右侧较左侧常见。右侧发病率高与该侧隐睾发病率高有关。双侧性生殖细胞肿瘤常见于精原细胞瘤。

一、病因

睾丸恶性肿瘤的病因尚不清楚。睾丸肿瘤的发生与睾丸创伤、内分泌障碍、遗传及感染有关。

(一)先天因素

(1)隐睾:隐睾被认为是导致睾丸肿瘤最主要的危险因素,其发生肿瘤的机会比正常睾丸高 15～45 倍,有 20％～30％睾丸肿瘤发生于隐睾患者。

(2)遗传:文献报道,家族性睾丸肿瘤的发生率为 1.0％～2.8％。肿瘤发生在兄弟间和父子间。患睾丸生殖细胞瘤的亲属患生殖器官肿瘤,如前列腺癌、子宫癌和宫颈癌的危险性增加。

(3)多乳症:多乳症者发生睾丸肿瘤的可能性比正常人大 4.5 倍。

(4)其他:睾丸肿瘤发生对侧睾丸肿瘤的危险倍数高于普通人群 12.4 倍。

(二)后天因素

(1)损伤:睾丸恶性肿瘤患者常有外伤病史,但没有证据证明外伤与肿瘤发生有关,外伤常常使患者注意到睾丸肿块,因而就诊。

(2)激素:雌激素过量育龄妇女使用己烯雌酚或口服避孕药可导致男孩产生隐睾或发育不全。

(3)感染:一些病毒性疾病(如麻疹、天花、流行性腮腺炎)以及细菌性感染(如猩红热、肠伤寒等)均可并发睾丸炎,继发睾丸萎缩、细胞变性而引起睾丸肿瘤。

二、临床表现

临床症状多不明显,典型表现为逐渐增大的无痛性睾丸肿块,可伴下腹疼痛或下腹重坠感。

（一）睾丸无痛性增大

睾丸呈不同程度肿大,渐进性发展。由于睾丸位于阴囊内,表浅容易被触及。半数患者有睾丸沉重下坠和牵拉感,跳跃、久站时症状加重。若为隐睾,发生肿瘤多位于腹部,腹股沟等处扪及进行性增大的无痛肿块。

（二）疼痛

30%～40%的患者伴有轻微坠胀或钝痛。10%的患者伴有类似附睾炎和睾丸炎样的急性疼痛,常因肿瘤内出血、梗死、坏死所致。

（三）转移症状

10%的睾丸肿瘤患者出现远处转移的相关表现,如锁骨上淋巴结的转移出现颈部包块;肺部转移出现咳嗽、呼吸困难等呼吸道症状;髂静脉、下腔静脉受压或栓塞导致的一侧或者双侧下肢水肿等。

（四）男性乳房女性化

7%的睾丸肿瘤患者会出现男性乳房女性化,尤其是精原细胞瘤,由于肿瘤分泌大量的雌激素,乳房可增大伴有乳头色素沉着。

（五）无任何症状

以男性不育就诊或因外伤后检查意外发现睾丸肿瘤。

三、治疗

（一）根治性睾丸切除术

适用于睾丸恶性肿瘤,附睾、精索及鞘膜的恶性肿瘤。

（二）腹膜后淋巴清扫术

适用于临床Ⅰ期、ⅡA及ⅡB期睾丸非精原生殖细胞瘤;ⅡC或Ⅲ期睾丸非精原生殖细胞瘤化疗后4～6周,影像学发现腹膜后残留肿块者;精原细胞瘤含有胚胎瘤、畸胎瘤等非精原生殖细胞瘤成分者;精原细胞瘤经放疗、化疗后仍有病灶残留者。

（三）化学治疗

生殖细胞瘤的化疗目标是根治。精原细胞瘤化疗效果要好于非精原细胞瘤。常用的化疗药物有奥沙利铂、依托泊苷、长春新碱、环磷酰胺、异环磷酰胺、阿霉素、紫杉醇、吉西他滨等。

（四）放射治疗

放射治疗是睾丸恶性肿瘤术后辅助治疗和姑息减症治疗的重要手段。

四、健康教育

（一）健康教育要求

1. 教育内容的要求

(1)责任护士教会患者本病的病因及发病机制、治疗方法、用药知识、行为训练知识。

（2）责任护士每日向患者提出 1～2 个疾病相关开放式问题，并检查各项治疗、检查完成情况。

（3）责任护士能教会患者相关行为训练、心理暗示疗法。

2. 教育方法的要求

（1）责任护士必须使用语言教育的是疾病知识、治疗知识、护理知识及出院指导。

（2）责任护士演示床上排泄训练、疼痛评估训练等。

（3）提供睾丸恶性肿瘤知识专题讲座、个体化指导。

3. 提供教育材料的要求

病房向患者提供睾丸恶性肿瘤患者健康教育处方、图文手册、药品说明书、电子屏滚动等教育媒体，用多种媒介方式介绍睾丸恶性肿瘤相关知识。

4. 教育频次与反馈要求

责任护士每周以提问、直接观察法、行为演示法阶段评价患者知识掌握与行为改变，并能根据患者实际情况有针对性强化薄弱环节，出院前完成各项教育信息反馈。

5. 责任护士能力要求

睾丸恶性肿瘤住院患者的责任护士应具备专科能力和相关系统知识，传递知识能力、相关沟通技巧、心理疏导能力，能根据患者的不同情况在适宜的时机选择合适的健康教育方式，为患者提供个性化的有效的健康教育，并能进行效果评价。

（二）评估健康教育学习需求

（1）评估患者对本病相关知识（病因、发病机制、治疗方案、饮食与休息、心理影响因素等）的认知程度。

（2）评估患者对本病现有的护理概念和态度（知识获得来源、控制情绪能力、对治疗的期望值）。

（3）评估患者行为（吸烟、饮酒、性生活、适当锻炼、心理状态）与本病相关健康行为的关联。

（4）评估患者对本病健康教育知识学习的需求。

（三）制定健康教育目标

（1）患者能说出本病的病因及发病机制、治疗方法、用药知识、自我护理方法。

（2）患者能配合各项检查和治疗。

（3）患者能戒烟酒、合理饮食、保证睡眠。

（4）患者能学会床上排泄、疼痛自控的方法，能控制情绪。

（5）患者能学会如何提高治疗效果，减少复发，提高生活质量。

（四）实施健康教育

1. 疾病知识指导

（1）向患者讲解本病发病的病因、发病机制、及时治疗的重要性。

（2）协助患者完善各项相关检查，解释各项检查的程序和注意事项。

2. 治疗指导

(1)告知患者术后行心电监测记录生命体征的重要性,护士每日消毒手术切口,更换伤口敷料,教会患者观察皮肤颜色变化、阴囊有无肿胀、伤口敷料有无渗血。

(2)术后需要保持尿道口清洁,护士每日消毒外阴及尿道口,对留置导尿管的患者应保持导尿管通畅,防止其压迫、扭曲或脱落,指导患者多饮水,增加尿液冲洗尿道,防止逆行感染。教会患者及家属观察尿液的颜色、性质和量,观察有无血凝块、沉淀及尿管堵塞。

(3)术后指导患者穿宽松衣服,活动时避免挤压切口。

(4)淋巴清扫术后密切观察患者生命体征、伤口敷料情况、引流液颜色及量、腹部情况等。一旦发现患者面色苍白、脉搏增快、腹胀、引流管引流出鲜红色液体量达 $500\sim1\ 000$ mL 时,即使血压还在正常范围内,也可出现体位性低血压,应立即报告医生,配合做好各项抢救工作。

3. 护理知识指导

(1)手术及淋巴清扫术。①淋巴漏:术中淋巴束的钝性游离是引起术后淋巴漏的常见原因,表现为腹膜后引流管内引流出乳糜性引流液。密切观察腹膜后引流管引出液的颜色,如白色液体应高度怀疑淋巴漏,及时报告医生。嘱患者禁食脂肪性食物,以粗粮、新鲜水果、蔬菜等低脂饮食为主。密切观察乳糜引流液量、颜色、性质等变化。加强引流管护理,在活动和翻身时注意不过度牵拉引流管,防止引流管受压、打折影响引流效果。在原固定方式上再用双重胶布固定,挂置于床下半部分。定时挤压引流管保持通畅,观察引流液的颜色、量、性质,并做好记录。②腹胀:腹膜淋巴结清扫术由于肠管暴露时间长,水分大量蒸发,肠管浆膜干燥,使毛细血管扩张,通透性增加,大量纤维蛋白原渗出,在局部凝固机化,极易造成肠浆膜粘连。因此鼓励患者术后早期下床活动,促进胃肠功能恢复有利于增进食欲,补充营养增加抗病能力,加快体质恢复和促进伤口愈合。术后 6 小时即可进行床上锻炼,次日病情允许可离床活动。注意观察肠蠕动恢复情况,有无腹胀、腹痛。

(2)化学治疗。联合用药方案中使用的药物有顺铂、长春新碱和博来霉素。除了化疗药物有骨髓抑制和胃肠道反应外,顺铂肾脏毒性也是最常见又严重的毒性反应,也是剂量限制毒性,重复用药可加剧肾毒性。告知患者在使用大剂量顺铂前先输注 $1\ 500$ mL 液体行水化,嘱咐患者多饮水,加速药物的排泄,减少对肾脏的毒性作用。其次是毒性反应与总量有关,大剂量及反复用药时明显,损伤耳柯替器的毛细胞引起高频失听,一些患者表现为头昏、耳鸣、耳聋、高频听力丧失;少数人表现为球后神经炎、感觉异常、味觉丧失。在和患者沟通时,语速放慢,得到患者反馈再确定下一步沟通。

(3)放射治疗。放疗最容易出现放射性膀胱炎。嘱患者注意观察有无明显的膀胱刺激征,轻度症状多饮水,自行缓解。对中度急性放射性膀胱炎,主要采用保守疗法如抗生素消炎、止血及对症治疗,缓解膀胱刺激症状。药物可全身使用,方法与一般的膀胱炎相似。

4. 心理指导

(1)帮助患者认识自己的病情,了解睾丸切除对挽救生命的实际意义,激发患者潜在的生存意识。

(2)告知患者术后可能引起的某些内分泌系统的变化,指出人类的性活动不仅受到性激素的影响,还受到社会文化、心理等因素的影响,睾丸切除并不意味着完全丧失性功能。

(3)鼓励和提醒患者生活是丰富多彩的,可进行多种活动和体能锻炼如看书、绘画、跳舞等项目,疏导自己的心情使精神有所寄托。

(4)重视家属对患者的关心,无微不至的关怀和理解给患者以安慰和希望,缓解患者的恐惧感。医护人员及家属共同配合使患者在精神上有可依靠感,树立战胜疾病的信心。

5. 出院指导

(1)术后一段时间内不可有性生活,指导患者积极面对生活,可以恢复正常社会活动。

(2)两年内血清肿瘤标志物、血清生化指标每3个月复查一次,影像学检查如胸片、CT等每半年一次,以后每年一次直至5年随访结束。

6. 选择健康教育方法

(1)对于病情特殊或对治疗不配合的患者进行个别指导。

(2)提供知识讲座、健康教育处方、健康教育图册、病区设有健康教育宣传栏。

(3)集中开展同病室患者健康教育,患者之间相互督促,相互鼓励。

(4)介绍积极治疗实例。

(5)护士亲身协助患者演示床上排泄法。

7. 健康教育效果反馈

(1)患者能否复述疾病知识要点。

(2)观察有无积极配合治疗和护理的行为取向。

(3)观察有无正确的健康和心理行为。

(4)观察是否情绪稳定、焦虑减轻或消除,正确面对性功能。

(5)医生对患者住院期间的遵医行为评价。

(五)健康教育效果评价

(1)口头提问法。使用开放式提问,能回答出1~2个睾丸恶性肿瘤相关知识要点。

(2)观察法。观察患者能配合治疗与护理、有良好的生活习惯、健康的心理状态。

(3)行为演示法。让患者演示床上排泄的方法,判断是否正确。

(4)抽样评价法。用等量抽样比例抽查患者接受教育的情况,计算普及率、知晓率及合格率,对教育质量做出综合评价。

(5)定期收集医生反馈的情况。

第二节 阴茎癌

由于地理、生活习惯、经济状况的不同,阴茎癌(penile cancer)发病率悬差很大,北美和欧洲比较罕见,亚洲、南美和非洲中经济状况差的国家和地区发病率较高。我国阴茎癌在建国初期比较常见,是阴茎癌高发地区之一。由于年代的变迁,经济状况和卫生条件的好转,阴茎癌的发病率迅速下降。

一、病因

阴茎癌的病因至今仍不十分清楚,国内外许多学者做了大量研究,认为主要与包茎、包皮过长、卫生、性传播疾病、病毒、药物、免疫力低下等因素有关。

(一)包茎与包皮过长

阴茎癌患者绝大多数有包茎、包皮过长病史。早期行包皮环切术可以使阴茎癌的发病率显著降低。犹太民族和信仰伊斯兰教的民族在幼儿园时即行包皮环切术,阴茎癌极为罕见。

(二)卫生习惯

有学者认为局部卫生清洁更为重要,重视生殖器卫生的地区,发病率很低。某些发展中国家卫生条件差,没有经常淋浴的习惯,发病率显著提高。

(三)性传播疾病与病毒

性病流行国家的地区,阴茎癌发病率高。性交传播性病毒作为致病因素的证据正在增加。近年来发现阴茎癌和女性生殖道癌肿有较密切的关系。新近的研究显示,人类乳头瘤病毒(HPV)阳性者和生殖疱疹感染者,阴茎癌发病率较高。

(四)紫外线和药物

银屑病(牛皮癣)口服光敏剂 8-甲氧沙林(8-methoxypsoralen)和紫外线 A(UVA)照射简称 PUVA,即光化学疗法,可以增加阴茎和阴囊鳞癌的危险性。

(五)免疫系统受损

免疫系统受损时容易发生皮肤病,进而使阴茎癌发病率升高。肾移植患者应用免疫抑制剂,皮肤癌发生率比常人增多,有学者认为可能和持续 HPV 感染有关。

二、临床表现

早期大多数阴茎癌表现为阴茎头部丘疹、溃疡、疣或菜花样斑块、红斑、白斑等。有报道小结节(36.3%)、小溃疡(25.7%)、乳头状疣块(12.1%)。

(一)初期

糜烂,边缘硬不整齐,疣状结节增大或溃疡扩大、加深、出现包皮紧张、变薄、发亮,包皮外口分泌物变稠,量增多。

(二)中期

肿瘤可从包皮口或皮肤外穿过,出现菜花状、乳头状瘤块或癌性溃疡,伴恶臭味分泌物等典型表现。

(三)末期

进行性发展,癌肿可浸润阴茎大部或全部甚至阴囊、阴囊内容物及耻骨前软组织也被浸润,出现巨大癌性肿块。甚者发生远处转移,出现全身情况衰竭、精神萎靡、食欲不振、乏力、极度消瘦、贫血等表现。

三、治疗

阴茎癌绝大多数为鳞状细胞癌，占95%，治疗方法有手术、化疗、放疗、激光、冷冻及光敏等多种疗法，但手术切除肿瘤原发病灶及所属区域淋巴结清扫术仍是最常用的方法。配合放射治疗及化学治疗等治疗方法，可提高治疗效果。治疗原则是既要根治肿瘤，又要尽量保持性功能及排尿功能。

（一）手术治疗

手术治疗是治疗阴茎癌的主要方法，术前必须明确肿瘤的浸润范围及有无所属淋巴结转移，做出准确的肿瘤分期及分级，然后对有手术治疗指征的患者选择适当的手术方法。

1. 阴茎部分切除术

适用于 T_1 期或 Jackson Ⅰ期的肿瘤，局限于阴茎头部附近，无淋巴结转移，可考虑行阴茎部分切除术，但手术要求比较严格。

2. 根治性阴茎切除术

（1）$pT_{1\sim2}N_0M_0$ 肿瘤行阴茎部分切除术后残端肿瘤复发，或切除后残留部分不能维持站立排尿和进行性生活者。

（2）$pT_3N_0M_0$ 者。

（3）原发阴茎体（干）部肿瘤，大部分恶性程度较高，即使肿瘤较小，也应做阴茎全切除术。

（4）组织学Ⅲ～Ⅳ级的内生浸润型阴茎癌。

（5）对于 pN_2、pN_3 期先行新辅助化疗和放疗，如条件许可再进行手术切除。

（6）对于 pT_4 期如有条件可先行新辅助放疗和化疗，随后作补救手术切除。

3. 腹股沟淋巴结清扫术

阴茎癌转移的主要途径是经淋巴系统，主要的区域淋巴结则是腹股沟及髂血管淋巴结，区域性淋巴结的根治切除直接影响治疗的彻底性，也影响治疗结果。

（二）放射治疗

（1）根治性放射治疗。患者一般情况尚好，局部肿瘤最大直径小于 2 cm，表浅外生型，无浸润或有轻度浸润，无淋巴结或远处转移，可行根治性治疗。

（2）姑息性放射治疗。病变直径大于 5 cm，有深层浸润或病变侵及邻近组织者，可行姑息性放射治疗。对于晚期患者，为了止痛、减轻压迫等症状，可采用小剂量放射治疗。

（3）术前辅助放射治疗。对于部分阴茎癌患者，可先行辅助放射治疗，使肿瘤降级降期，获得根治性手术治疗的机会。

（4）禁忌证。患者已经出现恶病质；广泛远处转移；腹腔淋巴结广泛转移合并腹水；腹股沟等部位有较大的溃疡可能引起较大的血管穿破造成大出血者。

（三）化学治疗

1. 适应证

（1）早期可以配合局部手术治疗，用于局部外敷，以提高治疗效果。

（2）晚期不能或不宜手术或放射治疗的患者。

（3）肝、肾功能均正常者。

（4）通过化学治疗可使肿瘤降级降期从而获得手术机会的患者，可进行辅助化学治疗或新辅助化学治疗。

2. 禁忌证

（1）早期病情轻者。

（2）年老体衰或有严重心、肝、肾功能障碍者。

（3）严重恶病质者。

（4）血象偏低，白细胞计数$<4.0\times10^9/L$，血小板计数$<50.0\times10^9/L$，有严重贫血或有出血倾向者。

单独化学治疗对阴茎癌的治疗效果并不令人满意，故多用于辅助治疗和联合治疗，常用的药有：5-氟尿嘧啶（5-FU）、博来霉素（BLM）、长春新碱（VCR）、顺铂（DDP）、甲氨蝶呤（MTX）等。常用方案：CBP方案（环磷酰胺＋博来霉素＋顺铂）、FAMP方案（5-FU＋阿霉素＋丝裂霉素＋顺铂）、VBM方案（长春新碱＋博来霉素＋甲氨蝶呤）等。

四、健康教育

（一）健康教育要求

1. 教育内容的要求

（1）责任护士教会患者本病的病因及发病机制、治疗方法、用药知识、行为训练知识。

（2）责任护士每日向患者提出1～2个疾病相关开放式问题，并检查各项治疗、检查完成情况。

（3）责任护士能教会患者相关行为训练、心理暗示疗法。

2. 教育方法的要求

（1）责任护士必须使用语言教育的是疾病知识、治疗知识、护理知识及出院指导。

（2）责任护士演示床上排泄训练、疼痛评估训练等。

（3）提供阴茎癌知识专题讲座、个体化指导。

3. 提供教育材料的要求

病房向患者提供阴茎癌患者健康教育处方、图文手册、药品说明书、电子屏滚动等教育媒体，用多种媒介方式介绍阴茎癌相关知识。

4. 教育频次与反馈要求

责任护士每周以提问、直接观察法、行为演示法阶段评价患者知识掌握与行为改变，并能根据患者实际情况有针对性强化薄弱环节，出院前完成各项教育信息反馈。

5. 责任护士能力要求

阴茎癌住院患者的责任护士应具备专科能力和相关系统知识，传递知识能力、相关沟通技巧、心理疏导能力，能根据患者的不同情况在适宜的时机选择合适的健康教育方式，为患者提供个性化的有效的健康教育，并能进行效果评价。

(二)评估健康教育学习需求

(1)评估患者对本病相关知识(病因、发病机制、治疗方案、饮食与休息、心理影响因素等)的认知程度。

(2)评估患者对本病现有的护理概念和态度(知识获得来源、控制情绪能力、对治疗的期望值)。

(3)评估患者行为(吸烟、饮酒、合理饮食、性生活、心理状态)与本病相关健康行为的关联。

(4)评估患者对本病健康教育知识学习的需求。

(三)制定健康教育目标

(1)患者能说出本病的病因及发病机制、治疗方法、用药知识、自我护理方法。

(2)患者能配合各项检查和治疗。

(3)患者能戒烟酒、合理饮食、保证睡眠。

(4)患者能学会床上排泄、盆底肌功能锻炼的方法,能控制情绪。

(5)患者能学会如何提高治疗效果,减少复发,提高生活质量和生存期。

(四)实施健康教育

1.疾病知识指导

(1)向患者讲解本病发病的病因、发病机制、及时治疗的重要性。

(2)告知患者完善各项相关检查的必要性,解释各项检查的程序和注意事项。

2.治疗指导

(1)手术治疗。①适应训练:指导患者练习床上排便、有效咳嗽、咳痰方法。讲解术后应采取的卧位,演示更换体位的方法及注意事项。②局部准备:手术前1周予以1:5 000高锰酸钾液坐浴,水温45~50℃,每天2次,每次30分钟。局部有脓性分泌物者,用0.5%聚维酮碘外阴抹洗,每天2次,遵医嘱应用抗生素。③胃肠道准备:指导患者术前1周内进清淡少渣饮食,术前晚、术晨清洁洗肠。

(2)放射治疗。几乎所有阴茎癌患者在治疗期间照射区皮肤都会出现湿性反应,皮组织肿胀伴有剧痛。告知患者放疗过程中要保持外生殖器清洁、干燥,防止细菌进入男性尿道造成感染,湿性反应严重时可用氟轻松霜外涂;放疗区域皮肤禁止用沐浴液等刺激性液体清洗,宜穿着宽松棉质内裤,防止放疗区皮肤磨损;放疗过程中要观察尿液性状、量及有无膀胱刺激征、排尿困难、尿潴留等症状。

(3)化学治疗。①应用蒽环类药物有心脏不良反应,告知患者药物使用过程中的不良反应,用药过程中使用心电监护,如出现心悸、气短、心前区疼痛、呼吸困难时,及时告知医护人员。②化疗药物易引起肾毒性和化学性膀胱炎,指导患者在化疗期间多饮水,观察有无尿频、尿急、尿痛等膀胱刺激征,遵医嘱正确使用解毒剂。

3.心理指导

(1)阴茎癌患者因病变位置特殊,内心羞愧,难以启齿,自卑感强烈,多与患者进行沟通,了解患者内心想法。

（2）加强社会支持力度，了解患者及家属对疾病的认知程度，告知手术、生物治疗、靶向治疗的先进性，争取家属亲人的支持。

（3）指导患者进行自我心理暗示，本病治愈率很高，治疗后可以正常地生活，不影响性功能，树立战胜疾病的信心。

4. 出院指导

（1）保持外阴清洁，养成良好的卫生习惯。

（2）保持平和、乐观的心态，适当参加体育锻炼，调节身心健康。

（3）进高蛋白、高热量、低盐饮食，进食清淡而富含维生素的食物。

（4）指导患者休息时抬高下肢，如下肢肿胀或疼痛时及时就诊。

（5）定期复查 B 超、CT 和血、尿常规，有利于及时发现复发和转移。

5. 选择健康教育方法

（1）对于病情特殊或对治疗不配合的患者进行个别指导。

（2）提供知识讲座、健康教育处方、健康教育图册、病区设有健康教育宣传栏。

（3）集中开展同病室患者健康教育，患者之间相互督促，相互鼓励。

（4）向患者及家属讲解阴茎修复手术的方法及效果，治疗成功后可维持正常性功能。

（5）护士亲身协助患者演示床上排泄法和盆底肌功能训练。

6. 健康教育效果反馈

（1）患者能否复述疾病知识要点。

（2）观察有无积极配合治疗和护理的行为取向。

（3）观察有无正确的健康行为，良好睡眠。

（4）观察是否情绪稳定、焦虑减轻或消除，对生活充满激情。

（5）医生对患者住院期间的遵医行为评价。

（五）健康教育效果评价

（1）口头提问法。使用开放式提问，能回答出 1～2 个阴茎癌相关知识要点。

（2）观察法。观察患者能配合治疗与护理、有良好的生活习惯、健康的心理状态。

（3）行为演示法。让患者演示床上排泄和盆底肌功能训练的方法，判断是否正确。

（4）抽样评价法。用等量抽样比例抽查患者接受教育的情况，计算普及率、知晓率及合格率，对教育质量做出综合评价。

（5）定期收集医生反馈的情况。

第三节　前列腺癌

前列腺癌（prostate cancer）是常见的男性泌尿生殖系统恶性肿瘤之一，其发病率在不同的种族和地区之间存在巨大差异。前列腺癌发病率的增长与人类寿命延长、人口老龄化趋势有关，以 50 岁以上男性发病最多。前列腺癌转移途径可为局部浸润、淋巴和血行转移到任何部位，转移也可发生于前列腺癌的任何时期，淋巴结和血行转移较多见，常见部位为骨骼。

一、病因

（一）遗传因素

家族史是前列腺癌的高危因素，一级亲属患有前列腺癌的男性发病危险是普通人的 2 倍。同卵双生子的前列腺癌发病率明显高于异卵双生子。

（二）饮食与环境因素

重要的危险因素包括富含动物脂肪、肉类、奶类饮食，机体内维生素 E、维生素 D、胡萝卜素、硒等水平的低下，过多摄入腌制品，吸烟等有关。

（三）激素水平

雄激素在前列腺癌的发生和进展过程中起关键作用。

（四）泌尿系感染

与细菌、病毒以及衣原体感染有关。

二、临床表现

早期前列腺癌多无症状，出现相应症状多为转移病变或局部晚期引起。

（一）排尿障碍

肿瘤侵犯或阻塞尿道、膀胱颈时会出现尿路梗阻或刺激症状。一般呈渐进性或短时期内迅速加重，表现为尿频、排尿费力、尿线变细、夜尿增多、充盈性尿失禁甚至反复尿潴留。

（二）出血

前列腺癌患者的血尿发生率虽然仅有 15%，但有时可引起严重的血尿。多数是因为肿瘤侵犯了尿道和膀胱颈引起，出现血精可能是肿瘤侵犯至输精管或精囊所致。

（三）疼痛

前列腺癌引起疼痛较少，癌灶突破包膜侵犯盆腔神经丛的分支时，可出现会阴部疼痛；前列腺癌转移至中轴骨和四肢骨骼会导致骨痛。

三、治疗

前列腺癌是一种发展缓慢的疾病，尤其是低危前列腺癌。早期的前列腺癌大约一半的患者生存率长达 10 年，30% 的患者生存超过 15 年。

（一）随访观察

不能接受治疗后引起的副反应，处于低危前列腺癌，发展相当缓慢的患者，实施观察等待治疗即主动监测前列腺癌的进程，定期随访，在出现病情进展或临床表现明显时给预定其他治疗。

（二）进展患者的治疗

（1）根治性前列腺切除手术。适用于肿瘤局限于前列腺，患者身体状况良好，预期寿命

≥10年，可考虑根治性手术治疗。

（2）近距离放射治疗即粒子植入治疗。指在肛门超声引导下在前列腺内植入放射活性物质。适用于肿瘤局限于前列腺，临床分期在 $T_1 \sim T_{2a}$，PSA≤10 ng/mL，且 Gleason≤6 分的患者。

（3）体外放射治疗。适用于肿瘤局部进展，但无远处转移，不能采用根治性治疗的患者可给予体外放射治疗。

（4）内分泌治疗。内分泌治疗已经成为前列腺癌辅助治疗的首选，尤其是进展性、转移性前列腺癌。内分泌治疗是通过去除雄激素的来源，抑制垂体释放黄体生成激素，抑制类固醇合成，在靶组织内抑制雄激素作用等，阻止前列腺癌细胞的生长。此方法也是属于姑息性治疗。临床内分泌治疗的方法有去势（药物或手术）联合或不联合抗雄激素药物（如比卡鲁胺、氟他胺、醋酸甲地孕酮等）。

四、健康教育

（一）健康教育要求

1. 教育内容的要求

（1）责任护士教会患者本病的病因及发病机制、治疗方法、用药知识、行为训练知识。

（2）责任护士每日向患者提出 1～2 个疾病相关开放式问题，并检查各项治疗、检查完成情况。

（3）责任护士能教会患者相关行为训练、心理暗示疗法。

2. 教育方法的要求

（1）责任护士必须使用语言教育的是疾病知识、治疗知识、护理知识及出院指导。

（2）责任护士演示留置尿管使用方法、膀胱功能训练等。

（3）提供前列腺癌知识专题讲座、个体化指导。

3. 提供教育材料的要求

病房向患者提供前列腺癌患者健康教育处方、图文手册、药品说明书、电子屏滚动等教育媒体，用多种媒介方式介绍前列腺癌相关知识。

4. 教育频次与反馈要求

责任护士每周以提问、直接观察法、行为演示法阶段评价患者知识掌握与行为改变，根据患者实际情况有针对性强化薄弱环节，出院前完成各项教育信息反馈。

5. 责任护士能力要求

前列腺癌住院患者的责任护士应具备专科能力和相关系统知识，传递知识能力、相关沟通技巧、心理疏导能力，能根据患者的不同情况在适宜的时机选择合适的健康教育方式，为患者提供个性化的有效的健康教育，并能进行效果评价。

（二）评估健康教育学习需求

（1）评估患者对本病相关知识（病因、发病机制、治疗方案、饮食与休息、心理影响因素等）的认知程度。

（2）评估患者对本病现有的护理概念和态度（知识获得来源、控制情绪能力、对治疗的期望值）。

（3）评估患者行为（吸烟、饮酒、合理饮食、预防跌倒、心理状态）与本病相关健康行为的关联。

（4）评估患者对本病健康教育知识学习的需求。

（三）制定健康教育目标

（1）患者能说出本病的病因、发病机制、治疗方法、用药知识、自我护理方法。

（2）患者能配合各项检查和治疗。

（3）患者能戒烟酒、合理饮食、预防跌倒、保证睡眠。

（4）患者能学会留置尿管使用、膀胱功能训练的方法，能控制情绪。

（5）患者能学会如何提高治疗效果，减少复发，提高生活质量。

（四）实施健康教育

1. 疾病知识指导

（1）向患者讲解本病发病的病因、发病机制、及时治疗的重要性。

（2）本病多为老年人，协助患者完善各项检查，耐心解释各项检查的程序和注意事项。

2. 治疗指导

（1）手术治疗。①术前准备指导：老年人心血管系统呈退行性改变，易发生心脑血管意外，告知患者术前避免过度劳累。吸烟患者劝其戒烟，并请家属协助监督执行。教会患者正确咳痰及保护切口的方法。指导患者进清淡、易消化、低脂、高蛋白和高维生素的饮食，少食多餐，以免加重心脏和胃肠道的负担。对于便秘的患者，鼓励多食高纤维素的食物，增加饮水量和活动量，以保持大便通畅并指导练习床上排便。②尿管护理指导：见本章第二节。

（2）内分泌治疗。①告知患者应遵医嘱定期检测血清 PSA 及肝功能，了解治疗效果及肝功损害情况，以决定采取间歇内分泌治疗或连续性内分泌治疗。②潮热是药物应用后人体内分泌适应调整过程中的暂时现象，无须紧张，2～4 个月后潮热逐渐减轻。

（3）放射治疗。大部分患者在接受常规外照射期间会出现排尿困难、腹泻等症状，这些症状在治疗数周后逐渐缓解。告知患者放疗过程中要保持外生殖器卫生，防止细菌进入男性尿道，造成感染；放疗区域皮肤禁止用沐浴液等刺激性液体清洗，宜穿着宽松棉质内裤，防止放疗区皮肤磨损；放疗过程中要观察尿液性状、量及有无膀胱刺激征、排尿困难、尿潴留等症状。

3. 护理知识指导

（1）手术治疗。①盆底肌功能锻炼见本章第二节。②膀胱功能训练见本章第二节。

（2）内分泌治疗。①贫血者指导：患者合理休息，鼓励高热量、高蛋白饮食。骨质疏松者应加强有氧锻炼，遵医嘱口服钙剂。注射部位瘀血者告知患者药物注射后应按压 10 分钟。②性功能障碍：在停药后状态会有所好转，男性乳房女性化者，应避免局部触压，保持乳头清洁，嘱患者不必紧张，通常在 6 个月消失。

（3）放射治疗。大约 3% 的接受常规外照射的患者会出现Ⅲ～Ⅳ级直肠并发症，如出血、溃疡、直肠炎、直肠肛管狭窄、慢性腹泻等。指导患者忌辛辣、燥热的食物，避免刺激性食物导致性器官充血，痔疮便秘症加重压迫前列腺加重排尿困难。症状严重可遵医嘱给予中药灌肠合剂行保留灌肠。

4. 心理指导

(1)前列腺癌根治术后易出现尿失禁,加之行动不便、尿频、尿急、排尿困难等症状常使患者苦不堪言,产生自卑、羞涩及悲观的情绪,渴望得到他人的理解、关怀和同情。鼓励患者诉说自己的苦恼,认真倾听,并给予有效的心理疏导。

(2)介绍国内外治疗此类疾病的方法,解答患者疑问,讲解手术方法、术后注意事项、内分泌治疗方式,增强患者对治疗的信心。

(3)治疗过程中注意保护个人隐私,使患者感到被关心,有自尊感。

5. 出院指导

(1)嘱患者术后 1 个月内避免用力排便。习惯性便秘者应多饮水,多食高纤维的食物,必要时口服缓泻药或使用开塞露。3 个月内不骑自行车,不走远路,不提重物,不要坐软凳及沙发,避免腹压增加导致出血。3 个月后可适度性生活,防止前列腺过度充血。出现尿失禁者,告知继续进行盆底肌收缩训练,严重者可使用阴茎夹控制排尿。

(2)指导患者正确、合理饮食。以高维生素、低脂饮食为主,减少红色肉类、蛋类、高脂奶制品等摄入,适当增加豆制品、水果、蔬菜的摄入,以防便秘。

6. 选择健康教育方法

(1)对于病情特殊或对治疗不配合的患者进行个别指导。

(2)提供知识讲座、健康教育处方、病区设有健康教育宣传栏。

(3)集中开展同病室患者健康教育,患者之间相互督促,相互鼓励。

(4)针对年老不识字者,可使用画册进行教育。

(5)护士亲身协助患者盆底肌肉训练和膀胱功能锻炼。

7. 健康教育效果反馈

(1)患者能否复述疾病知识要点。

(2)观察有无积极配合治疗和护理的行为取向。

(3)观察有无正确的健康行为。

(4)能否有正确的排尿习惯。

(5)观察是否情绪稳定、积极的生活态度。

(6)医生对患者住院期间的遵医行为评价。

(五)健康教育效果评价

(1)口头提问法。使用开放式提问,能回答出 1～2 个前列腺癌相关知识要点。

(2)观察法。观察患者能配合治疗与护理、有良好的生活习惯、健康的心理状态。

(3)行为演示法。患者演示盆底肌功能训练和膀胱功能训练的方法,判断是否正确。

(4)抽样评价法。用等量抽样比例抽查患者接受教育的情况,计算普及率、知晓率及合格率,对教育质量做出综合评价。

(5)定期收集医生反馈的情况。

(孙丽 吴晓燕)

第十二章 妇科肿瘤的护理及健康教育

囗 第一节 外 阴 癌

女性外阴部包括大阴唇、小阴唇、前庭、阴蒂、阴阜等,发生于此区域的皮肤黏膜及其附属器官和前庭大腺的恶性肿瘤统称为外阴癌。外阴癌并不多见,其发病率约占女性生殖道恶性肿瘤的 5%。

一、发病特点

(1)分原发性和继发性两类,原发性外阴恶性肿瘤较少见,好发于大小阴唇,少见于前庭部,偶发于会阴。

(2)多发于绝经后的老年妇女,如果发现外阴色素痣颜色、大小有变化并伴有瘙痒,很可能为癌变先兆。

(3)由于外阴解剖特点,易受大小便、月经、阴道分泌物等因素的刺激造成外阴部卫生不良,形成慢性皮炎、慢性溃疡、皮肤干枯病、淋巴肉芽肿等癌前病变。

(4)疱疹病毒感染、梅毒、淋病、尖锐湿疣、性病、性病肉芽肿等,可能是外阴恶性肿瘤的诱因。年轻外阴恶性肿瘤患者多发生在性病肉芽肿的基础上。

二、临床表现

(1)外阴部有结节或肿块,常伴有疼痛及瘙痒。

(2)肿瘤继发感染引起外阴分泌物增多或有恶臭,有的外阴皮肤表面有色素减退,类似白斑。

(3)侵犯尿道时,可出现尿频、尿痛、排尿烧灼感。

(4)病变可累及外阴、会阴及肛门周围,出现大小便障碍。

(5)晚期可有腹股沟淋巴肿大。

三、分期

外阴恶性肿瘤包括外阴鳞状细胞癌、基底细胞癌、腺癌、黑色素瘤等。在临床上可分为四期:

Ⅰ期:全部病变限于外阴,最大直径在 2cm 或 2cm 以下,腹股沟淋巴结无转移可疑。

Ⅱ期:全部病变限于外阴,最大直径超过 2cm,腹股沟淋巴结无转移可疑。

Ⅲ期:病变超过外阴部,腹股沟淋巴结无转移或转移可疑。

Ⅳ期:有下列情况之一者均属之。①腹股沟淋巴结固定或破溃,临床肯定为转移者。②病变侵犯直肠、膀胱或尿道的黏膜,或癌瘤已与骨骼固定。③远处转移或触及深盆腔淋巴结。

四、治疗原则

外阴浸润癌强调以手术治疗为主,对不能手术切除的晚期肿瘤可采用综合治疗,或化放疗后的姑息性肿瘤切除,以改善预后。

(一)手术治疗

1. 手术方式与手术范围

(1)单纯外阴切除:包括部分阴阜、双侧大小阴唇至会阴后联合,切缘达大阴唇皱襞外缘。

(2)外阴根治术:上界至阴阜,下界至会阴后联合,两侧大阴唇皱襞皮肤切缘距肿瘤3 cm,内切口包括切除1 cm的阴道壁。两侧达内收肌筋膜,基底达耻骨筋膜(上部),皮下脂肪厚度<0.8 cm。

(3)局部外阴根治术:切除范围包括癌灶周边3 cm宽,正常皮肤和皮下脂肪内周边至少切除1 cm以上的正常组织,原则是不损伤尿道或肛门。部分外阴根治切可以是单侧外阴切除、前半部外阴切除或后半部外阴切除。但部分外阴切除必须保证局部癌灶彻底切除,切除深度和癌灶外周边距同根治术。

(4)腹股沟淋巴结清扫、盆腔腹膜后淋巴结清扫。

(5)部分尿道切除。

(二)放射治疗

放疗作为阴道恶性肿瘤综合治疗的一部分,可以提高疗效。对不宜手术的患者或高龄患者可进行单纯放疗,晚期患者可达到姑息治疗的目的。

五、健康教育要求

1. 教育内容的要求

(1)责任护士教会患者本病的诱因、特点、治疗原则、药物知识、自我护理方法。

(2)责任护士每日向患者提1~2个疾病相关问题,并检查各项治疗、检查完成情况,如会阴如何清洁、冲洗等。

(3)责任护士能教会患者自我放松训练的方法。

2. 教育方法的要求

(1)责任护士必须使用语言教育的是疾病知识、治疗知识、护理知识及出院指导。

(2)提供外阴癌知识专题讲座、个体化指导。

3. 提供教育材料的要求

通过健康教育处方、图文手册、药品说明书、IPAD介绍等多种媒介与方式,介绍外阴癌相关知识。

4. 教育频次与反馈要求

责任护士每周以提问、直接观察法、行为演示法阶段评价患者的知识掌握与行为改变情况,有针对性强化薄弱环节,出院前完成各项教育信息反馈。

5. 责任护士能力要求

责任护士应加强专科能力提升,具备外阴癌系统知识,以及传递知识能力、相关沟通技巧、心理疏导能力,能在适宜的时机选择合适的健康教育方式,为患者提供个性化的有效的健康教育,并能进行效果评价。

六、评估健康教育学习需求

(1)评估患者对本病相关知识(本病诱发因素、治疗措施、饮食与休息、心理影响因素等)的认知程度。

(2)评估患者对本病现存的护理信念和态度(本病是否能预防,知识获得来源,及时发现、治疗,控制情绪能力,对治疗的期望值)。

(3)评估患者行为(生活习惯、饮酒、熬夜、合理饮食、适当锻炼、劳逸结合、预防感冒、心理状态)与本病相关健康行为的关联。

(4)评估患者对本病健康教育知识学习的需求。

七、制定健康教育目标

(1)患者能说出本病的诱因、特点、治疗原则、药物知识、自我护理方法。

(2)患者能学会阴道冲洗、配合各项检查。

(3)患者能学会如何提高治疗效果,提高生活质量。

八、实施健康教育

1. 疾病知识指导

(1)向患者讲解本病发病的特点、诱因、及时治疗的重要性。

(2)告知患者完善各项相关检查,解释各项检查的程序和注意事项。

(3)积极治疗各种原因引起的外阴慢性炎症、外阴瘙痒等症状。

(4)化疗期间,注意观察治疗后的毒副反应,耐心讲解药物疾病作用及毒副反应,使用药物后指导患者合理饮食以加快药物代谢,降低毒副反应。使用对血管刺激性大的药物时,指导患者合理选择静脉通路,最大限度地保护好患者的血管。告知定期复查血常规及肝肾功能的重要意义,以取得患者理解和配合。

(5)放疗期间,注意观察患者对放疗的耐受情况及不良反应程度。对组织间插植治疗的患者,插植前清洁外阴,排空大小便,插植后避免用力排便,必要时遵医嘱服用通便药物或者灌肠处理。对于腔内后装放疗的患者,当天测体温大于 38℃时应暂停治疗。

2. 治疗指导

(1)手术前 1 周内勿进食高纤维饮食,因为外阴癌手术后最好 1 周内勿排大便,以尽量减少创面污染。

（2）手术前晚和手术当天清晨清洁灌肠，以免损伤脏器或排便过早污染切口。

（3）必要时术前2日口服肠道抗生素，如甲硝唑、诺氟沙星等，以杀灭肠道内的致病菌。

（4）放疗注意事项：①保持局部清洁干燥，对肿块呈菜花状、溃疡出血、分泌物多者，每日用1∶5 000高锰酸钾液坐浴，防止合并感染。②放疗中出现外阴疼痛或大小便困难者，应及时报告医生进行对症处理。

3. 护理知识指导

（1）保持外阴清洁、干燥，避免分泌物长期慢性刺激。

（2）术后24小时抬高床头，必要时使用气垫床，预防压疮，鼓励患者床上活动，减少手术并发症。

（3）平卧双下肢屈膝分开，抬高下肢，利于下肢静脉血液及淋巴液回流通畅，降低切口张力，利于愈合。

（4）注意大便情况，保持大便通畅，预防外阴切口出血。

（5）术后5日可拆线，腹股沟切口术后7日拆线，如有切口感染可提前拆线，每日用0.3%过氧化氢溶液冲洗切口两次，更换敷料。

（6）学习预防跌倒知识，家属留陪，遵循"起床三部曲"原则。

4. 心理指导

（1）认真倾听患者的诉说，针对每位患者进行个性化的答复。

（2）每日与患者交流至少5分钟，观察患者目前状态，有无家属陪伴，有无紧张、压力及其来源。

（3）指导患者进行自我心理暗示，树立战胜疾病的信心。

（4）帮助患者认识焦虑和紧张的情绪不利于疾病的治疗，开朗乐观的心态利于疾病的恢复。

（5）向患者介绍自我放松训练的方法。

（6）与医生共同提供相关治疗及预后的实际信息，建立患者对疾病合理的期望值。

（7）个别心理问题突出的患者，可通过心理量表进行测试并给予对症处理。

5. 出院指导

（1）建立合理的作息时间，注意休息，避免劳累。

（2）改变快节奏的生活方式和态度，培养平和、坦然的心态，自我调节生活与工作压力。

（3）出院后责任护士回访了解目前恢复情况。

（4）外阴恶性肿瘤手术治疗后，应定期复查。一般术后1～6个月每月复查一次；7～12个月每2个月一次；第2年每3个月一次；第3～5年每半年一次；5年后改为每年复查一次。

6. 选择健康教育方法

（1）对于情绪极不稳定或对治疗不配合的患者进行个别指导。

（2）尊重患者个人隐私，不集体讨论。

（3）提供知识讲座、健康教育处方、健康教育图册、健康教育宣传栏。

7. 健康教育效果反馈

（1）患者能否复述疾病知识要点。

肿瘤疾病护理健康教育

（2）观察有无积极配合治疗和护理的行为取向。

（3）观察有无正确的健康行为。

（4）医生对患者住院期间的遵医行为评价。

九、健康教育效果评价

（1）口头提问法。针对患者对外阴癌相关知识的掌握程度,尽量使用单独提问方式。

（2）直接观察法。观察患者治疗与护理的配合度、生活习惯、情绪管理、睡眠等健康行为的改变。

（3）每月对本病患者进行抽样评价,计算普及率、知晓率及合格率,对健康教育效果进行综合。

🔲 第二节　阴　道　癌

阴道癌分原发性及继发性两种。原发性阴道癌极少见。主要是鳞状上皮癌,其余则为肉瘤、黑素瘤及腺癌等。

一、发病特点

（1）本病多发生在阴道上 1/3 及后壁,要注意有多发中心的可能。若肿瘤累及宫颈阴道部,并超过宫颈外口者,应考虑为宫颈癌。

（2）早婚、早产及多产的女性是原发性阴道癌的主要群体。

（3）各种感染,包括性病、HPV(人乳头状瘤病毒)感染、慢性炎症等引起。

二、临床表现与分型

阴道不规则出血,性交后出血及绝经后出血,甚至阴道有水样、血性恶臭分泌物,随着病情发展可出现疼痛。其分型,主要为鳞癌,腺癌较少见。

三、治疗原则

由于解剖关系,原发性阴道癌以保守治疗为主,部分早期患者可选择手术。本病治疗以放疗为主。根据患者年龄,全身情况,尤其是肿瘤大小、发生部位及临床分期来处理。

（1）原位癌可使用手术治疗、放射治疗。

（2）浸润癌则根据不同的临床分期采用手术治疗或放疗。手术治疗对 I～IV 期的患者有一定的价值,但放疗仍然是主要的治疗方法。

（3）除早期单纯原发性阴道癌应用腔内治疗外,多数选用腔内治疗配合体外放疗。

（4）继发性阴道癌的治疗为原发性阴道癌整体治疗的一个部分,孤立的阴道转移灶可行放疗,其原则可参考原发性阴道癌的放疗。如直肠癌阴道转移,经术前放疗后,手术时酌情切除阴道部分。绒毛膜上皮癌阴道转移以化疗为主,辅以放疗。

四、健康教育要求

1. 教育内容的要求

(1)责任护士教会患者本病的诱因、特点、治疗原则、药物知识、自我护理方法。

(2)责任护士每日向患者提1~2个疾病相关问题,并检查各项治疗、检查完成情况。如阴道窥器的作用。

(3)责任护士能教会患者自我放松训练的方法、音乐疗法。

2. 教育方法的要求

(1)责任护士必须使用语言教育的是疾病知识、治疗知识、护理知识及出院指导。

(2)责任护士演示自我放松训练、提肛运动等方法。

(3)提供阴道癌知识专题讲座、个体化指导。

3. 提供教育材料的要求

通过健康教育处方、图文手册、药品说明书、IPAD介绍等多种媒介与方式,介绍阴道癌相关知识。

4. 教育频次与反馈要求

责任护士每周以提问、直接观察法、行为演示法阶段评价患者的知识掌握与行为改变情况,有针对性强化薄弱环节,出院前完成各项教育信息反馈。

5. 责任护士能力要求

责任护士应加强专科能力提升,具备阴道癌系统知识,以及传递知识能力、相关沟通技巧、心理疏导能力,能在适宜的时机选择合适的健康教育方式,为患者提供个性化的有效的健康教育,并能进行效果评价。

五、评估健康教育学习需求

(1)评估患者对本病相关知识的认知程度。

(2)评估患者对本病现存的护理信念和态度。

(3)评估患者行为与本病相关健康行为的关联。

(4)评估患者对本病健康教育知识学习的需求。

六、制定健康教育目标

(1)患者能说出本病的诱因、特点、治疗原则、药物知识、自我护理方法。

(2)患者能按时服药、配合各项检查。

(3)患者能学会自我放松训练的方法。

(4)患者能学会如何提高治疗效果,提高生活质量。

七、实施健康教育

1. 疾病知识指导

（1）向患者讲解本病发病的特点、诱因、及时治疗的重要性。

（2）告知患者完善各项相关检查，解释各项检查的程序和注意事项。如阴道镜应在月经干净后 2～7 天进行。

（3）定期行妇检，并与前检查结果相对比，判断疗效。

2. 治疗指导

（1）化疗期间，注意观察治疗后的毒副反应，对于使用铂类强致吐剂的患者，耐心讲解药物对疾病的作用及毒副反应，使用药物后指导患者合理饮食以加快药物代谢，降低毒副反应。告知患者定期复查血常规及肝肾功能的重要意义。

（2）观察阴道出血的量及颜色、性状。如有异常应及时告知医护人员。

（3）口服激素药物的患者，详细告知药物使用方法及作用，并督促患者按时服用，有不良反应时应告知医护人员。

（4）放疗期间，注意观察患者对放疗的耐受情况及不良反应程度。

3. 护理知识指导

（1）化疗前进行静脉采血检查，了解血常规及肝肾功能情况。

（2）化疗期间多饮水，每天至少喝 1 500～2 000 mL（约一开水瓶），使每天尿量保持在 2 000～3 000 mL，以减轻药物对肾脏的损害。

（3）进高蛋白、高维生素、高热量饮食，少食多餐，保证营养摄入。

（4）可以通过听音乐、翻看书报、看电视等方法放松心情。

（5）预防感染。保持室内阳光充足，空气流通。注意个人卫生。每日化疗结束后坚持下床活动，必要时家属扶行，注意休息，避免劳累或受寒，减少频繁进出公共场合所致交叉感染。分泌物、排泄物及时处理，水池和便池多次冲洗。

（6）保持充足的睡眠，避免治疗性疲乏。

（7）插植留置导尿患者应多饮水，保持外阴清洁干燥，妥善固定尿管，避免导管打折、脱出，尿袋放置不宜高过膀胱以免逆行感染。勤更换护垫，保持床单清洁干燥，往返病房及放疗室途中避免坠床，注意保暖。

（8）插植期间不宜大幅度翻身，以防插植针移位或脱落，宜采取 30°翻身法，必要时使用气垫床，预防压疮。疼痛时遵医嘱使用止痛药物，难以入睡时可遵医嘱口服安眠药。

4. 心理指导

（1）认真倾听患者的诉说，针对每位患者进行个性化的答复。

（2）每日与患者交流至少 5 分钟，观察患者目前状态，有无家属陪伴，有无紧张、压力及其来源。

（3）帮助患者认识焦虑和紧张的情绪不利于疾病的治疗，开朗乐观的心态利于疾病的恢复，保持情绪稳定，勿焦虑。

（4）向患者介绍自我放松训练的方法，如呼吸放松、肌肉放松、音乐放松等。

（5）与医生共同提供相关治疗及预后的实际信息，建立患者对疾病合理的期望值。

（6）个别心理问题突出的患者，可通过心理量表进行测试并给予对症处理。

5.出院指导

(1)建立合理的作息时间,注意休息,避免劳累与情绪波动。

(2)养成良好的生活习惯,保持大便通畅。

(3)改变快节奏的生活方式和态度,培养平和、坦然的心态,自我调节生活与工作压力。

(4)出院后责任护士回访了解患者目前恢复情况,指导定期妇检、心理安抚、解答患者的疑问并提供其他患者可借鉴的信息。

(5)如有康复治疗者,要追踪指导。

6.选择健康教育方法

(1)对于情绪极不稳定或对治疗不配合的患者进行个别指导。

(2)对于初诊患者,与患者沟通,使用耐心的、鼓励性的、指导性的话语。

(3)提供知识讲座、健康教育处方、健康教育图册、张贴健康教育宣传栏。

(4)集中开展同病室患者健康教育,患者之间相互督促,相互鼓励。

(5)护士亲身行为演示自我放松训练的方法。

7.健康教育效果反馈

(1)患者能否复述疾病知识要点。

(2)观察有无积极配合治疗和护理的行为取向。

(3)观察有无正确的健康行为。

(4)观察是否情绪稳定、焦虑减轻或消除。

(5)医生对患者住院期间的遵医行为评价。

八、健康教育效果评价

(1)口头提问法。针对患者对阴道癌相关知识的掌握程度,尽量使用单独提问方式。

(2)直接观察法。观察患者治疗与护理的配合度、生活习惯、情绪管理、睡眠等健康行为的改变。

(3)每月对本病患者进行抽样评价,计算普及率、知晓率及合格率,对健康教育效果进行综合评价。

(4)定期收集医生反馈的情况。

第三节 宫 颈 癌

宫颈癌(uterine cervical carcinoma)是全球最常见的第三大女性生殖系统恶性肿瘤。在发展中国家发病率居首位,尤其是亚洲、南美洲及非洲的部分地区。宫颈癌在我国女性全部恶性肿瘤死亡人数中仅次于胃癌,居第二位。

一、发病特点

1.发病年龄从 15 岁至 80 岁不等,高峰年龄为 60~64 岁。近年来年轻妇女宫颈癌的发病率有上升趋势,更为明显地表现在 20～29 岁这个年龄组。

2. 流行病学研究表明,早婚、早年性交、早育、多个性伴侣、多次分娩等均增加了宫颈癌发病的危险因素。有性生活的妇女,宫颈癌的发病率为一般妇女的 4 倍。宫颈癌多数发生于 20 岁以下结婚者,可能与年轻女性生殖道发育尚未成熟,对致癌因素的刺激比较敏感有关。

3. 人类乳头状瘤病毒(HPV)是人类癌症发病中唯一可以完全确认的致癌病毒。尤其是高危型 HPV 感染是宫颈癌前病变和浸润癌发生的必要条件。

二、临床分期

见表 12-1。

表 12-1

分期	标准
0 期	原位癌或上皮内癌(CIN)
Ⅰ 期:癌局限于宫颈	Ⅰa:显微镜下可测量的微小癌 Ⅰb:肉眼可见癌灶
Ⅱ 期:癌灶超出宫颈	Ⅱa:阴道浸润未达下 1/3 Ⅱb:宫旁浸润未达盆壁
Ⅲ 期:癌变超过 Ⅱ 期	Ⅲa:阴道浸润已达下 1/3 Ⅲb:宫旁浸润已达盆壁
Ⅳ 期:转移	Ⅳa:癌浸润膀胱黏膜或直肠黏膜 Ⅳb:癌播散超出真骨盆

三、临床表现

1. 阴道出血

为宫颈癌的常见症状。宫颈癌的阴道出血分如下三种情况:

(1)接触性出血。表现为性交后出血或妇科检查时出血。此症状有时可出现在白带增多之前。

(2)不规则出血。表现为除正常月经外的阴道出血,出血量时多时少,淋漓不尽。早期多为小量流血,晚期病灶较大时,则表现为大量出血,甚至危及生命。年轻患者可表现为经期较长,月经周期缩短,经量增多等。

(3)绝经后出血。主要表现为老年人绝经后继续不规则的阴道流血。

2. 阴道排液

为宫颈癌的早期症状,多发生在阴道出血之前。初期白带性质可为黏液性或浆液性,随病程进展可呈米汤样、血水样,有腥臭味。晚期继发感染可出现大量脓性恶臭液体。

3. 疼痛

多为晚期症状，表示宫颈旁已有明显浸润。患者可有下腹不适，疼痛，腰酸腰痛，坐骨神经痛，下肢水肿和疼痛等。

4. 其他症状

如侵犯膀胱，可出现尿频、尿急、尿痛、下坠和血尿，严重者可出现膀胱-阴道瘘，使尿液失去控制而从阴道排出；侵犯直肠可出现排便困难、里急后重、便血等，进一步发展可出现直肠-阴道瘘，使粪便不自主地从阴道排出。

5. 晚期

可出现明显消瘦、贫血、发热等症状。

四、分型

(1)宫颈癌按组织病理学类型分为鳞癌、腺癌和鳞腺癌。其中鳞癌占 70%～80%，腺癌占 30%～40%。鳞腺癌的恶性程度高，预后差。

(2)宫颈癌按肉眼所见可分为四种类型。糜烂型：宫颈表面呈糜烂状，常与慢性宫颈炎相似，但其质硬且易于接触性出血，多见于早期。结节型：宫颈肥大变硬，呈结节状，常伴有深浅不等的溃疡或坏死。菜花型：癌组织主要向阴道方向增生，质硬、脆，易出血，并逐渐增大，呈菜花状突入阴道中。溃疡型：宫颈被癌细胞破坏，开始常形成溃烂或空洞，溃烂边缘硬，底部凹凸不平，触之易出血，常伴感染，多见于中晚期。

五、治疗原则

宫颈癌的治疗主要采用手术和放射治疗。晚期病例手术或放疗前后并用化疗。Ⅰ、Ⅱ期子宫颈癌，手术切除和放射治疗有相同的疗效，较年轻及身体状况良好的患者，宜选择子宫切除手术，以避免因放射治疗而引起的阴道萎缩及硬化，影响日后性生活，但会保留卵巢以维持内分泌功能。手术方式一般为全子宫切除术即切除子宫、阴道和附近淋巴结。根据患者年龄决定是否保留卵巢。对较晚期的患者，放射治疗是主要治疗方法。有时选择化疗配合放射治疗以增加疗效。各期宫颈癌均可采用放疗，Ⅲb 期及以后各期均应将放疗作为首选疗法。放疗分为外照射和腔内放疗两种。

(1)腔内放疗。腔内放疗(又称后装治疗)是指将放射源置于阴道和宫腔内，主要用于宫颈原发灶及临近受累区。近年来主要采用腔内后装治疗，即先将不带放射源的容器放入宫腔及阴道内，然后将管道与容器连接好，通过远距离遥控传送装置，将放射源从贮源罐经管道送入容器。

(2)体外放疗。采用^{60}Co 远距离治疗机或直线加速器进行盆腔外照射。主要是针对宫旁、盆壁组织及盆腔淋巴区域有效。

六、健康教育要求

1. 教育内容的要求

(1)责任护士教会患者本病的诱因、特点、治疗原则、药物知识、自我护理方法。

(2)责任护士每日向患者提 1～2 个疾病相关问题,并检查各项治疗、检查完成情况。如会阴护理是否达标等。

(3)责任护士能教会患者自我放松训练的方法。

2. 教育方法的要求

(1)责任护士必须使用语言教育的是疾病知识、治疗知识、护理知识及出院指导。

(2)责任护士演示自我放松训练、提肛运动等方法。

(3)提供宫颈癌知识专题讲座、个体化指导。

3. 提供教育材料的要求

通过健康教育处方、图文手册、药品说明书、IPAD 介绍等多种媒介与方式,介绍宫颈癌相关知识。

4. 教育频次与反馈要求

责任护士每周以提问、直接观察法、行为演示法阶段评价患者的知识掌握与行为改变情况,有针对性强化薄弱环节,出院前完成各项教育信息反馈。

5. 责任护士能力要求

责任护士应加强专科能力提升,具备宫颈癌系统知识,以及传递知识能力、相关沟通技巧、心理疏导能力,能在适宜的时机选择合适的健康教育方式,为患者提供个性化的有效的健康教育,并能进行效果评价。

七、评估健康教育学习需求

(1)评估患者对本病相关知识的认知程度。

(2)评估患者对本病现存的护理信念和态度。

(3)评估患者行为与本病相关健康行为的关联。

(4)评估患者对本病健康教育知识学习的需求。

八、制定健康教育目标

(1)患者能说出本病的诱因、特点、治疗原则、药物知识、自我护理方法。

(2)患者能按时服药、配合各项检查。

(3)患者能学会阴道护理、合理作息。

(4)患者能学会自我放松训练的方法,能控制情绪。

(5)患者能学会如何提高治疗效果,减少复发,提高生活质量。

九、实施健康教育

1. 疾病知识指导

(1)向患者讲解本病发病的特点、诱因、及时治疗的重要性。

(2)告知患者完善各项相关检查,解释各项检查的程序和注意事项。

(3)定期行妇科检查和 B 超检查,并与前检查结果相对比,判断疗效。

2. 治疗指导

（1）宫颈活检是用宫颈活检钳夹取子宫颈组织送病理学检查的方法，是确诊宫颈上皮肉瘤样变（CIN）和宫颈癌最可靠的诊断方法。阴道镜检查应注意：①检查前24小时内不可进行阴道冲洗、阴道塞药、阴道检查等，避免性交，以免影响检查结果。②如有急性阴道炎或急性宫颈炎应推迟检查日期，待急性炎症控制后，再行检查。③检查前排空小便。

（2）化疗期间，注意观察治疗后的毒副反应，使用药物后指导患者合理饮食以加快药物代谢，降低毒副反应。使用对血管刺激性大的药物时，指导患者合理选择静脉通路，最大限度地保护好患者的血管。告知患者定期复查血常规及肝肾功能的重要意义。

（3）观察阴道出血的量及颜色、性状。如有异常应及时告知医护人员。

（4）口服激素药物的患者，详细告知药物使用方法及作用，并督促患者按时服用，有不良反应时应告知医护人员。

（5）放疗期间，注意观察患者对放疗的耐受情况及不良反应程度。每日冲洗外阴，清洁局部，预防阴道粘连及狭窄。对组织间插植治疗的患者，插植前清洁外阴，排空大小便，插植后避免用力排便；对于腔内后装放疗的患者，当天测体温大于38℃时应暂停治疗。

（6）预防放射性皮炎、放射性直肠炎、放射性膀胱炎的发生。观察皮肤损伤情况。穿宽松棉质衣服，用温水和柔软毛巾轻轻沾洗，禁用肥皂擦洗或热水浸浴，禁用碘酒、酒精等刺激性消毒剂，局部皮肤忌搔抓、撕剥，防止皮肤损伤造成感染。如发现照射区定位线条不清晰应及时请主管医师补画，切勿自行填补。观察大小便情况，鼓励进食少渣半流质饮食，禁食生冷、辛辣、刺激性食物，如有必要可口服消炎药、止泻药，也可使用中药小剂量保留灌肠或直肠栓剂。并嘱患者每天饮水1 000～2 000 mL，每次排尿后注意外阴及尿道口的清洁，防止逆行感染。

3. 护理知识指导

（1）化疗前进行静脉采血检查，了解血常规及肝肾功能情况。

（2）化疗期间多饮水，每天至少喝1 500～2 000 mL（约一开水瓶）。

（3）进高蛋白、高维生素、高热量饮食，少食多餐，保证营养摄入。身体较虚者宜选择营养丰富且易于消化的食物，如软饭、稀饭、面包、馒头、香蕉等，也可用鳝鱼、泥鳅、鸡肉煲汤。

（4）可以通过听音乐、翻看书报、看电视等方法放松心情。

（5）预防感染。保持室内阳光充足，空气流通。注意个人卫生。减少频繁进出公共场合所致交叉感染。

（6）保持充足的睡眠，避免治疗性疲乏。

（7）插植留置导尿患者应多饮水，保持外阴清洁干燥，妥善固定尿管，避免导管打折、脱出，尿袋放置不宜高过膀胱以免逆行感染。勤更换护垫，保持床单清洁干燥，往返病房及放疗室途中避免坠床，注意保暖。

（8）插植期间不宜大幅度翻身，以防插植针移位或脱落，宜采取30°翻身法，必要时使用气垫床，预防压疮。疼痛时遵医嘱使用止痛药物，难以入睡时可遵医嘱口服安眠药。

（9）后装放疗治疗期间禁止性生活，应待所有放化疗结束后3个月复查，结果正常方可开始性生活，预防阴道粘连。鼓励进行提肛锻炼，增加阴道张力。治疗后卧床休息，避免重体力劳动。

4. 心理指导

(1)认真倾听患者的诉说,针对每位患者进行个性化的答复。

(2)每日与患者交流至少5分钟,观察患者目前状态,有无家属陪伴,有无紧张、压力及其来源。

(3)指导患者进行自我心理暗示,树立战胜疾病的信心。

(4)与医生共同提供相关治疗及预后的实际信息,建立患者对疾病合理的期望值。

(5)个别心理问题突出的患者,可通过心理量表进行测试并给予对症处理。

5. 出院指导

(1)建立合理的作息时间,注意休息,避免劳累。

(2)养成良好的生活习惯,保持大便通畅。

(3)改变快节奏的生活方式和态度,培养平和、坦然的心态,自我调节生活与工作压力。

(4)出院后责任护士回访了解患者目前恢复情况,指导定期妇检、心理安抚、解答患者的疑问。

(5)如有康复治疗者,要追踪指导。

6. 选择健康教育方法

(1)对于情绪极不稳定或对治疗不配合的患者进行个别指导。

(2)对于初诊者,与患者沟通,使用耐心的、鼓励性的、指导性的话语。

(3)提供知识讲座、健康教育处方、健康教育图册、张贴健康教育宣传栏。

(4)集中开展同病室患者健康教育,患者之间相互督促,相互鼓励。

(5)护士亲身行为演示自我放松训练的方法。

7. 健康教育效果反馈

(1)患者能否复述疾病知识要点。

(2)观察有无积极配合治疗和护理的行为取向。

(3)观察有无正确的健康行为。

(4)观察是否情绪稳定、焦虑减轻或消除。

(5)医生对患者住院期间的遵医行为评价。

十、健康教育效果评价

(1)口头提问法。针对患者对宫颈癌相关知识的掌握程度进行提问。

(2)直接观察法。观察患者治疗与护理的配合度、生活习惯、情绪管理、睡眠等健康行为的改变。

(3)每月对本病患者进行抽样评价,计算普及率、知晓率及合格率,对健康教育效果进行综合评价。

(4)定期收集医生反馈的情况。

第四节　子宫内膜癌

子宫体的内膜层发生的癌称为子宫内膜癌(endometrial carcinoma),又称为子宫体癌。

占女性生殖器官恶性肿瘤的 20％～30％，居第三位，近年来发病率有不断上升趋势。子宫体癌多属腺癌。

一、发病特点

(1)长期单一服用雌激素的妇女子宫内膜癌发生率增加。好发于围绝经期和绝经后女性,高峰年龄为 50～60 岁。

(2)肥胖、高血压、糖尿病被视为子宫内膜癌的高危险因素。肥胖妇女患子宫内膜癌的危险性随体重增加而上升,糖尿病、高血压患者患子宫内膜癌的危险性较正常人群增加。

(3)子宫内膜癌患者中不育与未婚者占 24％～31％。

(4)绝经年龄延迟,无排卵时间延长,子宫内膜承受雌激素的刺激时间较长,而导致一系列不同程度的子宫内膜增生性病变。这种病变一部分可自行逆转或用孕激素治疗后恢复正常,另一部分则发展成子宫内膜癌。

(5)20％的患者家族中有相似癌的情况,如卵巢癌、乳腺癌。

(6)常与其他功能性肿瘤并存。

二、临床表现

(1)阴道出血。为主要症状。表现为不规则阴道流血,量一般不多。绝经后的患者为持续性或间歇性出血。年轻患者表现为月经量增多,经期延长或月经间期出血,有时则表现为排尿或排便时阴道出血。

(2)阴道排液。早期一般为稀薄液或带血性。阴道排液主要来自瘤体渗出或感染,晚期呈脓性或脓血性,有恶臭味。

(3)疼痛。因肿瘤浸润周围组织或压迫神经引起。如下腹部、腰骶部疼痛,并可向下肢放射。

(4)下腹肿块。子宫增大时可在下腹部触及肿块,见于晚期。

三、治疗原则

原则上早期以手术、手术与放疗相结合的综合治疗,晚期以放疗或化疗为首选。

(一)手术治疗

为本病首选的治疗方法,尤其是早期病例。由于子宫内膜癌生长缓慢,大多数Ⅰ、Ⅱ期子宫内膜癌可经手术治愈。凡病变局限于子宫,周身情况允许,无严重心血管并发症者均可考虑手术。

(二)化学治疗

为晚期病例的重要治疗手段之一,近年来子宫内膜癌的药物治疗日益受到重视,成为有效的综合治疗手段。

(三)放射治疗

晚期癌及复发癌宜以放射治疗为主,也可作为一种辅助治疗法。分体外照射和腔内放疗两种,腔内放疗一般应配合体外照射。

(四)中医中药

治疗原则为活血化瘀,软坚散结。

四、健康教育要求

1. 教育内容的要求

(1)责任护士教会患者本病的诱因、特点、治疗原则、药物知识、自我护理方法。

(2)责任护士每日向患者提1~2个疾病相关问题,并检查各项治疗、检查完成情况。如化疗后饮食休息等。

(3)责任护士能教会患者自我放松训练的方法、音乐疗法。

2. 教育方法的要求

(1)责任护士必须使用语言教育的是疾病知识、治疗知识,护理知识及出院指导。

(2)责任护士演示自我放松训练方法。

(3)提供子宫内膜癌知识专题讲座、个体化指导。

3. 提供教育材料的要求

通过健康教育处方、图文手册、药品说明书、IPAD介绍等多种媒介与方式,介绍子宫内膜癌相关知识。

4. 教育频次与反馈要求

责任护士每周以提问、直接观察法、行为演示法阶段评价患者的知识掌握与行为改变情况,有针对性强化薄弱环节,出院前完成各项教育信息反馈。

5. 责任护士能力要求

责任护士应加强专科能力提升,具备子宫内膜癌系统知识,以及传递知识能力、相关沟通技巧、心理疏导能力,能在适宜的时机选择合适的健康教育方式,为患者提供个性化的有效的健康教育,并能进行效果评价。

五、评估健康教育学习需求

(1)评估患者对本病相关知识的认知程度。

(2)评估患者对本病现存的护理信念和态度。

(3)评估患者行为与本病相关健康行为的关联。

(4)评估患者对本病健康教育知识学习的需求。

六、制定健康教育目标

(1)患者能说出本病的诱因、特点、治疗原则、药物知识、自我护理方法。

(2)患者能学会阴道护理。

(3)患者能学会自我放松训练的方法。

(4)患者能学会如何提高治疗效果,提高生活质量。

七、实施健康教育

1. 疾病知识指导

（1）向患者讲解本病发病的特点、诱因、及时治疗的重要性。

（2）告知患者完善各项相关检查，解释各项检查的程序和注意事项。如 MRI 可以诊断浸润深度、淋巴转移以及宫颈侵犯程度。

（3）定期行妇科检查和 B 超检查，并与前检查结果相对比，判断疗效。

2. 治疗指导

（1）化疗期间，注意观察治疗后的毒副反应，对于使用化疗强致吐剂的患者，耐心讲解药物对疾病的作用及毒副反应。使用对血管刺激性大的药物时，指导患者合理选择静脉通路，最大限度地保护好患者的血管。告知患者定期复查血常规及肝肾功能的重要意义。

（2）告知患者保证充足的睡眠，避免熬夜。

（3）口服激素药物的患者，详细告知药物使用方法及作用，并督促患者按时服用，有不良反应时应告知医护人员。

（4）预防放射性皮炎、放射性直肠炎、放射性膀胱炎的发生。观察皮肤损伤情况。穿宽松棉质衣服，用温水和柔软毛巾轻轻沾洗，禁用肥皂擦洗或热水浸浴，禁用碘酒、酒精等刺激性消毒剂，局部皮肤忌搔抓、撕剥，防止皮肤损伤造成感染。如发现照射区定位线条不清晰应及时请主管医师补画，切勿自行填补。观察大小便情况，鼓励进食少渣半流质饮食，禁食生冷、辛辣、刺激性食物，如有必要可口服消炎药、止泻药，也可使用中药小剂量保留灌肠或直肠栓剂。并嘱患者每天饮水 1 000～2 000 mL，每次排尿后注意外阴及尿道口的清洁，防止逆行感染。

（5）预防跌倒知识，家属留陪，遵循"起床三部曲"原则。

3. 护理知识指导

（1）化疗前进行静脉采血检查，了解血常规及肝肾功能情况。

（2）化疗期间多饮水，每天至少喝 1 500～2 000 mL（约一开水瓶），使每天尿量保持在 2 000～3 000 mL，以减轻药物对肾脏的损害。

（3）进高蛋白、高维生素、高热量饮食。

（4）可以通过听音乐、翻看书报、与亲友聊天、看电视等方法放松心情。

（5）预防感染。注意口腔卫生，经常漱口，保持口腔清洁。并注意个人卫生。每日化疗结束后坚持下床活动，必要时家属扶行，注意休息，避免劳累或受寒，减少频繁进出公共场合所致交叉感染。分泌物、排泄物及时处理，水池和便池多次冲洗。

（6）保持充足的睡眠，避免治疗性疲乏。

4. 心理指导

（1）认真倾听患者的诉说，针对每位患者进行个性化的答复。

（2）每日与患者交流至少五分钟，观察患者目前状态，有无家属陪伴，有无紧张、压力及其来源。

（3）指导患者进行自我心理暗示，树立战胜疾病的信心。

（4）帮助患者认识焦虑和紧张的情绪不利于疾病的治疗，开朗乐观的心态利于疾病的恢复，保持情绪稳定，勿焦虑。

（5）向患者介绍自我放松训练的方法，如呼吸放松、音乐放松等。

（6）与医生共同提供相关治疗及预后的实际信息，建立患者对疾病合理的期望值。

（7）个别心理问题突出的患者，可通过心理量表进行测试并给予对症处理。

5. 出院指导

（1）建立合理的作息时间，注意休息，避免劳累。

（2）养成良好的生活习惯，保持大便通畅。

（3）改变快节奏的生活方式和态度，培养平和、坦然的心态，自我调节生活与工作压力。

（4）出院后责任护士回访了解患者目前恢复情况，指导定期妇科检查和 B 超检查、心理安抚、解答患者的疑问。

（5）腹式呼吸方法：仰卧位，一手放在胸部，一手放在腹部，经口慢呼吸，升高腹部，缩唇呼吸，同时收缩腹部肌肉。

（6）提肛动作：主动有意识地进行向上收提肛门运动，可促进局部血液回流。每日早晚各进行 20～30 次。

6. 选择健康教育方法

（1）对治疗不配合的或对于情绪极不稳定的患者进行个别指导。

（2）对于初诊患者，与患者沟通，使用耐心的、鼓励性的、指导性的话语。

（3）提供知识讲座、健康教育处方、健康教育图册、张贴健康教育宣传栏。

（4）集中开展同病室患者健康教育，患者之间相互督促，相互鼓励。

（5）护士亲身行为演示自我放松训练的方法。

7. 健康教育效果反馈

（1）患者能否复述疾病知识要点。

（2）观察有无积极配合治疗和护理的行为取向。

（3）观察有无正确的健康行为。

（4）观察是否情绪稳定、焦虑减轻或消除。

（5）医生对患者住院期间的遵医行为评价。

八、健康教育效果评价

（1）口头提问法。针对患者对子宫内膜癌相关知识的掌握程度进行提问。

（2）直接观察法。观察患者治疗与护理的配合度、生活习惯、情绪管理、睡眠等健康行为的改变。

（3）每月对本病患者进行抽样评价，计算普及率、知晓率及合格率，对健康教育效果进行综合评价。

（4）定期收集医生反馈的情况。

第五节 卵 巢 癌

卵巢癌(ovarian carcinana)是指发生在卵巢的恶性肿瘤。占妇科恶性肿瘤的23%,仅次于宫颈癌,而居第二位,卵巢癌以上皮性肿瘤为多见,转移途径主要为直接蔓延及腹腔种植,淋巴也是重要转移途径,血行转移少见。

一、发病特点

(1)发生于40～50岁,此病不易早期发现,确诊时60%～70%已属晚期,死亡率高,一般5年生存率仅25%～30%。

(2)病毒感染,有人发现在青春期前患风疹者,可导致卵巢早期受损,使卵巢癌发生率高于一般人。

(3)20%～25%的卵巢恶性肿瘤患者有家族史。而有卵巢癌家族史以及自身曾患子宫内膜癌或乳腺癌的患者,发生卵巢癌的风险是普通妇女的2倍。

二、临床表现

(1)下腹不适或盆腔下坠。可伴食欲缺乏、恶心、胃部不适等症状。多因肠蠕动及体位变化时肿瘤受牵扯所致,尤其以进食后盆腔内不适最常见,是其特征性表现。

(2)尿频及下腹痛。多为晚期症状,因肿瘤附近器官受到牵拉或受压迫所致,疼痛可向大腿、会阴或肛门等部位放射。

(3)腹部膨胀感,腹部增大及肿块。卵巢癌即使临床早期也可以出现腹水,或肿瘤生长超出盆腔,在腹部可以触及肿块。患者自己察觉腹围增粗,裤腰紧小或自行发现肿块。

(4)具有内分泌功能的肿瘤可使雌激素或雄激素分泌过多,可有性早熟,不规则阴道流血或绝经后阴道流血,闭经或男性化现象。

(5)压迫症状。肿块伴腹水者,除有腹胀外还可引起压迫症状,如横膈抬高可引起呼吸困难、不能平卧、心悸,由于腹内压增高,影响下肢静脉回流,可引起腹壁及下肢水肿,肿瘤压迫膀胱、直肠,可有排尿困难、肛门坠胀及大便改变等。

(6)食欲缺乏、腹胀、消瘦、乏力、体重下降等。

(7)癌转移所产生的相应症状。如肺转移而产生干咳、咯血、胸水及呼吸困难;骨转移可产生转移性局部的剧烈疼痛,局部有明显压痛点;肠道转移者可有大便变形,便血,严重者因发生不可逆的梗阻而死亡。

三、治疗原则

本病治疗是以手术为主的综合治疗原则。

(一)手术治疗

手术范围通常应包括全子宫、双附件、大网膜及阑尾。若肿瘤已转移到肠管的肌层和黏膜层,可同时实施肠切除并吻合或造瘘。

（二）化疗

卵巢恶性肿瘤对化疗较敏感，因此化疗为本病的主要治疗方法之一，有效率为 35%～60%。化疗主要用在手术前给某些病例创造手术条件，或用在手术后，对手术切除后病例或晚期、复发、不能手术以及范围较广的转移病例，均能达到抑制肿瘤生长，延长生命的目的。

（1）腹腔灌注化疗。是卵巢癌常用的一种化疗方法，不仅可控制腹水，又能使种植病灶缩小或消失。其优点在于药物直接作用于肿瘤，局部药物浓度明显高于血液浓度，且副作用较全身用药轻。常用腹腔灌注药物为顺铂，同时需行静脉水化，使每小时尿量大于 150 mL。腹腔灌注前患者需排空大小便，以防灌注时由于活动导致药物渗入皮下。腹腔灌注药物后患者往往出现剧烈腹痛，让患者按左右侧卧位、俯卧位、仰卧位、膝胸位等顺序变换体位，可使药物充分作用于全腹腔并因减少了对局部的刺激而使腹痛缓解。

（2）腹水及腹腔穿刺注意事项。卵巢恶性肿瘤约 2/3 合并腹水，常伴行动及呼吸困难，可指导患者采取半卧位以缓解症状。定期测量体重及腹围并记录，每天记录出入量，限制水钠摄入量，指导低钠饮食。放腹水过程中密切注意血压、脉搏、呼吸变化情况并观察腹水的性质。放水速度宜缓慢且一次放水量不超过 3 000 mL，以免因腹压骤降、腹腔血管扩张而外周血管缺血发生虚脱。

（三）放疗

全腹放射治疗对卵巢上皮癌主要用于Ⅲ、Ⅳ期肿块体积较小者，用以代替化学治疗。还可以用于局部复发或残留体积较小的病灶。此外放射治疗对卵巢无性细胞瘤和颗粒细胞瘤较敏感，主要用于化疗失败的患者。

四、危险信号

（1）隐约的下腹不适、消化不良、腹部胀气或感觉胀满，尤其进食后盆腔不适。

（2）内分泌失调及第二性征出现。

（3）更年期阴道不规则出血、异常排液或白带异常。

（4）排除怀孕后的女性出现腹部进行性增大。

（5）不明原因的腹水。

五、健康教育要求

1. 教育内容的要求

（1）责任护士教会患者本病的诱因、特点、治疗原则、药物知识、自我护理方法。

（2）责任护士每日向患者提 1～2 个疾病相关问题，并检查各项治疗、检查完成情况。

（3）责任护士能教会患者自我放松训练的方法。

2. 教育方法的要求

（1）责任护士必须使用语言教育的是疾病知识、治疗知识、护理知识及出院指导。

（2）责任护士演示深呼吸，指导有效咳嗽等方法。

（3）提供卵巢知识专题讲座、个体化指导。

3. 提供教育材料的要求

通过健康教育处方、图文手册、药品说明书、IPAD 介绍等多种媒介与方式，介绍卵巢癌相关知识。

4. 教育频次与反馈要求

责任护士每周以提问、直接观察法、行为演示法阶段评价患者的知识掌握与行为改变情况，有针对性强化薄弱环节，出院前完成各项教育信息反馈。

5. 责任护士能力要求

责任护士应加强专科能力提升，具备卵巢癌系统知识，以及传递知识能力、相关沟通技巧、心理疏导能力，能在适宜的时机选择合适的健康教育方式，为患者提供个性化的有效的健康教育，并能进行效果评价。

六、评估健康教育学习需求

(1)评估患者对本病相关知识的认知程度。
(2)评估患者对本病现存的护理信念和态度。
(3)评估患者行为与本病相关健康行为的关联。
(4)评估患者对本病健康教育知识学习的需求。

七、制定健康教育目标

(1)患者能说出本病的诱因、特点、治疗原则、药物知识、自我护理方法。
(2)患者能按时服药、配合各项检查。
(3)患者能学会深呼吸及有效咳嗽。
(4)患者能学会自我放松训练的方法，能控制情绪。
(5)患者能学会如何提高治疗效果，提高生活质量。

八、实施健康教育

1. 疾病知识指导
(1)向患者讲解本病发病的特点、诱因，及时治疗的重要性。
(2)告知患者完善各项相关检查，解释各项检查的程序和注意事项。
(3)定期行妇科检查和 B 超检查，并与前检查结果相对比，判断疗效。

2. 治疗指导
(1)告知患者各项检查的作用。腹腔镜检查是对整个盆腔、腹腔进行观察，了解病变形态、部位，必要时可取活检做病理学检查；CA125 为卵巢上皮癌的主要肿瘤标志物，临床检测以小于 35 U/mL 为标准；甲胎蛋白（AFP）为内胚窦器的最佳肿瘤标志物，未成熟畸胎瘤 AFP 也可升高，放射免疫法以小于 20 ng/mL 为标准；B 超检查可显示肿块的大小及转移情况，但肿瘤直径小于 2 cm 时超声波检查较困难；阴道超声检查特别是阴道彩色多普勒超声检查可以鉴别肿瘤的良恶性；CT 及 MRl（磁共振）检查可清晰显示肿瘤的图像，并可定位定性。

(2)化疗期间,注意观察患者治疗后的毒副反应,耐心讲解药物对疾病的作用及毒副反应,使用药物后指导患者合理饮食以加快药物代谢,降低毒副反应。使用对血管刺激性大的药物时,指导患者合理选择静脉通路,最大限度地保护好患者的血管。告知患者定期复查血常规及肝肾功能的重要意义。

(3)化疗过程中注意观察患者的血压、脉搏、呼吸、腹部情况及有无胃肠道反应等,穿刺部位有无红肿、硬结及出血,滴注是否通畅。询问患者有无不适,若感头晕、恶心、心悸、呼吸困难,应及时处理。指导患者在腹腔化疗中避免咳嗽及移动,以免损伤膀胱和肠管。

(4)腹腔化疗完毕后协助患者勤翻身,不断变换体位,左侧、右侧、仰卧、坐位交替进行,每个体位保持 10～15 分钟,使药物广泛均匀与腹腔各脏器及腹膜表面接触,充分吸收以达到最佳治疗效果。

3. 护理知识指导

(1)化疗前进行静脉采血检查,了解血常规及肝肾功能情况。

(2)铂类对肾小管有损害作用,用药前需大量输液进行水化治疗,同时鼓励患者多饮水,使尿量达到每小时 150 mL,保证每日入量在 4 000 mL 以上,尿量在 3 000 mL 以上,以减轻肾毒性。少尿者遵医嘱应用利尿剂,促进药物及毒素排泄。

(3)注意营养的摄入,应少量多餐,选择高热量、高蛋白膳食。

(4)预防感染,注意个人卫生。每日化疗结束后坚持下床活动,必要时家属扶行,注意休息,避免劳累或受寒,减少频繁进出公共场合所致交叉感染。分泌物、排泄物及时处理,水池和便池多次冲洗。

(5)保持充足的睡眠,避免治疗性疲乏。

4. 心理指导

(1)认真倾听患者的诉说,针对每位患者进行个性化的答复。

(2)每日与患者交流至少 5 分钟,观察患者目前状态,有无家属陪伴,有无紧张、压力及其来源。

(3)帮助患者认识焦虑和紧张的情绪不利于疾病的治疗,开朗乐观的心态利于疾病的恢复,保持情绪稳定,勿焦虑。

(4)向患者介绍自我放松训练的方法,如呼吸放松、音乐放松等。

(5)与医生共同提供相关治疗及预后的实际信息,建立患者对疾病合理的期望值。

(6)个别心理问题突出的患者,可通过心理量表进行测试并给予对症处理。

5. 出院指导

(1)建立合理的作息时间,注意休息,避免劳累。

(2)如有腹痛、腹胀、阴道流血等不适或化疗后白细胞、血小板降低则要尽快返院检查和处理。

(3)出院后责任护士回访了解患者的目前恢复情况,指导定期妇科检查、盆腔检查、B超等。追踪 CA125 的水平。

(4)如有康复治疗者,要追踪指导。

6. 选择健康教育方法

(1)对于情绪极不稳定或对治疗不配合的患者进行个别指导。

(2)对于初诊患者,与患者沟通,使用耐心的、鼓励性的、指导性的话语。

(3)提供知识讲座、健康教育处方、健康教育图册、张贴健康教育宣传栏。

(4)集中开展同病室患者健康教育,患者之间相互督促,相互鼓励。

(5)护士亲身行为演示自我放松训练的方法。

7. 健康教育效果反馈

(1)患者能否复述疾病知识要点。

(2)观察有无积极配合治疗和护理的行为取向。

(3)观察有无正确的健康行为。

(4)观察是否情绪稳定、焦虑减轻或消除。

(5)医生对患者住院期间的遵医行为评价。

九、健康教育效果评价

(1)口头提问法。针对患者对卵巢癌相关知识的掌握程度进行提问。

(2)直接观察法。观察患者治疗与护理的配合度、生活习惯、情绪管理、睡眠等健康行为的改变。

(3)每月对本病患者进行抽样评价,计算普及率、知晓率及合格率,对健康教育效果进行综合评价。

(4)定期收集医生反馈的情况。

🔲 第六节　滋养细胞肿瘤

滋养细胞肿瘤是指由胚胎滋养细胞发生变化引起的肿瘤,共分三种,良性葡萄胎、恶性葡萄胎和绒毛膜癌(简称绒癌)。其中良性葡萄胎属良性滋养细胞肿瘤,恶性葡萄胎和绒癌属于恶性滋养细胞肿瘤,三者可能是一种疾病的不同发展阶段,即良性葡萄胎恶变而成恶性葡萄胎,恶性葡萄胎进一步发展成绒癌。

一、良性葡萄胎

良性葡萄胎是由胚胎外层的滋养细胞发生变性,绒毛水肿形成串状水泡状物犹如葡萄,因此而得名。我国良性葡萄胎发病率为 285.9/10 万,可发生于生育年龄的任何时期,40 岁以上的高龄孕妇中发病率大大增高。有人认为,一次葡萄胎后,再次妊娠葡萄胎的发病概率较一般孕妇高。

(一)临床表现

(1)阴道流血。此类患者多于闭经 2~3 个月开始反复阴道出血,出血量可多可少,或有或无,反反复复。呈咖啡色黏液状或暗红色血样,保胎治疗无效。葡萄胎可自行排出,排出之前如大量出血,处理不及时可使患者休克甚至死亡,排出血液中可见小水泡。

（2）妊娠呕吐及妊娠中毒症。由于增生的滋养细胞产生大量 HCG，因此，此类患者呕吐较正常妊娠重；又因葡萄胎增长迅速，子宫增长快，宫内张力大，因此，妊娠中早期即可出现妊娠中毒症，甚至发生急性心力衰竭或子痫。

（3）子宫增长迅速因葡萄胎增长迅速及宫腔内出血引起，半数以上子宫明显大于停经月份。

（4）卵巢囊肿。葡萄胎患者由于大量 HCG 的刺激引起的双侧或一侧卵巢呈多发性囊肿改变，葡萄胎排出后 1～3 个月迟则 6 个月囊肿自然消失，对以后的卵巢功能无影响。

（5）咳嗽与咯血。表现为咳嗽、咯血或痰中带血，可能为绒毛的游走性滋养细胞转移到肺引起。

（6）甲状腺功能亢进。占 10%。由于滋养细胞增生产生大量的绒毛膜促性腺激素和绒毛膜促甲状腺激素使甲状腺功能增加，于葡萄胎清除后症状迅速消失。

（二）治疗原则

（1）清宫。一经确诊，应及时进行清宫。

（2）全子宫切除术。对 40 岁以上，子宫增大迅速，有恶变倾向，且无再生育要求者，可行全子宫切除术。

（3）预防性化疗。适应于年龄在 40 岁以上，子宫明显大于停经月份，尿内 HCG 含量高且持续时间长，伴有咯血等恶变倾向者，应给予预防性化疗。

二、恶性葡萄胎

恶性葡萄胎，指病变侵入子宫肌层，可穿破子宫壁引起腹腔内大出血，转移至临近或远处器官，如阴道、肺、脑，可导致患者死亡，具有恶性肿瘤破坏性行为，故称为恶性葡萄胎，简称恶葡。其发病率是良性葡萄胎的 5%～20%。

（一）临床表现

（1）阴道流血。为最常见的症状，表现为良性葡萄胎清除后持续不规则阴道出血或月经恢复正常数月后又流血，少数有转移病灶。而原发病灶已消失者，则以转移灶症状为主，无阴道出血。

（2）咯血。确诊葡萄胎后如出现痰中带血丝，应高度警惕肺转移的可能。

（3）腹痛、肿块。恶性葡萄胎局部病灶增大明显时，可出现腹部包块，若病灶穿出浆膜层时可引起局部疼痛及压痛。

（二）治疗原则

（1）化疗。能达到治愈的目的。

（2）手术治疗。对于子宫穿孔者应立即手术切除，或病灶局限于子宫内而化疗无效者。

三、绒毛膜癌

绒毛膜癌由滋养细胞发生恶性变化而来，为高度恶化的滋养细胞肿瘤，滋养细胞失去了原来的绒毛，成葡萄胎的结构，散在地侵入子宫肌层，不仅造成局部严重破坏，还可转移至其他组织器官,致患者迅速死亡。有资料显示,绒癌绝大多数发生于妊娠后的某一时期,极少数发生于绝经后。发生在妊娠 3 个月之内的绒癌约占 44%,1 年以内者占 67.2%,1 年以上者占 32%,个别的可与妊娠同时发生,并可通过脐带血传给新生儿,导致新生儿绒癌。初孕或初产后发生绒癌者约占本病总数的 20%。绒癌 50% 来自葡萄胎,25% 来自流产,25% 来自足月产。

(一)临床表现

(1)阴道流血。为常见症状,表现为葡萄胎、流产成足月产后不规则阴道出血,量多少不定。

(2)阴道有酱色恶臭分泌物。

(3)假孕症状。由于肿瘤分泌 HCG 及雌激素、孕激素引起,如乳晕、外阴色素沉着,乳房增大,少数可有泌乳和闭经等。

(4)黄素囊肿。流产、分娩后黄素囊肿持续不退应引起高度警惕。

(5)盆腔肿块。常可触及下腹部肿块,质软,形状不规则。对于子宫穿孔者应立即手术切除,或病灶局限于子宫内而化疗无效者。

(6)腹痛。当侵犯子宫壁,穿破子宫或发生子宫腔内积血时可出现腹痛。

(7)转移症状。最常见的是肺、脑、阴道、盆腔、肝转移。60%～80%的患者就诊时已发生肺转移,常出现咳嗽、咯血、呼吸困难、胸痛等症状;阴道转移可出现阴道流血,可致失血性休克;脑转移起初可出现一过性的猝然跌倒、失语、失明、神志不清,晚期可出现头痛、呕吐、失语、失明、抽搐、偏瘫、昏迷甚至脑疝。肝、脾、肾、消化道转移早期症状不明显,肝、脾转移灶破裂出血时可出现腹膜炎症状;消化道表现为呕血、黑便;泌尿系统表现为血尿。

(二)治疗原则

本病治疗原则为以化疗为主,配合手术、放疗、中药、免疫等综合治疗。

1. 首选化疗

治愈率近 70%,晚期患者以化疗为主。

(1)恶性葡萄胎或早期绒癌,一般单用化疗即可得到根治。

(2)晚期和耐药绒癌采取以全身化疗为主,配合局部治疗为辅的综合治疗。

(3)对化疗难以根治的大病灶,单个病灶者配合手术或放疗,多个者则宜化疗。

(4)对晚期和耐药绒癌疗程应适当延长,以减少复发。①联合用药:一般采用一种药物单独治疗二、三个疗程再换另一种药物。如病情紧急或患者有多处转移,可采用两种或两种以上药物联合使用。②疗程:一疗程以 8～10 天为宜,一般情况下,一个疗程用完后停药 10～14天即可出现明显疗效。③换药指征:一些病例一个疗程后疗效不明显,需继续第二疗程才见明显疗效,如果连续使用两个疗程后效果仍不明显,应及时换药或两药合用。开始使用疗效明显,但几个疗程后病情未再见好转者,也应换药。④停药指征:临床症状消失和体内病灶消失;每周一次血和尿中 HCG 测定正常或连续 3 周以上属正常范围。上述指标均达到后再巩固一两个疗程后方可停药观察,病情无反复后方可出院。⑤疗效观察:血和尿内 HCG 测定值大约在停药后才出现明显变化;肺转移需要在化疗 2 周后才出现明显效果,所

肿瘤疾病护理健康教育

以,多项指标化验不宜过早。

2. 放射治疗

有报道对脑转移者采用放疗,有 50％ 初诊患者可获得痊愈。

(1)放疗指征:①外阴、阴道、宫颈等广泛转移灶的急性出血,可采用放疗止血。②脑、肝等重要脏器转移而急需排除症状或盆腔病灶不能切除者。③化疗药残余病灶或耐药病灶。

(2)放疗方法:根据病灶部位、大小、照射野等选择照射方法,阴道及宫颈转移灶可用腔内放疗,其他部位均可用外照射,尽量保护正常组织。

4. 中医中药治疗

①调整机体免疫功能。②直接抗癌作用。③减轻放、化疗副作用。

四、健康教育要求

1. 教育内容的要求

(1)责任护士教会患者本病的诱因、特点、治疗原则、药物知识、自我护理方法。

(2)责任护士每日向患者提 1～2 个疾病相关问题,并检查各项治疗、检查完成情况。

(3)责任护士能教会患者自我放松训练的方法、音乐疗法。

2. 教育方法的要求

(1)责任护士必须使用语言教育的是疾病知识、治疗知识,护理知识及出院指导。

(2)责任护士演示自我放松训练方法。

(3)提供滋养细胞肿瘤知识专题讲座、个体化指导。

3. 提供教育材料的要求

通过健康教育处方、图文手册、药品说明书、IPAD 介绍等多种媒介与方式,介绍滋养细胞肿瘤相关知识。

4. 教育频次与反馈要求

责任护士每周以提问、直接观察法、行为演示法阶段评价患者的知识掌握与行为改变情况,有针对性强化薄弱环节,出院前完成各项教育信息反馈。

5. 责任护士能力要求

责任护士应加强专科能力提升,具备滋养细胞肿瘤系统知识,以及传递知识能力、相关沟通技巧、心理疏导能力,能在适宜的时机选择合适的健康教育方式,为患者提供个性化的有效的健康教育,并能进行效果评价。

五、评估健康教育学习需求

(1)评估患者对本病相关知识的认知程度。

(2)评估患者对本病现存的护理信念和态度。

(3)评估患者行为与本病相关健康行为的关联。

(4)评估患者对本病健康教育知识学习的需求。

六、制定健康教育目标

(1)患者能说出本病的诱因、特点、治疗原则、药物知识、自我护理方法。

(2)患者能按时服药、配合各项检查。

(3)患者能合理作息，保证 6 小时以上睡眠。

(4)患者能学会自我放松训练的方法。

(5)患者能学会如何提高治疗效果，提高生活质量。

七、实施健康教育

1. 疾病知识指导

(1)向患者讲解本病发病的特点、诱因，及时治疗的重要性。

(2)告知患者完善各项相关检查，解释各项检查的程序和注意事项。如血和尿 HCG 测定是确定绒毛膜癌最敏感最可靠的手段。

(3)定期行血 HCG 检查，并与前检查结果相对比，判断疗效。

2. 治疗指导

(1)化疗期间，注意观察治疗后的毒副反应。告知患者定期复查血常规及肝肾功能的重要意义，以取得患者理解和配合。

(2)放疗期间，注意观察患者对放疗的耐受情况及不良反应程度。

3. 护理知识指导

(1)化疗前进行静脉采血检查，了解血常规及肝肾功能情况。

(2)化疗期间多饮水，每天至少喝 1 500～2 000 mL(约一开水瓶)，使每天尿量保持在 2 000～3 000 mL，以减轻药物对肾脏的损害。

(3)少食多餐，保证营养摄入。

(4)通过听音乐、翻看书报、与亲友聊天、看电视等方法放松心情。

(5)保持充足的睡眠，避免治疗性疲乏。

4. 心理指导

(1)认真倾听患者的诉说，针对每位患者进行个性化的答复。

(2)每日与患者交流至少 5 分钟，观察患者目前状态，有无家属陪伴，有无紧张、压力及其来源。

(3)指导患者进行自我心理暗示，树立战胜疾病的信心。

(4)帮助患者认识焦虑和紧张的情绪不利于疾病的治疗，开朗乐观的心态利于疾病的恢复，保持情绪稳定，勿焦虑。

(5)向患者介绍自我放松训练的方法，如呼吸放松。

(6)与医生共同提供相关治疗及预后的实际信息，建立患者对疾病合理的期望值。

(7)个别心理问题突出的患者，可通过心理量表进行测试并给予对症处理。

5. 出院指导

(1)建立合理的作息时间，注意休息，避免劳累。

(2)葡萄胎患者清宫后，应每周检查血和尿各一次，3 个月后改每月查尿一次，以后每半年复查一次，至少坚持 2 年。良性葡萄胎治疗后应坚持每月检查 HCG 一次，阴性后每 3 个月检查一次，以后每半年一次，坚持 2 年。每次检查应同时进行肺部 X 线检查。

（3）绒毛膜癌患者停化疗后 1 年内每月检查一次，1～2 年每 3 个月检查一次，2～5 年每年一次，随访 5 年无复发可视为治愈。

（4）出院后责任护士回访了解患者的目前恢复情况，回访内容：有无阴道不规则出血、咯血、头痛，血和尿 HCG 测定，月经和婚育情况，妇科检查，血常规检查，胸片，盆腔检查等。

6. 选择健康教育方法

（1）对于情绪极不稳定或对治疗不配合的患者进行个别指导。

（2）提供知识讲座、健康教育处方、健康教育图册。

（3）集中开展同病室患者健康教育，患者之间相互督促，相互鼓励。

7. 健康教育效果反馈

（1）患者能否复述疾病知识要点。

（2）观察有无积极配合治疗和护理的行为取向。

（3）观察有无正确的健康行为。

（4）观察是否情绪稳定、焦虑减轻或消除。

（5）医生对患者住院期间的遵医行为评价。

八、健康教育效果评价

（1）口头提问法。针对患者对滋养细胞肿瘤相关知识的掌握程度进行提问。

（2）直接观察法。观察患者治疗与护理的配合度、生活习惯、情绪管理、睡眠等健康行为的改变。

（3）每月对本病患者进行抽样评价，计算普及率、知晓率及合格率，对健康教育效果进行综合评价。

（4）定期收集医生反馈的情况。

（胡雪芝　成可）

第十三章　乳腺癌的护理及健康教育

一、发病特点

女性乳腺是由皮肤、纤维组织、乳腺腺体和脂肪组成的,乳腺癌(breast carcinoma)是发生在乳腺上皮组织的恶性肿瘤。乳腺癌中 99％发生在女性,男性仅占 1％。目前乳腺癌已成为威胁女性身心健康的常见肿瘤。

二、临床表现

早期乳腺癌往往不具备典型的症状和体征,不易引起重视,常通过体检或乳腺癌筛查发现。以下为乳腺癌的典型体征。

(1)乳腺肿块。80％的乳腺癌患者以乳腺肿块首诊。患者常无意中发现乳腺肿块,多为单发,质硬,边缘不规则,表面欠光滑。大多数乳腺癌为无痛性肿块,仅少数伴有不同程度的隐痛或刺痛。

(2)乳头溢液。非妊娠期从乳头流出血液、浆液、乳汁、脓液,或停止哺乳半年以上仍有乳汁流出者,称为乳头溢液。引起乳头溢液的原因很多,常见的疾病有导管内乳头状瘤、乳腺增生、乳腺导管扩张症和乳腺癌。单侧单孔的血性溢液应进一步检查,若伴有乳腺肿块更应重视。

(3)皮肤改变。乳腺癌引起皮肤改变可出现多种体征,最常见的是肿瘤侵犯了连接乳腺皮肤和深层胸肌筋膜的 Cooper 韧带,使其缩短并失去弹性,牵拉相应部位的皮肤,出现"酒窝征",若癌细胞阻塞了淋巴管,则会出现"橘皮样改变"。乳腺癌晚期,癌细胞沿淋巴管、腺管或纤维组织浸润到皮内并生长,在主癌灶周围的皮肤形成散在分布的质硬结节,即所谓"皮肤卫星结节"。

(4)乳头、乳晕异常。肿瘤位于或接近乳头深部,可引起乳头回缩。肿瘤距乳头较远,乳腺内的大导管受到侵犯而短缩时,也可引起乳头回缩或抬高。乳头湿疹样癌,表现为乳头皮肤瘙痒、糜烂、破溃、结痂、脱屑、伴灼痛,以致乳头回缩。

(5)腋窝淋巴结肿大。乳腺癌患者 1/3 以上有腋窝淋巴结转移。初期可出现同侧腋窝淋巴结肿大,肿大的淋巴结质硬、散在、可推动。随着病情发展,淋巴结逐渐融合,并与皮肤和周围组织粘连、固定。晚期可在锁骨上和对侧腋窝摸到转移的淋巴结。

三、治疗原则

随着对乳腺癌生物学行为认识的不断深入,以及治疗理念的转变与更新,乳腺癌的治疗进入了综合治疗时代,形成了乳腺癌局部治疗与全身治疗并重的治疗模式。医生会根据肿瘤的分期和患者的身体状况,酌情采用手术、放疗、化疗、内分泌治疗、生物靶向治疗及中医药辅助治疗等多种手段。

四、健康教育要求

1. 教育内容的要求

(1)责任护士教会患者本病的诱因、特点、治疗原则、药物知识、乳腺自我检查方法。

(2)责任护士每日向患者提1～2个疾病相关开放式问题,并检查各项治疗、检查完成情况,如肢体功能的锻炼等。

(3)责任护士教会患者自我放松训练的方法、心理暗示疗法、音乐疗法。

2. 教育方法的要求

(1)责任护士必须使用语言教育的是疾病知识、治疗知识、护理知识及出院指导。

(2)责任护士演示术侧肢体功能的锻炼法、乳腺自我检查等方法。

(3)提供乳腺癌知识专题讲座、个体化指导。

3. 提供教育材料的要求

病房向患者提供乳腺癌患者健康教育处方、图文手册、药品说明书、IPAD介绍、电子屏滚动等教育媒体,用多种媒介与方式介绍乳腺癌知识。

4. 教育频次与反馈要求

责任护士每周以提问、直接观察法、行为演示法阶段性评价患者知识掌握与行为改变,并能根据患者实际情况有针对性强化薄弱环节,出院前完成各项教育信息反馈。

5. 责任护士能力要求

乳腺癌患者的责任护士应加强专科能力提升,具备乳腺癌系统知识,以及传递知识能力、相关沟通技巧、心理疏导能力,能根据不同的情况的患者在适宜的时机选择合适的健康教育方式,为患者提供个性化的有效的健康教育,并能进行教育效果评价。

五、评估健康教育学习需求

(1)评估患者对本病相关知识的认识程度(本病诱发因素、治疗措施、饮食与休息、心理影响因素等)。

(2)评估患者对本病现存的护理信念和态度(本病是否能预防;知识获得来源;及时发现、治疗;控制情绪能力;对治疗的期望值)。

(3)评估患者行为与本病相关健康行为的关联(吸烟、饮酒、熬夜、合理饮食、适当锻炼、劳逸结合、预防感冒、掌握乳腺自我检查方法、积极应对工作、生活压力、心理状态)。

(4)评估患者对本病健康知识学习的需求。

六、制定健康教育目标

(1)患者能说出本病的诱因特点、治疗原则、药物知识、乳腺自我检查方法。

(2)患者能按时服药、配合各项检查。

(3)患者能戒烟酒、合理作息,保证6小时以上睡眠。

(4)患者能学会自我放松训练的方法,能控制情绪。

(5)患者能学会如何提高治疗效果,减少复发,提高生活质量。

七、实施健康教育

1. 疾病知识指导

(1)向患者讲解发病的特点、诱因、及时治疗的重要性。

(2)告知患者完善各项相关检查,解释各项检查的程序和注意事项。

(3)定期进行乳房自我检查。

2. 治疗指导

(1)手术治疗的指导。①给予心电监护,严密监测血压、脉搏、呼吸、体温,并做好记录。②随时检查伤口敷料,观察伤口渗血情况。③严密观察患侧手臂远端血液循环运行情况,注意绷带加压包扎的松紧度。如发现有绷带松脱应重新包扎并保持患者舒适的功能位置。患肢不宜行静脉穿刺和肌肉注射、抽血、测血压,避免牵拉、受压,保护患肢免受伤害。④保持伤口负压引流通畅,促使创面处积血积液迅速排出,使皮瓣及所植皮片紧贴于胸壁,有利于伤口愈合。准确记录引流液的颜色、性质和数量。⑤对行扩大性根治术者还应严密观察有无胸闷、气促等异常情况发生。

(2)化疗的指导。①乳腺癌的化疗方案大多数抗癌药为发疱剂(如多柔比星),化学性静脉炎的发生率高,静脉的保护尤为重要。②多柔比星对心脏毒性较大,用药前后应常规行心电图检查,用药过程中需行心电监护,勤巡视,并备足抢救药品。③骨髓抑制是乳腺癌化疗最常见的副作用,患者化疗后如有发热或特别乏力,应立即查血象并找医生及时处理。④由于脱发所致的"化疗特殊形象"是影响患者自尊的严重问题,因此,化疗前应把这一可能发生的问题告诉患者,使其有充分的思想准备。指导患者化疗前理短头发,购买适合自己的假发或柔软的棉帽、头巾,告知脱发是暂时性的,停止化疗后头发可重新生长。脱发后,头皮会比较敏感,要注意保护头皮,不要使用刺激性香皂、洗发水等。

(3)放疗的指导。①照射野皮肤避免摩擦并保持腋窝处的透气、干爽。站立或行走时患者宜穿着衣袖宽松的柔软、吸湿性强的棉质衣服,保持患侧手叉腰的动作;卧位时患者宜将患肢上举置于头顶,使腋窝处尽量敞开。②患者照射内乳区可引起轻度食管反应,多为一过性。此时指导患者进食流质或半流质食物,禁食粗、硬、辛辣的刺激性食物,忌食过热的食物,宜少量多餐,慢速进食,进食后吞服温开水以冲洗食管。③大面积胸壁放疗患者,如出现咳嗽、咳痰、发热、胸闷、气短等,极有可能发生了放射性肺炎。应立即停止放疗,并按医嘱使用抗生素、激素、支气管扩张剂治疗,必要时给予吸氧。注意休息、保暖、预防感冒。④注意血象的变化,当白细胞计数$<3\times10^9$/L 时,应暂停放疗,并按医嘱给予升白细胞药物治疗,行紫外线消毒房间,每日 2 次,限制探视等。当白细胞计数$<1\times10^9$/L 时行保护性隔离。⑤患肢经过放疗更易出现水肿,故应继续进行患肢的功能锻炼和保护,必要时行向心性按摩。放疗结束后应持续保护好照射野皮肤,时间视皮肤情况而定。

3. 护理知识指导

(1)建立良好的生活方式,调整好生活节奏,保持心情舒畅。对于有不良嗜好的患者,劝其戒除不良嗜好,戒烟戒酒,改善生活习惯。

(2)坚持体育锻炼,积极参加社交活动,避免和减少精神、心理紧张因素,保持心态平和,积极治疗乳腺疾病。

(3)养成良好的饮食习惯。

(4)告知患者保证充足的睡眠,调整作息时间,避免熬夜。

(5)坚持进行手臂的功能锻炼,以维持正常的生理功能。

4. 心理指导

(1)认真倾听患者的诉说,针对每位患者进行个性化的答复。

(2)每日与患者交流至少 5 分钟,使其放松心情,观察患者目前状态,有无家属陪伴,有无紧张、压力及其来源。

(3)指导患者进行自我心理暗示,树立战胜疾病的信心。

(4)帮助患者认识焦虑和紧张的情绪不利疾病的治疗,开朗乐观的心态利于疾病的恢复,保持情绪稳定,以平常心对待生活,勿焦虑。

(5)取得配偶及家庭成员的支持,让他们接纳患者的形体改变,提供有力的家庭支持,使患者感受亲人的温暖和关爱,从而帮助患者增强自信心、减轻焦虑心理、走出阴影。

(6)为患者介绍类似乳房的填充物,放在乳罩内,或使用美容乳罩,以弥补手术后外形的缺憾。

(7)与医生共同提供相关治疗及预后的实际信息,建立患者对疾病合理的期望值。

(8)个别心理问题突出的患者,或通过心理量表进行测试并给予对症处理。

5. 康复指导

功能康复的时机是康复治疗的关键,要向患者讲解康复时机的重要性,让患者了解过早活动会影响组织愈合,过晚运动会引起腋窝积液、上肢水肿,告诉患者乳腺癌术后 2 周要进行上肢功能锻炼,康复锻炼要循序渐进,从每次 5 分钟开始逐渐增加到每次 30 分钟,每天可进行数次,以患者不感到疲劳为标准。

6. 出院指导

(1)建立合理的作息时间,注意休息,避免劳累与情绪波动。鼓励患者在日常生活中逐渐做一些力所能及的事情,有计划地做一些提、拉、抬、举等各种锻炼,以增强患肢力量。坚持锻炼,患侧上肢功能接近健侧者可达 95% 以上。

(2)术后 5 年内必须避孕,5 年后如无复发迹象可在医师的指导下妊娠。避孕不宜使用任何激素类避孕药,以免激素刺激癌细胞生长,可采用避孕套、上环等方法或咨询妇科医师。

(3)**乳房自查**:①平躺时手指平放于乳房一侧,依次摸整个乳房,正常乳房是软的、无肿块、无结节、无触痛,特别是乳房的外上角伸向腋窝方向的部位,不能遗漏,注意腋窝有无肿大的淋巴结,最好在每次月经后一周检查,因此时的乳房是最松弛的状态,容易检查,已绝经的妇女,最好于每月第一天检查。②如非哺乳期,妇女乳头有液体流出或胸罩衬衣上有渍斑,以及月经前乳房胀痛不适,月经后消失,伴有肿块的现象,均应到医院检查。

(4)出院后责任护士回访了解患者的目前恢复情况,指导其养成定期乳腺自查习惯、心理安抚、解答患者的疑问并提供其他患者可借鉴的信息。

（5）按计划及时复查，告诉患者定期复查的重要性及出院后的注意事项，2年内每3个月复查一次，3～5年内每6个月复查一次，第6年开始，每年复查1次。复查内容：物理检查、影像学检查、血常规、生化、肿瘤标志物检查等。

7. 选择健康教育方法

（1）对于情绪极不稳定或对治疗不配合的患者进行个别指导。

（2）集中开展同病室患者健康教育，患者之间相互督促，相互鼓励。

（3）护士亲身行为演示患侧肢体功能锻炼的方法。

8. 健康教育效果反馈

（1）患者能否复述疾病知识要点。

（2）观察有无积极配合治疗和护理的行为取向。

（3）观察有无正确的健康行为。

（4）观察是否情绪稳定、焦虑减轻或消除。

（5）医生对患者住院期间的遵医行为评价。

八、健康教育效果评价

（1）口头提问法。针对患者对乳腺癌相关知识的掌握程度，尽量使用开放式提问方式。

（2）直接观察法。观察患者治疗与护理的配合度、生活习惯、情绪管理、睡眠等健康行为的改变。

（3）每月对本病患者进行抽样评价，计算普及率、知晓率及合格率，对健康教育效果进行综合评价。

（4）定期收集医生反馈的情况。

（陶利琼　陈震珍）

第十四章　血液淋巴系统肿瘤的护理及健康教育

第一节　白　血　病

白血病（leukemia）是造血系统的恶性肿瘤，俗称血癌，是一类造血干细胞异常的克隆性恶性疾病。其克隆中的白血病细胞失去进一步分化成熟的能力而停滞在细胞发育的不同阶段。其特点是体内大量的白血病细胞广泛而无限制地增生，影响人体正常的造血功能。本病青少年较多见，也是 35 岁以下人群中发病率、死亡率最高的一种恶性肿瘤。

一、发病特点

(1)慢性白血病发病缓慢，病程较长，我国以慢性粒细胞白血病最常见，多发生于中年人，很少发生于 25 岁以前。慢性淋巴细胞白血病主要发生于老年人，在欧美各国最常见。

(2)急性白血病发病突然、急骤，发病时间明确，病史短、发展快，多见于儿童，居儿童的恶性肿瘤首位，父母必须引起高度重视。

二、分类

(1)按病程分类。①急性白血病：起病较急，骨髓和外周血中主要为原始和早期阶段的幼稚细胞，不经特殊治疗，存活期一般不足半年，多见于儿童。②慢性白血病：发病缓慢，病程较长，可达 1 年至数年。骨髓中原始细胞少，幼稚细胞在 10% 以上。慢性白血病有急性发作。

(2)按白细胞的形态分类。①淋巴细胞性白血病：多见于儿童及青少年。②粒细胞性白血病：成年人发病率高。③单核细胞性白血病：比较少见。④其他：如红血病、红白血病及浆细胞性白血病等，较少见。

三、临床表现

1. 急性白血病早期异常表现

(1)发热。感染是急性白血病的首发病状，其特点是起病急，常为中度以上的发热，可伴有咽痛、倦怠、嗜睡、头痛及腰背酸痛等症状。这种发热一般反复发生，抗生素治疗效果不佳。

(2)出血。出血部位可遍及全身，尤以鼻腔、牙龈、口腔黏膜、皮下、眼底常见，也可表现为月经量增多或月经延长等，严重者伴颅内出血而危及生命。白血病患者的皮下出血可为斑点、淤斑、大片青紫等，呈密集或散在分布，暗红色或紫褐色，压之不褪色。

(3)贫血。表现为面色苍白、头晕、心悸。

(4)淋巴结肿大。特征是具有广泛性，可同时出现在颈部、锁骨上、腋下、腹股沟等处，多为轻度到中度肿大，直径一般小于 3 cm，且不融合，无压痛，同时伴有发热、贫血及出血等症状,抗生素治疗无效。

(5)肝脾肿大。约 50%,大多为轻度到中度肿大。

2. 慢性白血病主要异常表现

贫血、脾肿大、胸骨压痛、乏力、消瘦、出汗、脉速,晚期病例可有出血症状。急性发作时,脾脏迅速增大伴压痛,并可出现急性白血病的症状。

3. 慢性粒细胞性白血病急性变时特征

①抗菌治疗无效的不明原因发热,体温 38.5℃以上,超过 5 天。②无原因的进行性贫血和出血倾向。③游走性关节病。④脾脏进行性肿大。⑤白消安治疗出现耐药性。⑥血象:一般原始＋早幼粒细胞超过 30%,血小板计数少于 $100 \times 10^9 / L$。⑦骨髓象:一般原始＋早幼粒细胞超过 30%。

四、治疗原则

主要有化学治疗、支持治疗、中枢神经系统白血病的防治和造血干细胞移植。

(一)化学治疗

分为三期:诱导缓解期治疗,巩固期治疗,维持期治疗。

常用化疗药物:

(1)烷化剂。环磷酰胺、异环磷酰胺、卡莫斯汀、美法仑、苯丁酸氮芥、白消安、氮芥等。

(2)抗代谢药。甲氨蝶呤、6-硫嘌呤、硫鸟嘌呤、阿糖胞苷等。

(3)抗肿瘤抗生素。柔红霉素、多柔比星、米托蒽醌、阿克拉霉素、去甲氧柔红霉素、表柔比星、博来霉素等。

(4)植物生物碱。长春新碱、长春地辛、三尖杉碱、依托泊苷、替尼泊苷(威猛)、靛玉红、羟喜树碱等。

(5)杂类。门冬酰胺酶、胺吖啶、羟基脲、丙卡巴肼、达卡巴嗪、三氧化二砷、全反式维 A 酸等。

(二)支持治疗

防治感染、纠正贫血、控制出血、预防尿酸性肾病。

(三)中枢神经系统白血病的防治

常用药物为甲氨蝶呤,缓解后治疗时进行鞘内注射。甲氨蝶呤 10 mg＋地塞米松 5～10 mg,每周 2 次,共 3 周。

(四)造血干细胞移植

是指对患者的骨髓实施强大剂量化疗和(或)更强加大剂量化疗,以预处理等方式最大限度地杀灭残存的白血病细胞后,通过移植骨髓或外周血中造血干细胞来重建造血及免疫功能的方法。

五、健康教育要求

1. 教育内容的要求

(1)责任护士教会患者本病的诱因、特点、治疗原则、药物知识、自我护理方法。

(2)责任护士每日向患者提 1～2 个疾病相关开放式问题,并检查各项治疗、检查完成情况,如口服药按时服用等。

(3)责任护士能教会患者自我放松训练的方法、心理暗示疗法、音乐疗法。

2. 教育方法的要求

(1)责任护士必须使用语言教育的是疾病知识、治疗知识,护理知识及出院指导。

(2)责任护士演示起床三步法、自我放松训练等方法。

(3)提供白血病知识专题讲座、个体化指导。

3. 提供教育材料的要求

通过健康教育处方、图文手册、药品说明书、IPAD介绍等多种媒介与方式,介绍白血病相关知识。

4. 教育频次与反馈要求

责任护士每周以提问、直接观察法、行为演示法阶段评价患者的知识掌握与行为改变情况,有针对性强化薄弱环节,出院前完成各项教育信息反馈。

5. 责任护士能力要求

责任护士应加强专科能力提升,具备白血病系统知识,以及传递知识能力、相关沟通技巧、心理疏导能力,能在适宜的时机选择合适的健康教育方式,为患者提供个性化的有效的健康教育,并能进行效果评价。

六、评估健康教育学习需求

(1)评估患者对本病相关知识的认知程度。

(2)评估患者对本病现存的护理信念和态度。

(3)评估患者行为与本病相关健康行为的关联。

(4)评估患者对本病健康教育知识学习的需求。

七、制定健康教育目标

(1)患者能说出本病的诱因、特点、治疗原则、药物知识、自我护理方法。

(2)患者能按时服药、配合各项检查。

(3)患者能合理作息,保证 6 小时以上睡眠。

(4)患者能学会自我放松训练的方法,能控制情绪。

(5)患者能学会如何提高治疗效果,提高生活质量。

八、实施健康教育

1. 疾病知识指导

(1)向患者讲解本病发病的特点、诱因,及时治疗的重要性。

(2)告知患者完善各项相关检查,解释各项检查的程序和注意事项。

(3)讲解定期行血象检查的必要性,方便与前检查结果相对比,用于判断疗效。

2. 治疗指导

(1)化疗期间,护士应向患者耐心讲解并让患者学会观察治疗后的毒副反应。因白血病治疗周期长,需多次注射化疗药物,经外周静脉注射会引起周围组织炎症,建议患者留置PICC,以保证化疗药物的安全输入,如患者拒绝置管,应签署特殊药物输注同意书。告知患者如果注射药物的血管出现条索状红斑,触之温度较高,有硬结或压痛,应及时通知医护人员,采取针对性处理,若不能及时妥善处理,待急性炎症消退后,注射后的血管内膜会增生而狭窄,严重时有血管闭锁。

(2)教会患者观察消化道反应,有无恶心、呕吐、食欲减退等。

3. 护理知识指导

(1)告知患者化疗前进行静脉采血检查,了解血常规及肝肾功能情况。

(2)当大剂量环磷酰胺静脉给药,而缺乏有效预防措施时,可致出血性膀胱炎,表现为膀胱刺激症状、少尿、血尿及蛋白尿,系其代谢产物丙烯醛刺激膀胱所致。因此输注环磷酰胺期间应保证输液量,鼓励患者多饮水,正确记录尿的颜色、性状、量,遵医嘱及时准确应用特殊解毒剂,如美司钠。

(3)指导患者避免使用对骨髓造血系统有损害的药物,如保泰松、氯霉素及解热镇痛剂等,避免使用含苯的染发剂。

(4)注意预防感染和出血及个人卫生,治疗期间患者应避免去公共场所,注意保暖。不用牙签剔牙,不用手挖鼻孔,避免外伤。定期复查血常规、外周血象及骨髓象,出现骨痛、发热、出血等要及时来医院就诊。

(5)保持充足的睡眠,夜间不间断睡6～8小时,避免治疗性疲乏。

4. 心理指导

(1)认真倾听患者的诉说,针对每位患者进行个性化的答复。

(2)观察患者目前状态,向患者及家属说明白血病是造血系统肿瘤疾病,虽然治疗难度大,但是目前治疗进展快,效果好,应树立信心。

(3)与医生共同提供相关治疗及预后的实际信息,建立患者对疾病合理的期望值。

(4)个别心理问题突出的患者,可通过心理量表进行测试并给予对症处理。

5. 出院指导

(1)长期接触放射性核素或苯类化学物质的工作人员,必须严格遵守劳动保护制度。

(2)缓解期保持良好的生活方式,生活有规律,保证充足的睡眠与休息,适当进行健身活动,如散步、体操、游泳、慢跑、打太极拳。饮食富含营养,避免辛辣刺激。

(3)出院后责任护士回访了解患者的目前恢复情况,指导定期复查血象、心理安抚、解答患者的疑问并提供其他患者可借鉴的信息。

6. 选择健康教育方法

(1)对于情绪极不稳定或对治疗不配合的患者进行个别指导。

(2)对于初诊患者,与患者沟通,使用耐心的、鼓励性的、指导性的话语。

(3)提供知识讲座、健康教育处方、健康教育图册、张贴健康教育宣传栏。

(4)护士亲身行为演示自我放松训练的方法。

7. 健康教育效果反馈

(1)患者能否复述疾病知识要点。

（2）观察有无积极配合治疗和护理的行为取向。

（3）观察有无正确的健康行为。

（4）观察是否情绪稳定、焦虑减轻或消除。

（5）医生对患者住院期间的遵医行为评价。

九、健康教育效果评价

（1）口头提问法。针对患者对白血病相关知识的掌握程度进行提问。

（2）直接观察法。观察患者治疗与护理的配合度、生活习惯、情绪管理、睡眠等健康行为的改变。

（3）每月对本病患者进行抽样评价，计算普及率、知晓率及合格率，对健康教育效果进行综合评价。

（4）定期收集医生反馈的情况。

🔲 第二节　恶性淋巴瘤

恶性淋巴瘤（lymphoma）是一大组复杂的淋巴造血系统恶性肿瘤的总称，它起源于淋巴结和淋巴组织，是在机体内外因素的共同作用下，不同发育阶段的免疫活性细胞发生分化和增殖异常所引起的疾病，以进行性、无痛性的淋巴结肿大，尤其以浅表淋巴结肿大为主要临床表现，可发生在身体的任何部位，其中最受到累及的部位有淋巴结、扁桃体、脾及骨髓。按组织病理学改变淋巴瘤可分为两大类：霍奇金淋巴瘤（HL）和非霍奇金淋巴瘤（NHL）。

一、发病特点

（1）EB 病毒感染。

（2）免疫功能低下。

（3）胃幽门螺杆菌慢性感染与胃淋巴瘤的发生有关，长期服用如苯妥英钠、去氧麻黄素等药物也可诱发淋巴瘤。

（4）男性发病明显多于女性。

二、临床表现

1. 霍奇金淋巴瘤（HL）

多见于青少年，儿童少见。

（1）全身症状。发热、盗汗和消瘦（6 个月内体重减轻 10% 以上）较多见，其次是皮肤瘙痒和乏力。

（2）浅表淋巴结肿大。常为无痛性的颈部或锁骨上淋巴结进行性肿大，其次为腋下淋巴结肿大。

（3）淋巴结外受累。表现为肺实质浸润、胸腔积液、肝大、骨痛、脊髓压迫症等。

2. 非霍奇金淋巴瘤(NHL)

随年龄的增长而发病较多。NHL 有远处扩散和结外侵犯倾向,对各器官的侵犯较 HL 多见。

(1)发热、盗汗和消瘦等全身症状多见于晚期,全身瘙痒很少见。

(2)无痛性的颈部或锁骨上淋巴结进行性肿大为首见表现,较 HL 少,一般以高热或各系统症状发病。

(3)淋巴结外受累。NHL 的病变范围很少呈局限性,多见累及结外器官。

三、治疗原则

1. 化学治疗

以化疗为主的化放疗结合的综合治疗是淋巴瘤治疗的基本原则。

(1)霍奇金淋巴瘤(HL):常用化疗方案有 ABVD(多柔比星、博来霉素、长春碱类、达卡巴嗪)方案,其余常用的有 COPP(环磷酰胺、长春新碱、丙卡巴肼、泼尼松)方案、MOPP(氮芥、长春新碱、丙卡巴肼、泼尼松)方案或 MOPP/ABVD 方案交替等。

(2)非霍奇金淋巴瘤(NHL):常用化疗方案有 CHOP(环磷酰胺、阿霉素、长春新碱、泼尼松)方案,为侵袭性 NHL 的标准治疗方案,常用于弥漫大 B 细胞淋巴瘤、滤泡性淋巴瘤等;R-CHOP(美罗华联合 CHOP)方案:用于弥漫大 B 细胞淋巴瘤;R-CVP(美罗华、环磷酰胺、长春新碱、泼尼松)方案,用于小淋巴细胞淋巴瘤、滤泡性淋巴瘤等;HyperCVAD(环磷酰胺、美司钠、阿霉素、长春新碱、地塞米松)方案,用于伯基特淋巴瘤、外周 T 细胞淋巴瘤等;GDP(吉西他滨、地塞米松、顺铂)方案、GemOx(吉西他滨、奥沙利铂)方案及 ESHAP(依托泊苷、甲泼尼龙、顺铂及阿糖胞苷)方案主要用于复发、难治 NHL 的治疗。

2. 其他

包括生物治疗、骨髓或造血干细胞移植和手术治疗。

四、健康教育要求

1. 教育内容的要求

(1)责任护士教会患者本病的诱因、特点、治疗原则、药物知识、自我护理方法。

(2)责任护士每日向患者提 1～2 个疾病相关问题,并检查各项治疗、检查完成情况,如发热如何处理等。

(3)责任护士能教会患者自我放松训练的方法。

2. 教育方法的要求

(1)责任护士必须使用语言教育的是疾病知识、治疗知识,护理知识及出院指导。

(2)责任护士演示起床三步法等方法。

(3)提供淋巴瘤知识专题讲座、个体化指导

3. 提供教育材料的要求

通过健康教育处方、图文手册、药品说明书、IPAD 介绍等多种媒介与方式,介绍淋巴瘤相关知识。

4. 教育频次与反馈要求

责任护士每周以提问、直接观察法、行为演示法阶段评价患者的知识掌握与行为改变情况,有针对性强化薄弱环节,出院前完成各项教育信息反馈。

5. 责任护士能力要求

责任护士应加强专科能力提升,具备淋巴瘤系统知识,以及传递知识能力、相关沟通技巧、心理疏导能力,能在适宜的时机选择合适的健康教育方式,为患者提供个性化的有效的健康教育,并能进行效果评价。

五、评估健康教育学习需求

(1)评估患者对本病相关知识的认知程度。

(2)评估患者对本病现存的护理信念和态度。

(3)评估患者行为与本病相关健康行为的关联。

(4)评估患者对本病健康教育知识学习的需求。

六、制定健康教育目标

(1)患者能说出本病的诱因、特点、治疗原则、药物知识、自我护理方法。

(2)患者能学会物理降温方法、配合各项检查。

(3)患者能形成良好的生活方式、合理作息。

(4)患者能学会如何提高治疗效果,减少复发,提高生活质量。

七、实施健康教育

1. 疾病知识指导

(1)向患者讲解本病发病的特点、诱因,及时治疗的重要性。

(2)告知患者完善各项相关检查,解释各项检查的程序和注意事项。

(3)观察患者有无发绀等呼吸道受阻或压迫症状,出现上述症状时可给予患者半坐卧位及高流量吸氧。

(4)放、化疗期间,注意观察患者治疗后的不良反应,并注意肿大的淋巴结大小的变化。

2. 治疗指导

(1)监测患者体温变化,发热时可采用物理降温,如温水擦浴、头部冰敷等。高热时遵医嘱给予退热剂。

(2)如有腹痛、腹泻、腹部包块、腹水者,提示腹腔淋巴结肿大或肠道受累,应进一步观察有无排气,大便次数、性质,疼痛持续的时间、性质等,防止出现肠梗阻。疼痛时及时报告医师,切勿乱用止痛剂。

(3)如有骨髓抑制,密切观察患者血象的变化,遵医嘱正确使用升白细胞药物,血小板低下者应观察有无出血迹象,注意防止出血,勿碰撞,减少活动。

3. 护理知识指导

(1)在接受治疗前,应向患者详细解释治疗的程序和可能产生的不良反应。

（2）由于患者有发热、化疗等因素导致食欲缺乏、消耗大，故应注意饮食的合理搭配及营养均衡，进高热量、高蛋白、高维生素食物。包括各种瘦肉、鸡、鱼、蛋、鸭类，忌辛辣刺激性食物及肥腻、油煎、腌制食品。

（3）鼓励发热患者多饮水；保持口腔卫生，进食后漱口。

（4）保证充分休息，尽量减少活动，防止发生外伤，保持个人卫生，勤换内衣，适当锻炼，少去公共场所，防止交叉感染。

（5）预防跌倒知识

4. 心理指导

（1）认真倾听患者的诉说，针对每位患者进行个性化的答复。

（2）每日与患者交流至少 5 分钟，观察患者目前状态，有无家属陪伴，有无紧张、压力及其来源。

（3）让患者了解大部分不良反应都是暂时性的，当治疗完成后，不良反应便会渐渐消失，使其增加心理承受能力和机体的耐受性。

（4）指导亲友多与患者沟通，让他们了解自己病情的进展和需要，因为亲友的支持、关怀和鼓励对整个治疗都会有很大的帮助。

（5）与医生共同提供相关治疗及预后的实际信息，建立患者对疾病合理的期望值。

（6）个别心理问题突出的患者，可通过心理量表进行测试并给予对症处理。

5. 出院指导

（1）建立合理的作息时间，避免劳累。

（2）出院后每月进行复查一次，共 6 个月，第 7 个月起每 2 个月复查一次，共 2 年，然后每 3 个月复查一次，共 2 年，以后每半年复查一次。

（3）出院后责任护士回访了解患者的目前恢复情况。如出现不明原因的颈部淋巴结肿大，且生长迅速，有发热、盗汗、消瘦及皮肤瘙痒等症状，应及时到专科医院检查，以免误诊及延误治疗。

（4）如有康复治疗者，要追踪指导。

6. 选择健康教育方法

（1）对于情绪极不稳定或对治疗不配合的患者进行个别指导。

（2）提供知识讲座、健康教育处方、健康教育图册、病区墙上张贴健康教育宣传栏。

（3）护士亲身行为演示起床三步法的方法。

7. 健康教育效果反馈

（1）患者能否复述疾病知识要点。

（2）观察有无积极配合治疗和护理的行为取向。

（3）观察有无正确的健康行为。

（4）观察是否情绪稳定、焦虑减轻或消除。

（5）医生对患者住院期间的遵医行为评价。

八、健康教育效果评价

（1）口头提问法。针对患者对淋巴瘤相关知识的掌握程度，尽量使用单独提问方式。

（2）直接观察法。观察患者治疗与护理的配合度、生活习惯、情绪管理、睡眠等健康行为的改变。

（3）每月对本病患者进行抽样评价，计算普及率、知晓率及合格率，对健康教育效果进行综合评价。

（4）定期收集医生反馈的情况。

第三节　多发性骨髓瘤

多发性骨髓瘤（multiple myeloma，MM）是恶性浆细胞病中最常见的一种类型，又称骨髓瘤、浆细胞骨髓瘤或 Kahler 病。多发性骨髓瘤的特征是单克隆浆细胞恶性增殖并分泌大量单克隆免疫球蛋白，恶性浆细胞无节制地增生、广泛浸润和大量单克隆免疫球蛋白的出现及沉积，正常多克隆浆细胞增生和多克隆免疫球蛋白分泌受到抑制，从而引起广泛骨质破坏、反复感染、贫血、高钙血症、高黏滞综合征、肾功能不全等一系列临床表现并导致不良后果。

一、临床表现

多发性骨髓瘤临床表现多种多样，有时患者的首发症状并不引人直接考虑到本病的可能，若不警惕本病并作进一步检查，则易发生误诊或漏诊。

（1）骨痛。是本病的主要症状之一。疼痛程度轻重不一，早期常是轻度的、暂时的，随着病程进展可以变得持续而严重。疼痛剧烈或突然加剧，常提示发生了病理性骨折。除骨痛、病理骨折外，还可出现骨骼肿物，瘤细胞自骨髓向外浸润，侵及骨皮质、骨膜及邻近组织，形成肿块。在多发性骨髓瘤中，这种骨骼肿块常为多发性，常见部位是胸肋骨、锁骨、头颅骨、鼻骨、下颌骨及其他部位。

（2）贫血及出血倾向。是本病另一常见临床表现。造成贫血的主要原因是骨髓中瘤细胞恶性增生、浸润，排挤了造血组织，影响了造血功能。此外，肾功能不全、反复感染、营养不良等因素也会造成或加重贫血。出血倾向在本病中也不少见。出血程度一般不严重，多表现为黏膜渗血和皮肤紫癜，常见部位为鼻腔、牙龈、皮肤，晚期可能发生内脏出血及颅内出血。

（3）反复感染。本病患者易发生感染，尤以肺炎球菌性肺炎多见，其次是泌尿系感染和败血症。病毒感染中以带状疱疹、周身性水痘为多见。对晚期 MM 患者而言，感染是重要的致死原因之一。

（4）肾脏损害。是本病比较常见而又具特征性的临床表现。由于异常单克隆免疫球蛋白过量生成和重链与轻链的合成失去平衡，过多的轻链生成，相对分子质量仅有 23000 的轻链可自肾小球滤过，被肾小管重吸收，过多的轻链重吸收造成肾小管损害。此外，高钙血症、高尿酸血症、高黏滞综合征、淀粉样变性及肿瘤细胞浸润，均可造成肾脏损害。

（5）高钙血症。血钙升高是骨质破坏使血钙逸向血中、肾小管对钙外分泌减少及单克隆免疫球蛋白与钙结合的结果。增多的血钙主要是结合钙而非离子钙。血钙＞2.58 mmol/L 即为高钙血症。

（6）高黏滞综合征。血中单克隆免疫球蛋白异常增多，一则包裹红细胞，减低红细胞表面负电荷之间的排斥力而导致红细胞发生聚集；二则使血液黏度尤其血清黏度增加，血流不畅，造成微循环障碍，引起的一系列临床表现称为高黏滞综合征。常见症状有头晕、头痛、眼花、视力障碍、肢体麻木、肾功能不全，严重影响脑血流循环时可导致意识障碍、癫痫样发作，甚至昏迷。眼底检查可见视网膜静脉呈结袋状扩张，似"香肠"，伴有渗血、出血。

（7）高尿酸血症。血尿酸升高＞327 μmol/L 者，在 MM 常见。

（8）神经系统损害。瘤细胞浸润、瘤块压迫、高钙血症、高黏滞综合征、淀粉样变性以及病理性骨折造成的机械性压迫，均可成为引起神经系统病变症状的原因。神经系统症状多种多样，既可表现为周围神经病和神经根综合征，也可表现为中枢神经系统症状。胸椎、腰椎的压缩性病理性骨折可造成截瘫。

（9）淀粉样变性。免疫球蛋白的轻链与多糖的复合物沉淀于组织器官中即是本病的淀粉样变性。受累的组织器官常较广泛，舌、腮腺、皮肤、心肌、胃肠道、周围神经、肝、脾、肾、肾上腺、肺等均可被累及，可引起舌肥大、腮腺肿大、皮肤肿块或苔藓病、心肌肥厚、心脏扩大、腹泻或便秘、外周神经病、肝脾肿大、肾功能不全等等。

二、治疗原则

（1）初始治疗：降低肿瘤负荷，缓解症状，达到稳定的平台期是初治 MM 诱导化疗的目的。初治 MM 浆细胞标记指数高时，骨髓瘤细胞处于活跃的增殖状态，对化疗敏感性高，而进入增殖惰性期后化疗反应差，因此早期强烈化疗可能获得高缓解率。

标准的诱导方案是 VBMCP 方案：

长春新碱（CVR）：1.2 mg/m²，静注，第 1 天。

卡莫司汀（BCNU）：20 mg/m²，静注，第 1 天。

美法仑（MEL）：8 mg/m²，口服，第 1～4 天。

环磷酰胺（CTX）：400 mg/m²，静注，第 1 天。

泼尼松（PDN）：40 mg/m²，口服，第 1～7 天（所有周期）；20 mg/m²，第 8～14 天（只用于第 1～3 周期）。

每 35 天为一周期，至少应用一年。本方案中泼尼松的使用应个体化，对于显效较慢、伴有持续骨痛或贫血严重的患者，可在第 1～14 天给予较高剂量的泼尼松，在前 2～3 周期的其他时间则给予低剂量维持治疗。

（2）交替诱导治疗：VBMCP 方案化疗 2 个周期后，用 α-干扰素的给药方法为 5×10⁶ U/m²，皮下注射，每周 3 次。交替使用 2 年。

（3）高剂量化疗联合骨髓或外周血干细胞移植：异基因骨髓移植只能使大约 20％骨髓瘤的患者获得长期生存。对于年龄在 55 岁以下，具有不良预后因素且有合适供者的患者，可以考虑在首次缓解时采用异基因骨髓移植。多项研究证实，高剂量化疗联合自体外周血干细胞移植可以取得优于常规化疗的疗效。

（4）复发和难治性 MM 的治疗：对于化疗有效而数月或数年后复发者，原诱导化疗方案还可以取得再次的缓解。除 VBMCP 外，VAD 方案也是一个很好的选择：

长春新碱(VCR):0.4 mg/d,连续静滴,第 1～4 天。

多柔比星(ADM):9 mg/(m^2·d),连续静滴,第 1～4 天。

地塞米松(DXM):40 mg/d,口服,第 1～4 天、9～12 天、17～20 天。

每 28～35 天为一个周期,至 M 蛋白取得最大缓解后再给予 4 个周期。

α-干扰素 $5×10^6$ U/m^2,皮下注射,每周 3 次的方案可使用 35％的患者获得症状上的改善,但只有 10％的患者血清 M 蛋白可以减少 50％以上。

(5)其他药物治疗

1)沙利度胺(thalidomide,反应停):是谷氨酸的衍生物。难治性骨髓瘤的患者给予沙利度胺 200～800 mg/d 口服,大约 30％的患者可以获得缓解,100％的患者在用药 3 个月后出现不同程度的病情改善。初治患者给予此药联合地塞米松的方案,缓解率可达到 70％。

2)硼替佐米(bortezomib,万珂,Velcade.PS-341):硼替佐米是一种小分子蛋白酶体抑制剂,通过与酶的活化位点的紧密结合来特异性、选择性地抑制蛋白酶体,因此是一种选择性细胞毒药物。

(6)放疗:浆细胞瘤对于放疗很敏感,但由于病变大多为全身性,故限制了放疗的应用。对于骨的孤立性浆细胞瘤和髓外浆细胞瘤,放疗是首选的治疗方法。

三、健康教育要求

1. 教育内容的要求

(1)责任护士教会患者本病的诱因、特点、治疗原则、药物知识、自我护理方法。

(2)责任护士每日向患者提 1～2 个疾病相关问题。

(3)责任护士能教会患者自我放松训练的方法、音乐疗法。

2. 教育方法的要求

(1)责任护士必须使用语言教育的是疾病知识、治疗知识、护理知识及出院指导。

(2)责任护士演示自我放松训练方法。

(3)提供多发性骨髓瘤知识专题讲座、个体化指导。

3. 提供教育材料的要求

通过健康教育处方、图文手册、药品说明书、IPAD 介绍等多种媒介与方式,介绍多发性骨髓瘤相关知识。

4. 教育频次与反馈要求

责任护士每周以提问、直接观察法、行为演示法阶段评价患者的知识掌握与行为改变情况,有针对性强化薄弱环节,出院前完成各项教育信息反馈。

5. 责任护士能力要求

责任护士应加强专科能力提升,具备多发性骨髓瘤系统知识,以及传递知识能力、相关沟通技巧、心理疏导能力,能在适宜的时机选择合适的健康教育方式,为患者提供个性化的有效的健康教育,并能进行效果评价。

四、评估健康教育学习需求

(1)评估患者对本病相关知识的认知程度。

(2)评估患者对本病现存的护理信念和态度。

(3)评估患者行为与本病相关健康行为的关联。

(4)评估患者对本病健康教育知识学习的需求。

五、制定健康教育目标

(1)患者能说出本病的诱因、特点、治疗原则、药物知识、自我护理方法。

(2)患者能按时服药、配合各项检查。

(3)患者能学会合理作息,保证6小时以上睡眠。

(4)患者能学会自我放松训练的方法。

六、实施健康教育

1. 疾病知识指导

(1)向患者讲解本病发病的特点、诱因,及时治疗的重要性。

(2)告知患者完善各项相关检查,解释各项检查的程序和注意事项。

(3)讲解定期行血象检查的必要性,方便与前检查结果相对比,用于判断疗效。

2. 治疗指导

(1)化疗期间向患者解释化疗可能发生的并发症,同时告知其怎样预防和应对这些情况。解除其紧张、消极、恐惧的精神状态。

(2)骨痛明显者注意选择合适的止痛剂及给药途径,了解止痛剂的有效剂量及使用时间,正确预防其不良反应。

(3)保持良好的情绪,睡硬板床,保持身体的生理弯曲,减少体重对骨骼的压力。鼓励患者尽可能多下床活动,以防骨骼进一步脱钙,必要时搀扶或提供辅助用具,如拐杖,预防活动时受伤,减少不必要的损伤。

3. 护理知识指导

(1)化疗前进行静脉采血检查,了解血常规及肝肾功能情况。

(2)鼓励患者有效咳嗽和深呼吸,如果没有禁忌证应饮水(2 000～3 000 mL)/24 h,多食高热量、高维生素的饮食,如海带、紫菜、杏仁等,禁烟酒、辛辣刺激及霉变食物,不吃不洁、不熟的食物。

(3)此类患者易出现病理性骨折,故应注意卧床休息,避免负重等运动或劳动。

4. 心理指导

(1)认真倾听患者的诉说,针对每位患者进行个性化的答复。

(2)患者家庭成员应帮助患者树立战胜疾病的信心。正视现实,共同分忧,分担患者的痛苦,在患者治疗期间,家庭成员之间不要相互推诿埋怨,而是加强谅解,相互帮助,共同克服各个方面带来的困难,家属应认识到家庭护理对患者康复的重要性。

(3)帮助患者认识焦虑和紧张的情绪不利于疾病的治疗,开朗乐观的心态利于疾病的恢复,保持情绪稳定,勿焦虑。

(4)与医生共同提供相关治疗及预后的实际信息,建立患者对疾病合理的期望值。

5. 出院指导

(1)建立合理的作息时间,注意休息,避免劳累。

(2)坚持药物治疗,不可随意加减药物剂量,知道药物的不良反应及预防措施,每月复查血常规一次,当出现出血、感染发热时,应及时就诊。

(3)出院后责任护士回访了解患者的目前恢复情况,指导定期复查血象、心理安抚、解答患者的疑问并提供其他患者可借鉴的信息。

(4)如有康复治疗者,要追踪指导。

6. 选择健康教育方法

(1)对于情绪极不稳定或对治疗不配合的患者进行个别指导。

(2)对于初诊患者,与患者沟通,使用耐心的、鼓励性的、指导性的话语。

(3)提供知识讲座、健康教育处方、健康教育图册、张贴健康教育宣传栏。

(4)集中开展同病室患者健康教育,患者之间相互督促,相互鼓励。

7. 健康教育效果反馈

(1)患者能否复述疾病知识要点。

(2)观察有无积极配合治疗和护理的行为取向。

(3)观察有无正确的健康行为。

(4)观察是否情绪稳定、焦虑减轻或消除。

(5)医生对患者住院期间的遵医行为评价。

七、健康教育效果评价

(1)口头提问法。针对患者对多发性骨髓瘤相关知识的掌握程度进行提问。

(2)直接观察法。观察患者治疗与护理的配合度、生活习惯、情绪管理、睡眠等健康行为的改变。

(3)每月对本病患者进行抽样评价,计算普及率、知晓率及合格率,对健康教育效果进行综合评价。

(4)定期收集医生反馈的情况。

🔲 第四节 骨 肿 瘤

骨属于结缔组织,由许多细胞组成,主要的细胞是成骨细胞和破骨细胞。成骨细胞可以吸收身体的钙、磷等成分制造和形成骨。破骨细胞主要帮助成骨细胞,使形成的骨有一定的形状。如成骨细胞未能将骨形成身体所需的形状,破骨细胞就将多余的部分破坏掉。骨内含有许多的血管和淋巴管,这些血管输入营养成分给骨细胞。骨内含有骨髓,骨髓主要是一些造血干细胞,具有造血功能。骨还有许多结缔组织和神经,如纤维细胞、脂肪细胞、神经纤维等。骨的组织成分有成骨细胞、破骨细胞、骨髓各干细胞、血管、结缔组织、神经、淋巴组织。这些组织都有可能恶变为肿瘤。

骨肿瘤(bone tumor)可以发生于上述骨的组成细胞或组织,称为原发性骨肿瘤。原发性骨肿瘤分为良、恶性。一些良性肿瘤细胞具有恶性行为，容易出现手术后肿瘤复发，如骨巨细胞瘤等。由于骨肿瘤是成骨性结缔组织所形成的恶性肿瘤，故又称成骨肉瘤，是青少年常见的肉瘤之一。

一、发病特点

(1)在原发性骨肿瘤中发病率最高，占 1/4～1/3，男女比例为 2：1。

(2)骨肉瘤好发年龄为 10～25 岁，高峰年龄为 10 岁，最小年龄为 3 岁。

(3)骨肿瘤可发生于骨骼的任何部位，尤其是股骨远端、胫骨与成骨近端，大多是单发，个别病例多发。

二、临床表现

(1)疼痛。疼痛可放射到邻近的关节，开始时常为间歇性隐痛，迅速发展为持续性剧痛，最后是跳动性疼痛，使患者难以忍受。疼痛不因休息和一般止痛药而缓解，夜间疼痛加剧。

(2)肿块和肿胀。浅表部位病变早期可出现肿胀，由于肿胀使骨质扩张、膨胀、变薄，触诊时有似捏乒乓球的感觉。肿瘤穿破骨皮质到骨外，形成大小不等的软组织肿块。其性质不同，或柔软，或坚硬。富于血运的肿瘤可触到搏动。表面皮肤紧张、发红、皮温升高，皮下静脉扩张、充血，可破溃形成溃疡。

(3)功能障碍和压迫症状。骨肉瘤发生在下肢可致跛行，发生在脊椎可引起截瘫或坐骨神经痛，发生肺转移时有胸痛、咳嗽、咯血等表现。

(4)病理性骨折。

(5)高钙血症。

(6)转移和复发。

三、分类

原发性骨肿瘤可分为原发于骨成分以及原发于骨附属组织肿瘤。

(一)骨成分

(1)骨巨细胞瘤。又称为破骨细胞瘤。多发于 20～40 岁青壮年，半数以上有外伤史，恶性者有转移的特点。手术后局部复发率高达 40%。

(2)骨肉瘤。是最常见的骨恶性肿瘤，恶性度高，常见于青少年。这种肿瘤细胞也有类似于成骨细胞的功能，可以产生骨基质，同时也有肿瘤细胞的特性，破坏正常骨组织，因此 X 线检查肿瘤表现为广泛溶骨性破坏或成骨或两者相混存在。骨肉瘤部位的骨不像正常骨那样坚硬，容易骨折。最重要的一点是骨肉瘤会侵及邻近组织，如肌肉、肌腱等。有时可以通过血液流散到肺、其他骨或器官。80% 的骨肉瘤是发生在膝关节附近也就是大腿骨下端或小腿骨上端，其次发生在上臂骨近肩部，其他部位如盆骨、肩胛骨、颅骨等都有可能发生骨肉瘤。病理上骨肉瘤分为高、中、低度恶性，治疗上应根据分级综合治疗。

(3)软骨肉瘤。发生率仅次于骨肉瘤，其症状轻，发展慢，恶性度低。

(4)纤维肉瘤。多为青少年或成年，好发于四肢长骨。

（二）骨附属组织肿瘤类型

（1）骨血管瘤。属血管畸形，为良性肿瘤。但随着血管瘤的肿大，可出现压迫症状，以脊椎多见，常因负重或外伤等剧烈活动而瘫痪。由于血管瘤多发生于脊椎或颅骨等处，不易于手术切除，放射治疗可以达到满意效果。对脊髓压迫者可行椎板切除减压后再做放射治疗。

（2）尤文氏瘤。实际上是骨髓组织转化而来的恶性肿瘤，患者多为 10～20 岁青少年。

（3）非霍奇金淋巴瘤。起源于骨髓组织细胞，确诊必须依据肿瘤原发某个骨，经病理证实，未发现淋巴结及其他骨或器官转移或其他原发灶。

（4）骨髓瘤。骨髓造血细胞来源的肿瘤，又称浆细胞瘤，多发者称多发性骨髓瘤。浆细胞可以分泌球蛋白，因此这样的患者血中球蛋白升高，甚至有一半以上的患者因血中球蛋白增多而出现尿中含有大量蛋白。骨髓瘤应属造血系统疾病。

（5）嗜酸性肉芽肿。多为年轻人。其症状多为全身症状如发热、食欲缺乏、体重下降，除骨侵犯外还有淋巴结及脾肿大。血液中嗜酸性细胞计数增高。骨质破坏为溶骨性，因此全身骨扫描不能发现骨破坏。

（6）动脉瘤样骨囊肿。多发于青少年的长管状骨的干骺端，对放射线敏感。

四、治疗原则

术前化疗、手术、术后化疗，是目前最佳的治疗方法，以消灭转移灶，为保留肢体手术创造条件。对不能手术或拒绝的患者，可采用放疗与化疗相结合的综合治疗。

（一）手术治疗

骨肿瘤的手术方式：

（1）截肢术及关节离断术。对肿瘤巨大、侵犯主要神经血管束支及不能实施化疗时，需进行截肢，截肢范围为肿瘤所在骨近侧端截过一个关节，但手术前后必须配合化、放疗，才能提高手术疗效。

（2）保留肢体手术。在辅助化疗及区域热灌注化疗的基础上行瘤段骨灭活再植术，即在灌注后 3～4 周进行瘤段骨截除，并在体外去除部分肉眼可见的肿瘤组织后放入开水内煮沸20 分钟进行肿瘤灭活，然后将灭活后之癌段骨再植，并修复韧带，术后石膏固定，大约一个月后植骨复活，逐渐恢复功能。

（二）化学治疗

（1）区域热灌注化疗。一般在化疗后 10 天进行。方法是通过动静脉插管（下肢为静脉，上肢为动脉或静脉）将体外循环的血液用热交换器加热，当液体温度达到 41.5℃ 左右时，加入顺铂 3 mg/kg，循环一次，这样不但瘤体能够得到一次有效的热疗，同时局部也得到了大剂量的化疗，可使肿瘤明显缩小，疼痛消失，使大部分肿瘤细胞坏死，为以后的保肢手术奠定基础。

（2）骨肿瘤大剂量化疗注意事项。在用药前一日静脉输入 3 000 mL 液体，用药期间保证患者每日饮水量、每日尿量不少于 600 mL，否则将有肾衰可能。在水化的同时还必须碱化尿液，使尿 pH 保持在 6.5 以上。用药剂量要准确，严格交接班。

（三）放射治疗

骨对放射线的耐受性较软组织好，所以，骨肿瘤患者接受放疗往往先出现骨周围器官或组织的病理损伤，故骨肿瘤患者的放疗反应应视骨肿瘤的部位而定。

由于骨肿瘤患者有相当一部分是青少年，而且肿瘤出现在四肢长骨，这样的患者接受放疗往往会出现患侧肢体不发育。如果肿瘤长在儿童或少年的椎体骨，一般应将整个椎体包括在放射野中，以免一侧放疗而另一侧不放疗，导致成人后脊椎侧弯。

由于放疗可以导致骨组织变化、骨的血管硬化，日久会出现骨的血供不良，容易出现骨折，因此，放疗过程中应保护力学上承重大的骨，如四肢长骨，患者应避免重体力劳动。

五、健康教育要求

1. 教育内容的要求

(1)责任护士教会患者本病的诱因、特点、治疗原则、药物知识、自我护理方法。

(2)责任护士每日向患者提 1～2 个疾病相关问题，并检查各项治疗、检查完成情况。

(3)责任护士能教会患者自我放松训练的方法。

2. 教育方法的要求

(1)责任护士必须使用语言教育的是疾病知识、治疗知识，护理知识及出院指导。

(2)责任护士演示起床三步法、自我放松训练等方法。

(3)提供骨肿瘤知识专题讲座、个体化指导。

3. 提供教育材料的要求

通过健康教育处方、图文手册、药品说明书、IPAD 介绍等多种媒介与方式，介绍骨肿瘤相关知识。

4. 教育频次与反馈要求

责任护士每周以提问、直接观察法、行为演示法阶段评价患者的知识掌握与行为改变情况，有针对性强化薄弱环节，出院前完成各项教育信息反馈。

5. 责任护士能力要求

责任护士应加强专科能力提升，具备骨肿瘤系统知识，以及传递知识能力、相关沟通技巧、心理疏导能力，能在适宜的时机选择合适的健康教育方式，为患者提供个性化的有效的健康教育，并能进行效果评价。

六、评估健康教育学习需求

(1)评估患者对本病相关知识的认知程度。

(2)评估患者对本病现存的护理信念和态度。

(3)评估患者行为与本病相关健康行为的关联。

(4)评估患者对本病健康教育知识学习的需求。

七、制定健康教育目标

(1)患者能说出本病的诱因、特点、治疗原则、药物知识、自我护理方法。

（2）患者能按时服药、配合各项检查。

（3）患者能学会功能锻炼、合理作息。

（4）患者能学会自我放松训练的方法。

（5）患者能学会如何提高治疗效果，提高生活质量。

八、实施健康教育

1. 疾病知识指导

（1）向患者讲解本病发病的特点、诱因，及时治疗的重要性。

（2）告知患者完善各项相关检查，解释各项检查的目的、程序和注意事项。如 X 线检查可以知道肿瘤的部位及范围。

（3）定期行实验室检查，并与前检查结果相对比，判断疗效。

2. 治疗指导

（1）行大剂量甲氨蝶呤化疗时，要注意其肾毒性及口腔消化道黏膜反应，严格遵医嘱做好水化、碱化、利尿及亚叶酸钙解救工作，定期监测甲氨蝶呤血药浓度，观察尿量，指导患者保证每日饮水量在 3000 mL 以上，监测尿 pH 值，调整碳酸氢钠的口服量及输注量，使 pH 值在 7～8 之间。

（2）观察患者疼痛情况，遵医嘱正确使用止痛剂。

（3）口服特殊药物的患者，详细告知药物使用方法及作用，并督促患者按时服用，有不良反应时应告知医护人员。

（4）放疗期间注意血象变化，每周行血常规检查，当白细胞计数低于 $3\times10^9/L$ 时，应暂停放疗，并按医嘱给予升白细胞药物治疗，紫外线消毒房间每日 1 次，限制探视等。低于 $1\times10^9/L$ 时，行保护性隔离。

3. 护理知识指导

（1）化疗前进行静脉采血检查，了解血常规及肝肾功能情况。

（2）进高蛋白、高维生素、高热量饮食，少食多餐，保证营养摄入。

（3）患肢不宜过度负重，行走时注意安全，预防跌倒，防止病理性骨折。

（4）指导截肢患者正确使用各类助行器。如轮椅、拐杖等，尽快适应新的行走方式。

（5）预防压疮：根据具体情况定时翻身，受压部位皮肤避免物理性刺激。骨突出部位垫以棉垫，不能翻身者协助抬臀。保持床铺清洁、平整、干燥。

4. 心理指导

（1）认真倾听患者的诉说，针对每位患者进行个性化的答复。

（2）每日与患者交流至少 5 分钟，观察患者目前状态，有无家属陪伴，有无紧张、压力及其来源。

（3）指导患者进行自我心理暗示，树立战胜疾病的信心。

（4）帮助患者认识焦虑和紧张的情绪不利于疾病的治疗，开朗乐观的心态利于疾病的恢复，保持情绪稳定，勿焦虑。

（5）向患者介绍自我放松训练的方法，如肌肉放松、音乐放松等。

(6)与医生共同提供相关治疗及预后的实际信息,建立患者对疾病合理的期望值。

(7)个别心理问题突出的患者,可通过心理量表进行测试并给予对症处理。

5. 出院指导

(1)建立合理的作息时间,注意休息,避免劳累。

(2)出院后责任护士回访了解患者的目前恢复情况,指导定期行影像学检查、心理安抚、解答患者的疑问。

6. 选择健康教育方法

(1)对于情绪极不稳定或对治疗不配合的患者进行个别指导。

(2)对于初诊患者,与患者沟通,使用耐心的、鼓励性的、指导性的话语。

(3)提供知识讲座、健康教育处方、健康教育图册、病区墙上张贴健康教育宣传栏。

(4)集中开展同病室患者健康教育,患者之间相互督促,相互鼓励。

(5)护士亲身行为演示自我放松训练的方法。

7. 健康教育效果反馈

(1)患者能否复述疾病知识要点。

(2)观察有无积极配合治疗和护理的行为取向。

(3)观察有无正确的健康行为。

(4)观察是否情绪稳定、焦虑减轻或消除。

(5)医生对患者住院期间的遵医行为评价。

九、健康教育效果评价

(1)口头提问法。针对患者对骨肿瘤相关知识的掌握程度进行提问。

(2)直接观察法。观察患者治疗与护理的配合度、生活习惯、情绪管理、睡眠等健康行为的改变。

(3)每月对本病患者进行抽样评价,计算普及率、知晓率及合格率,对健康教育效果进行综合评价。

(4)定期收集医生反馈的情况。

(胡雪芝　成可)

第十五章　儿童肿瘤的护理及健康教育

▣ 第一节　肾母细胞瘤

肾母细胞瘤(nephroblastoma)是从胚胎的后肾胚基发展而来的,由于极其类似肾母细胞的成分组成,并由德国医师 Wilms 首先报道,亦称为 Wilm's Tumor。肾母细胞瘤是儿童时期最常见的腹部恶性肿瘤,属于儿童泌尿系统中多发的一种恶性肿瘤,约占所有儿童恶性肿瘤的 6%。

一、发病特点

(1)约 75% 的肾母细胞瘤发生在 5 岁前,2~3 岁是其发病高峰年龄。

(2)肾母细胞瘤的发生是多基因参与的复杂过程。

(3)具备生长速度快、早期发现难度高等特征。

二、临床表现

(1)肿块或膨隆。无痛性腹部肿块或腹部膨隆为肾母细胞瘤主要临床表现,早期常不伴其他症状,而肿块位于腹部季肋部,呈椭圆形,表面光滑平整,质地坚实,无压痛,边缘内侧和下界清楚。

(2)疼痛。25% 的肾母细胞瘤的第一症状是腰痛,疼痛大多不严重,偶尔患儿可有骤然的发作性疼痛,是肿瘤内突然出血、肾包膜过度膨胀或暂时阻塞输尿管所致。

(3)血尿。一般为无痛性间歇全程血尿,量不多,有时伴有血块。绝大多数情况下,血尿是一个较晚期的症状,肿瘤已相当大,浸润肾盏,进入肾盂。

(4)发热。患儿可有不同程度的发热,多为间歇热,高热少见。

(5)全身情况。食欲不振,轻度消瘦,精神萎靡,不如从前活泼,面色苍白和全身不适等。

(6)转移。肿瘤主要经血行转移,肺转移多见,肝转移较少见。

三、治疗原则

手术治疗是肾母细胞瘤的主要治疗手段之一,全瘤切除是提高肾母细胞瘤患儿术后存活率的关键,根据病期和组织病理学联合应用放疗和化疗为肾母细胞瘤的标准治疗手法。

(1)预后良好型Ⅰ、Ⅱ期:手术＋化疗(长春新碱＋放线菌素 D＋阿霉素,疗程四个半月)。

（2）预后良好型Ⅲ、Ⅳ期：手术＋化疗（长春新碱＋放线菌素 D＋阿霉素＋环磷酰胺，疗程 6 个月）＋放疗 10Gy，有肺转移需要做全肺放疗。

（3）预后不良型任何分期：手术切除术；三药或四药方案化疗，疗程 4～6 个月；放疗时剂量按年龄由 10Gy 增加。

对于术前化疗目前仍存在争议。以欧洲国家为主的 SIOP（国际儿科肿瘤学会，the International Society of Pediatric Oncology）肾母细胞瘤治疗方案比较重视术前化疗，术前化疗可使肿瘤缩小，包膜增厚，减少手术危险，避免肿瘤破溃扩散，提高了手术完整切除率。NWTSG（国际肾母细胞瘤研究协作组，National wilon's Tumor Study Group）则强调术中分期和病理分型，术前化疗使肿瘤细胞坏死而干扰了肿瘤的病理组织类型，临床分期不准确，给术后治疗带来一定困难。

四、健康教育要求

1. 教育内容的要求

（1）责任护士要给予家属心理支持，并为患儿提供舒适安静和谐的环境。

（2）责任护士告知家属本病的发病特点、检查手段、治疗原则、药物相关知识、注意事项。

（3）责任护士教会家属该病的观察重点，每日询问其小便性状、疼痛状况、饮食状况、体温变化、血压变化。

2. 教育方法的要求

（1）责任护士必须使用语言教育的是疾病相关知识、治疗知识，可同时结合图片教育的是护理知识及出院指导。

（2）提供相关肾母细胞瘤的相关知识专题讲座，针对不同治疗方案提供个体化指导。

3. 提供教育材料的要求

病房向家属提供有关肾母细胞瘤的健康教育处方、图文手册、药物说明书、电子屏滚动、健康教育讲座等，用多种教育媒介方式介绍相关知识。

4. 教育频次与反馈要求

责任护士每天以直接观察法、提问法评估家属知识掌握情况，根据每日患儿情况进行相关知识补充，再将观察所得的薄弱环节，进行针对性的健康教育指导，出院前做好院内指导反馈，以及相应出院指导，并及时做好随访调查。

5. 责任护士能力要求

肾母细胞瘤患者的责任护士应具备综合专科能力，例如，肾母细胞瘤系统知识、相关沟通能力、心理疏导能力、病情洞察能力，能结合临床实际情况为患者及家属选择合适的健康教育方式，提供个性化的有效的健康教育，并能进行教育效果评价。

五、评估健康教育学习需求

（1）评估家属对本病健康教育知识的需求。

（2）评估家属对本病相关知识的认知程度（本病发病特点、治疗措施、营养支持、预后效果等)。

(3)评估家属对本病现存的护理理念和态度(本病的预防保健措施;控制情绪能力;对治疗的期望值;所获得知识的来源)。

六、制定健康教育目标

(1)家属能说出本病特点、治疗原则、药物知识、观察重点、相关护理方式。

(2)家属能控制情绪,为患儿提供安逸的环境。

(3)家属积极配合相关治疗,按时为患儿服药、配合各种检查。

(4)家属能配置合理的营养饮食,满足患儿的营养需求。

七、实施健康教育

1. 疾病知识指导

(1)向家属讲解本病发病的特点、及时治疗的重要性。

(2)告知家属完善相关检查,解释各项检查的目的、程序和注意事项。如B超可了解肿瘤的性质、大小、有无淋巴结转移等;排泄性尿路造影可了解肿瘤是否侵入下腔静脉;CT可了解肿瘤累计范围;胸部X线平片、骨平片、骨扫描、肝脏超声检查了解转移情况。

(3)向家属讲解治疗方法以及注意事项,如手术后引流管护理、营养指导、化疗毒副反应、放疗相关知识等。

(4)定期按医生要求进行复查,进行效果评价。

2. 治疗指导

(1)对于手术治疗的患儿,做好病情监测,及时监测生命体征的变化;有腹膜后引流管、胃管、尿管的患儿,避免引流管脱落,注意保持引流管处于通畅状态,随时观察引流液的性状与量;保持呼吸道通畅。

(2)对于化疗的患儿,详细告知家属药物的作用及存在的毒副反应,如:骨髓抑制、神经系统毒性、胃肠道反应、黏膜炎、心脏毒性等,出现不适症状应及时告知医护人员。

(3)对于放疗的患儿,详细讲解放疗的方式和不良反应,需要服用水合氯醛溶液(常用的宝宝镇静剂,协助放疗定位)的患儿,指导家属其服用时间为放疗前30分钟。

3. 护理知识指导

(1)尽量将患儿安置在单间或患者少的房间,预防感染,化疗患儿当日行房间空气消毒1次;手术患儿注意保暖,预防低体温,室温保持在24～26℃,新生儿的室温维持在28～32℃,室内湿度为50%～65%。

(2)营养支持,依照正常婴儿添加辅食的顺序,给予少食多餐,可根据婴儿的进食量,选取高蛋白、高热量、高维生素、易消化吸收的食物。如:牛奶、蒸鸡蛋、肉类、豆浆等。术后禁食期间可根据患儿体重、身高补充液体,饮食正常后停止补液。

(3)手术后留有引流管、导尿管的患儿,责任护士要妥善固定引流管,贴好标识并注明引流管的名称、置管时间等,对躁动的患儿使用约束带,防止引流管脱出,并向患儿家属讲解各种引流管的作用,以取得患儿家属的配合。对腹腔引流管要定时地挤压,并观察引流液的量、颜色、性状等,观察切口周围是否有渗血。留置尿管者每日擦洗会阴 $1\sim2$ 次,并及时更换引流袋,预防感染。

(4)化疗后可导致外周血液中血细胞和白细胞计数降低,白细胞 $<2\times10^9/L$,血小板计数 $<100\times10^9/L$,会大大增加感染与出血的风险,需做好预防感染相关措施,当血小板 $<5\times10^9/L$,护理人员需严密观察出血点情况,做好预防出血的宣教。放疗后普遍存在恶心、呕吐等胃肠道反应,严重时可吐出血液、胆汁等,呕吐严重会导致酸性胃液的丢失,应在化疗前 30 分钟使用止吐剂,并遵照医嘱补充液体。口腔溃疡一般出现在用药后 $5\sim6$ 天,3 岁以上的患儿遵医嘱服用 1:5000 呋喃西林溶液漱口;3 岁以下的患儿每日用 0.9% 的生理盐水棉球擦拭口腔。

4. 心理指导

(1)由于患儿年龄小,家人多有焦虑和抑郁,在护理中对家长给予同情、理解和安慰,详细讲解疾病的有关知识,介绍一些成功病例。了解患儿父母的焦虑,采取针对性心理干预,有效地缓解焦虑,使其对治疗有正确的认识,树立共同战胜疾病的信心。

(2)针对不同年龄的患儿给予不同的心理护理措施,使其积极配合治疗。

5. 出院指导

(1)养成良好的饮食习惯,选取高蛋白、高热量、高维生素、易消化吸收的食物,以增强机体抵抗力,预防并发症发生。

(2)术后的患儿,指导家长保证患儿的休息,防止疲劳,逐渐增加活动量,加强营养,增强体质;多饮水,保持大便通畅,。

(3)遵医嘱定期复查,检查肺部情况、肝肾功能、血常规、尿常规、B 超、胸片、CT 等。

6. 选择健康教育方法

(1)提供知识讲座、健康教育处方、健康教育图册等。

(2)对于情绪不稳定或对治疗不配合的家属,应进行个别沟通指导。

(3)对于不同治疗方案或不同反应的患儿给予个性化的健康教育。

7. 健康教育效果反馈

(1)家属能否复述疾病知识要点。

(2)家属有无积极配合治疗和护理的行为取向。

(3)家属是否可以稳定情绪、焦虑与抑郁是否减轻。

(4)医生对住院期间的患儿及家属遵医行为评价。

八、健康教育效果评价

(1)口头提问法。针对家属对肾母细胞瘤相关知识的掌握程度,尽量使用开放式提问方式。

(2)直接观察法。观察患儿的饮食状况、引流管管理以及家属的情绪管理、治疗与护理配合度的改变。

（3）每月对本病患者进行抽样评价，计算普及率、知晓率及合格率，对健康效果进行综合评价。

（4）定期收集医生反馈的情况。

第二节　视网膜母细胞瘤

视网膜母细胞瘤（retinoblastoma，RB）又名黑熊猫眼病，是以视网膜内颗粒层、细胞层和外颗粒层为起源的胚胎性恶性肿瘤，是常染色体显性遗传病。大多数见于 3 岁以下，是婴幼儿最常见的眼内恶性肿瘤，对视力和生命有严重的威胁。

一、发病特点

（1）在儿童早期发病，部分患儿出生后即已患病；平均诊断年龄，双眼患者为 10 个月龄（＞3 岁少见），单眼患者为 24 个月龄（＞7 岁少见）。

（2）以快速生长为特征，数周内瘤体即可充满眼内，未经治疗，肿瘤向眶内或颅内蔓延，经血管或淋巴管向远处转移，患儿数月内死亡。

二、临床表现

该病发生于婴幼儿，不易被家属发现，往往丧失早期诊治良机。

（1）白瞳症。瞳孔区有黄光或白光反射为最常见症状，占所有病例的 60％。事实上瞳孔出现黄白色反光时，病情已经发展到相当程度。

（2）斜视。为第 2 位症状，占所有病例的 20％。

（3）青光眼。是由于巨大瘤体推挤虹膜根部或虹膜红变而产生的。

（4）眼球突出。是肿瘤侵犯眼眶的结果，发生于非常晚期的患儿。

三、治疗原则

视网膜母细胞瘤的治疗目标首先是挽救生命，其次是保留眼球及部分视力。治疗原则应根据眼部及全身受肿瘤侵犯的情况而定。方法的选择应根据肿瘤的大小和范围、单侧或双侧，以及患者的全身情况而定。

常用的治疗方法有手术治疗（包括眼球摘除、眼眶内容物摘除）、外放疗、局部治疗（光凝治疗、冷冻治疗、加热治疗、浅层巩膜贴膜放疗）及化疗等。

四、健康教育要求

1. 教育内容的要求

（1）责任护士首先要给予家属心理支持，并为患儿提供舒适安静和谐的环境。

（2）责任护士告知家属本病的发病特点、临床症状、检查手段、治疗原则、药物相关知识、注意事项等。

（3）责任护士告知家属根据不同的治疗手段，指导相应的护理技能。

2. 教育方法的要求

（1）责任护士必须使用语言教育的是疾病相关知识、治疗知识、出院注意事项，可同时结合相应的图片教育是伤口护理。

（2）提供相关视网膜母细胞瘤的相关知识专题讲座，针对不同治疗方案提供个体化指导，对于不同的护理技能给予临床现场指导。

（3）对出院患儿进行电话随访。

3. 提供教育材料的要求

病房向家属提供有关视网膜母细胞瘤的健康教育处方、图文手册、药物说明书、电子屏滚动、健康教育讲座等，用多种教育媒介方式介绍相关知识。

4. 教育频次与反馈要求

责任护士每天以直接观察法、提问法评估患儿家属知识掌握情况，根据患儿每日情况进行相关知识补充，再将观察所得的薄弱环节，进行针对性的健康教育指导。出院前做好出院指导，并及时做好随访调查。

5. 责任护士能力要求

视网膜母细胞瘤患者的责任护士应具备综合专科能力，例如，视网膜母细胞瘤系统知识、相关沟通能力、心理疏导能力、病情洞察能力，能结合临床实际情况为患者及家属选择合适的健康教育方式，提供个性化的有效的健康教育，并能进行教育效果评价。

五、评估健康教育学习需求

（1）评估家属对本病健康教育知识学习的需求。

（2）评估家属对本病相关知识的认知程度（本病发病特点、治疗措施、观察重点、营养支持、预后效果等）。

（3）评估家属对本病现存的护理理念和态度（本病的预防保健措施；术后伤口护理；控制情绪能力；对治疗的期望值；所获得知识的来源；出院定期复查等）。

六、制定健康教育目标

（1）家属能控制情绪，树立信心，为患儿提供安逸舒适的环境。

（2）家属能说出本病特点、治疗原则、药物知识、观察重点、相关护理方式。

（3）家属积极配合相关治疗，按时为患儿服药、配合各种检查、及时就诊。

（4）家属根据患儿年龄，身体需求配置合理的营养饮食。

七、实施健康教育

1. 疾病知识指导

（1）向家属讲解本病的发病特点、观察重点、预后状况等。

（2）指导家属完善相关检查，解释相关检查的目的和注意事项，如：超声波检查对于难以诊断病例更有价值,X 线检查可显示肿瘤内的钙化,CT 扫描和 MRI 扫描可显示肿瘤大小形状,眼底图像采集有助于病情判断等。

(3)向家属讲解治疗手段,相对应的护理技能,如术眼的护理、饮食指导、化疗毒副反应、放疗相关知识等。

(4)按医生要求定期进行复查。

2. 治疗指导

(1)对于手术治疗的患儿主要是术眼的护理及并发症的观察,观察敷料有无松动、脱位、污染、潮湿或过度压迫健眼和患侧耳朵,告知家长术眼包扎的目的,避免碰撞、揉擦术眼。

(2)对于化疗的患儿,详细告知家属药物的作用及存在的毒副反应,如:骨髓抑制、神经系统毒性、胃肠道反应、黏膜炎、肾毒性、耳毒性等,出现不适症状应及时告知医护人员。

(3)对于激光治疗,采取光凝治疗法的患儿,如出现水肿、疼痛,可按烧伤进行护理。

(4)对于冷冻治疗的患儿,注意预防感染,正确护理创面。

(5)对于放疗的患儿,详细讲解放疗的方式和不良反应,以及患儿制动的重要性。

3. 护理知识指导

(1)为患儿营造温馨的环境,保持病房整洁、安静,消除患儿陌生、恐惧的心理。由于患儿免疫力低,尽量将患儿安置在单间或患者少的房间,预防感染。

(2)对于进行手术的患儿,术后采用绷带加压包扎患眼 7 天,防止眼内出血及结膜水肿。随时观察敷料有无松动、脱位、污染、潮湿或过度压迫健眼和患侧耳朵,对于好动、不配合的患儿,可在家属知情同意下适当使用约束。术眼一般在术后 48 小时第一次换药,以后每天换药 1 次,7 天拆除结膜缝线。换药要遵守无菌操作,动作轻柔。注意观察结膜囊内结膜线是否在位或松动,结膜囊内有无分泌物及其性状,创口对合情况,结膜颜色、炎性反应程度,眼睑能否闭合以及球结膜是否水肿、脱出等,可使用抗生素眼液或生理盐水清洗结膜囊。

(3)饮食指导,护士根据患儿年龄采取能接受的方法鼓励患儿少食多餐,多食一些碱性食物,如馒头、饼干等,减少胃肠道反应,合理搭配蛋白质、脂肪、维生素的摄入量,鼓励较大的患儿多吃新鲜水果,婴儿可喂适量的果汁,以增加机体的免疫力。

(4)放化疗的患儿由于免疫力低,易继发口腔溃疡,指导家属要保持患儿口腔清洁,饭后、睡前用软毛牙刷刷牙或用温水、过氧化氢溶液漱口。避免食用太热、酸性强或粗糙、生硬、刺激性食物与饮料,同时注意补充 B 族维生素。

4. 心理指导

(1)家属主要表现为心理负担过重,如:焦虑与担心、后悔与自责等。向家长讲解视网膜母细胞瘤的危害性及及时治疗的必要性,对家长多予以安慰,讲解疾病的相关知识、目前国内外治疗进展,让家长有一个全面的认识,取得家长的配合。

(2)患儿表现为怕羞、自卑、恐惧,应使用语言和非语言相结合的方式与之交流。对于语言功能尚未发育完善的患儿,多运用非语言行为与患儿拉近距离,传递一种爱,让患儿尽可能消除对环境及医务人员的陌生感和恐惧感。

5. 出院指导

(1)出院用药:详细讲解出院用药的作用及方法。

(2)定期复诊:出院1周后,每2～3个月及6个月各复查1次,以后每年定期散瞳检查患眼有无复发,非患眼有无出现癌肿及有无出现全身转移,一直观察到患儿9岁为止。

(3)保护术眼安全,避免发生意外伤害,慎防患儿跌倒、坠床、迷路走失。

(4)此病有遗传倾向,如有肿瘤家族史或双眼患病,建议其父母、兄弟姐妹来院散瞳检查。

6. 选择健康教育方法

(1)提供疾病相关知识讲座、健康教育处方、健康教育图册等。

(2)对于情绪不稳定的家属,应进行个别沟通指导。

(3)对于不同治疗方案或不同反应的患儿给予个性化的健康教育。

7. 健康教育效果反馈

(1)家属能否清楚疾病知识要点。

(2)家属有无积极配合治疗和护理的行为取向。

(3)家属是否情绪稳定、焦虑减轻。

(4)医生对住院期间的患儿及家属的遵医行为评价。

八、健康教育效果评价

(1)口头提问法。针对患儿家属对视网膜母细胞瘤相关知识的掌握程度,尽量使用开放式提问方式。

(2)直接观察法。观察患儿的饮食状况、术眼敷料情况、以及家属的情绪管理、治疗与护理配合度的改变。

(3)每月对本病患者进行抽样评价,计算普及率、知晓率及合格率,对健康效果进行综合评价。

(4)定期收集医生反馈的情况,以及患儿定期复查率。

🔲 第三节　神经母细胞瘤

神经母细胞瘤(neuroblastoma)来源于神经嵴的胚胎肿瘤细胞,可发生在交感神经系统的任何部位,包括脑、颈部、纵隔、主动脉旁交感神经节、盆腔、肾上腺髓质。发病率仅次于白血病和中枢神经系统肿瘤,是最常见的儿童颅外恶性实体瘤。

一、发病特点

(1)大多数患儿年龄≤12个月,诊断时平均年龄为22个月,可推测遗传因素是肿瘤形成的重要因素。

(2)多见于1～3岁的小儿,常有不明原因的发热、苍白、食欲不振和乏力。

(3)环境因素与神经母细胞瘤的发病关系不明确。

（4）其发生与神经嵴细胞异常发育有关，可伴先天性巨结肠和中枢性肺换气不足综合征等神经嵴细胞的其他疾病。

二、临床表现

该病呈高度恶性，发展速度快，早期转移。其临床表现与肿瘤的部位、转移和侵袭、活性物质释放有关。

（1）腹部是最常见的原发部位。腹部肿块为常见表现，发现时腹部膨隆，肿块巨大，在肋下可触及质硬肿块。

（2）后纵隔是神经母细胞瘤的第二好发部位，呼吸症状常为主要症状，包括喘息、咳嗽和呼吸急促。肿瘤侵及肋骨和椎体则引起胸痛或轻度脊柱侧弯。

（3）盆腔的神经母细胞瘤可表现为便秘或泌尿系统症状，包括排尿困难、感染、腰痛或尿潴留，肿瘤巨大可压迫和侵犯腰骶神经丛，可以累及局部区域的淋巴结，但较少有远处转移，属良好的生物学类型，预后较好。

（4）颈部原发性神经母细胞瘤，可表现为肿块，还伴有 Horner 综合征，可转移至颈二腹肌淋巴结。但较少有远处转移，属良好的生物学类型，预后较好。

（5）神经母细胞瘤有沿神经根生长的倾向，可通过锥间孔侵入椎管，形成哑铃状肿块。

三、治疗原则

（1）Ⅰ期：切除原发肿瘤，切除完全者不需术后放化疗。

（2）Ⅱ期：对组织结构良好、无淋巴结转移的低危病例，完全切除原发肿瘤后可不给予其他治疗；而对组织机构不良、淋巴结阳性、肿瘤标记物数值升高，DNA 二倍体，手术切除后应常规化疗 12 个月，必要时还需局部放疗。

（3）Ⅲ期：肿瘤完全切除者，根据组织结构、淋巴结浸润、肿瘤标记等决定放疗的剂量和术后化疗的时间。而肿瘤未完全切除，术后化疗 3～6 个月后仍有肿瘤残留或肿瘤标记高于正常或淋巴结增大，应给予二次手术或二次探查，行区域淋巴结清扫、肿瘤床剥除，术后化疗 18 个月。肿瘤巨大判断不能切除者，应术前化疗后再施行延期手术。

（4）Ⅳ期：确诊后应给予化疗 3～6 个月，待原发肿瘤缩小、转移病灶消失后再延期手术，术后化疗 18 个月，术后常规化疗 15～30 Gy。

（5）Ⅳs 期：可行原发肿瘤切除，术后根据转移病灶变化、肿瘤组织机构和肿瘤标记物数值的变化，决定是否给予化疗，放疗应慎用。

四、健康教育要求

1. 教育内容的要求

（1）责任护士首先要给予患儿家属心理支持，并为患儿提供舒适安静和谐的环境。

（2）责任护士告知患儿家属本病的发病特点、临床症状、检查手段、治疗原则、药物相关知识、注意事项等。

（3）责任护士告知患儿家属根据不同发病部位，不同治疗手段给予相应的护理技能。

2. 教育方法的要求

（1）责任护士必须使用语言教育的是疾病、治疗相关知识以及出院注意事项，结合相应的图片教育的是术后伤口护理，可采取演示方法的是术后功能恢复。

（2）提供相关神经母细胞瘤的相关知识专题讲座，针对不同治疗方案提供个体化指导，对于不同的护理技能给予现场指导。

（3）对于出院患儿，提供出院指导，及时电话随访。

3. 提供教育材料的要求

病房向家属提供有关神经母细胞瘤的健康教育处方、图文手册、药物说明书、电子屏滚动、健康教育讲座等，用多种教育媒介方式介绍相关知识。

4. 教育频次与反馈要求

责任护士每天以直接观察法、提问法评估患儿家属知识掌握情况，根据患儿每日情况进行相关知识补充，再将观察所得的薄弱环节，进行针对性的健康教育指导，出院前做好出院指导，并及时做好随访调查。

5. 责任护士能力要求

神经母细胞瘤患者的责任护士应具备综合专科能力，例如，神经母细胞瘤系统知识、相关沟通能力、心理疏导能力、病情洞察能力，能结合临床实际情况为患者及家属选择合适的健康教育方式，提供个性化的有效的健康教育，并能进行教育效果评价。

五、评估健康教育学习需求

（1）评估家属对本病健康教育知识的需求。

（2）评估家属对本病相关知识的认知程度（本病发病特点、治疗措施、观察重点、营养支持、预后效果等）。

（3）评估家属对本病现存的护理理念和态度（本病的预防保健措施；术后伤口护理；控制情绪能力；对治疗的期望值；所获得知识的来源；出院定期复查等）。

六、制定健康教育目标

（1）家属能控制情绪，树立信心，为患儿提供安逸舒适的环境。

（2）家属能说出本病特点、治疗原则、药物知识、观察重点、相关护理方式。

（3）家属积极配合相关治疗，按时为患儿服药，配合各种检查，及时就诊。

（4）家属可帮助患儿增强自理能力；可正确观察术后伤口情况、治疗后胃肠道反应等情况。

（5）家属根据患儿年龄，身体需求配置合理的营养饮食。

七、实施健康教育

1. 疾病知识指导
（1）向家属讲解本病的发病特点、观察重点、预后状况等。

（2）指导家属完善相关检查，告知相关检查的目的和注意事项，如疑有恶性肿瘤的患儿要做常规检查，包括血细胞计数、肝肾功能、电解质以及预后相关评估（LDH、NSE 和铁蛋白，铁蛋白为预后最重要的指标）。X 线平片、骨扫描、超声、CT 和 MRI 可显示原发和转移病灶。穿刺活检、骨髓穿刺对肿瘤分期诊断意义重大。

（3）向家属讲解治疗手段以及相关的护理技能，如术后伤口护理、术后功能恢复、饮食指导、化疗毒副反应、放疗相关知识等。

（4）按医生要求定期复查。

2. 治疗指导

（1）对于手术治疗的患儿主要是术后护理及并发症的观察，根据麻醉方式及清醒程度给予安全舒适的卧位，注意预防术后并发症，主要有切口感染、出血、肠梗阻、肠粘连、肺部感染等。

（2）对于化疗的患儿，详细告知家属药物的作用及存在的毒副反应，如：骨髓抑制、神经系统毒性、胃肠道反应、黏膜炎、肾毒性、耳毒性等，出现不适症状应及时告知医护人员。

（3）对于放疗的患儿，详细讲解放疗的方式和不良反应，患儿制动的重要性，正确护理放射野皮肤。

3. 护理知识指导

（1）为患儿营造温馨的环境，保持病房整洁、安静，消除患儿陌生、恐惧的心理。由于患儿免疫力低，尽量将患儿安置在单间或患者少的房间，预防感染。

（2）对于进行手术的患儿，术后选择合适卧位，如全身麻醉未清醒的患者，应去枕平卧，头偏向一侧；全麻患儿复苏初期会出现躁动，应拉好床栏，妥善固定各种引流管，防止脱落。密切注意伤口敷料有无脱落、渗血、出血，伤口有无感染等症状；保持呼吸道通畅、定期翻身拍背、鼓励患者咳嗽排痰、合理使用抗生素及化痰药物，预防肺部感染；早期床上活动防止肠梗阻、肠粘连的发生。

（3）饮食指导，根据患儿的年龄及生理特点，给予高营养、高维生素、高热量、易消化的食物，鼓励并协助患儿进食。术后禁食期间可根据患儿体重、身高补充液体，饮食正常后停止补液。

（4）化疗的患儿由于免疫力低，易继发口腔溃疡，指导家属要保持患儿口腔清洁，饭后、睡前用软毛牙刷刷牙或用温水漱口，出现口腔黏膜感染，要根据口腔的 pH 值和菌群的种类，遵医嘱采取不同的漱口水。避免食用太热、酸性强或粗糙、生硬、刺激性食物与饮料，同时补充 B 族维生素。对于出现肛周感染的患儿，嘱其每天进行硼酸坐浴，防止感染加重。

（5）对于放疗的患儿，指导家属保持照射野皮肤清洁、干燥；穿柔软棉质衣物；避免冷热刺激及阳光直射；勿用肥皂擦洗、毛巾揉搓；勿在照射区皮肤贴胶布、使用刺激性油膏或其他药物；皮肤瘙痒时可轻拍局部，忌搔抓；皮肤脱屑时，禁止用手撕脱，使用柔软毛巾温水轻轻擦拭。

4. 心理指导

（1）家属主要表现为心理负担过重，如焦虑与担心、后悔与自责等。向家长讲解神经母细胞瘤的危害性和及时治疗的必要性,对家长多予以安慰,讲解疾病的相关知识、目前国内外治疗进展,取得家长的配合。

(2)对患儿的护理多运用非语言行为与患儿沟通,拉近距离,传递一种爱,消除患儿对环境及医务人员的陌生感和恐惧感。针对患儿的年龄给予不同的护理。

5. 出院指导

(1)出院用药:详细讲解出院用药的作用及方法。

(2)定期复诊:包括血常规、肝肾功能以及 X 线检查。

6. 选择健康教育方法

(1)提供疾病相关知识讲座、健康教育处方、健康教育图册等。

(2)对于情绪不稳定的患儿家属,应进行单独沟通指导。

(3)对于不同治疗方案或不同反应的患儿给予个性化的健康教育。

7. 健康教育效果反馈

(1)家属能否清楚疾病知识要点。

(2)观察家属有无积极配合治疗和护理的行为取向。

(3)家属是否情绪稳定、焦虑是否减轻。

(4)医生对住院期间患儿及家属的遵医行为评价。

八、健康教育效果评价

(1)口头提问法。针对患儿家属对神经母细胞瘤相关知识的掌握程度,尽量使用开放式提问方式。

(2)直接观察法。观察患儿的饮食状况、术后功能恢复以及家属的情绪管理、治疗与护理配合度的改变。

(3)每月对本病患者进行抽样评价,计算普及率、知晓率及合格率,对健康效果进行综合评价。

(4)定期收集医生反馈的情况以及患儿定期复查率。

(孙丽　于丰)

第十六章 其他肿瘤的护理及健康教育

🔲第一节 皮 肤 癌

皮肤癌（skin cancer）为原发皮肤主要恶性肿瘤之一，包括皮肤基底细胞癌和鳞状细胞癌。皮肤癌大多发生在暴露部位，如头面部、颈部、肢体的皮肤。

一、发病特点

(1)常见于白种人。国外以基底细胞癌多见，我国以鳞状细胞癌多见。
(2)男女发病比例约为 3∶1。

二、临床表现

(1)基底细胞癌：通常病史较长，早期表现为表面光亮、边缘隆起的圆形斑片，也可表现为淡红色苔藓样丘疹或伴有小而表浅的糜烂、结痂、溃疡，后期可发展为结节溃疡型、色素型、硬化型和浅表型等类型。
(2)鳞状细胞癌：早期表现为浸润性硬块，后发展为斑块、结节或疣状病灶，表面形成溃疡，或呈菜花状，基底部有浸润，边界不清，易出血，常伴有炎症反应及恶臭。

三、治疗原则

(1)刮除术，电灼疗法：适用于浅表且小的基底细胞癌、浅表的鳞状细胞癌前病变和良性病变；适用于原发肿瘤直径小于 6 mm 的患者，治愈率高达 95％。刮除术，电灼疗法不适用于眼睑、鼻、唇、耳、头皮、颞部等颌面部的大多数病变，这些部位的肿瘤更适用于放射治疗。
(2)外科手术治疗：切除原发肿瘤，适用于肿瘤直径超过 1 cm 和大多数皮肤基底细胞癌患者的治疗，治愈率高。
(3)液氮冷冻治疗：可采用分次治疗，对原发肿瘤直径小于 1 cm 的眼睑病变治愈率高达 97％。
(4)放射治疗：适用于头颈部病变，也适用于不能手术的局部病变患者。对病变较大者，为避免术后肿瘤残存，可采用放疗与手术切除用综合治疗。
(5)化学治疗：对有远处转移的患者可进行全身化疗和局部涂抹化疗药物治疗，同时与其他方法联合进行姑息治疗。

四、健康教育要求

(1)教育内容的要求：教会患者患病的相关因素、治疗原则、药物知识、并发症、自我护理方法,以及自我放松训练的方法、心理暗示法、音乐疗法。

(2)选择健康教育方法:采用一对一交谈的方式进行健康教育。演示起床三步法、自我放松训练等方法。

(3)提供教育材料:病房提供疾病健康教育处方、健康教育展板、图文手册、药品说明书、电子滚动屏等。

(4)评估健康教育学习需求:评估患者对疾病的认知程度,评估患者行为与本病相关健康行为的关联,对疾病健康教育知识学习的需求。

(5)制定健康教育目标:患者能说出本病的病因、治疗原则、药物知识、并发症、自我护理方法,能配合各项检查和治疗,合理饮食,规律作息。

五、实施健康教育

1. 疾病知识指导

(1)向患者讲解皮肤癌的治疗原则、药物知识、并发症、自我护理方法。

(2)告知患者完善各项相关检查,解释各项检查的程序和注意事项。

2. 治疗指导

(1)化疗指导:对于皮肤多发病变的皮肤癌、不可手术切除、不可放疗的患者,可采用局部外涂治疗:①1%~5%氟尿嘧啶。②0.1%~0.2%博莱霉素软膏。③0.1%或0.3%全反式维A酸软膏。④1%秋水仙碱软膏。不仅对局部肿瘤有效,而且全身副作用小。全身化疗常用方案有:单药博来霉素(BLM);博来霉素＋氟尿嘧啶＋顺铂(BFP);阿霉素＋顺铂(AP)。博来霉素可静脉或肌肉注射给药,无明显骨髓抑制毒性,主要是皮肤黏膜毒性和肺毒性,常见发热、皮肤色素沉着、硬结红斑、指甲变色脱落、脱发、口腔溃疡、恶心呕吐、食欲缺乏等。肺毒性主要是间质性肺炎,年龄70岁以上,或总剂量超过400 mg,容易发生。

(2)为确保治疗效果,应按疗程按治疗计划坚持治疗,尽量避免治疗中断。

3. 护理知识指导

(1)使用博来霉素的患者,若有心肾功能不良、慢性肺病、胸部曾接受放疗者慎用或禁用。用药期间注意监测肺功能和肝肾功能。初次用药应警惕过敏反应,可先注射1/3剂量,观察无不良反应时再注射其余药量。

(2)肌肉注射博来霉素应注意更换注射部位,防止肌肉硬结,减少患者疼痛。

(3)皮肤癌患者合并溃疡有淡黄色或血性渗出液时,用2%过氧化氢冲洗溃疡处直至无白色泡沫时再用生理盐水冲洗,患者如感觉溃疡面疼痛,可加用生理盐水稀释盐酸利多卡因局部冲洗,一天2~3次,冲洗至无渗出液时方可停止冲洗。

4. 心理指导

皮肤癌大多发生在暴露部位,对外观形象有一定的影响。发生头面部的皮肤癌对患者的心理打击一般比预想的更严重。由于自我形象受损,患者会产生强烈的恐惧感和羞耻感,出现紧张、烦躁、易怒、敏感等情绪,对治疗消极悲观。因此,要鼓励患者与患者交流想法,排解紧张抑郁等情绪。让患者充分感受到被关心和被重视,指导家属不要在患者面前表现过分的痛苦,以免影响患者的情绪。多与患者沟通,及时解答治疗护理中的疑问,理解、关心患者,让患者感到关怀和温暖,从而改善患者情绪,保持良好的心态积极配合治疗,增强信心。

5. 出院指导

(1)注意保护局部皮肤,避免紫外线照射。

(2)饮食指导:食物品种多样化,以均衡饮食为主。

(3)定期复查:博来霉素肺毒性可表现为呼吸困难、干咳、乏力、可伴有发热,若出现此症状,应及时就诊。

六、健康教育效果评价

(1)健康教育效果反馈:患者能否复述疾病知识要点,是否积极配合治疗和护理,是否有正确的健康行为,是否情绪稳定、焦虑减轻或消除。

(2)效果评价方法:口头提问法、直接观察法、抽样计算法综合评价。

第二节　恶性黑色素瘤

恶性黑色素瘤(malignant melanoma)简称恶黑,是指来源于神经嵴的黑素细胞,在免疫缺陷、遗传因素及多种理化因素等影响下恶变而形成的一种恶性肿瘤。临床上恶性黑色素瘤可发生在皮肤、口腔、消化道、生殖系统的黏膜、眼球的睫状体、虹膜、脉络膜及脑膜的脉络膜等处。由于本病多发生于皮肤,也称为皮肤恶性黑色素瘤。最常见的转移部位是肺、肝、胃肠、脑。

一、发病特点

(1)白皮肤、金色或红色头发、蓝眼睛的人较其他人更易患本病。

(2)有黑痣和雀斑等色素沉着的部位易发生恶性黑色素瘤。

(3)本病高发年龄为 30~60 岁。

二、临床表现

(1)颜色:大多数恶性黑色素瘤有棕、黑、红、白或蓝色,混杂不匀。

(2)边缘:常参差不齐,呈锯齿状改变,因肿瘤向四周蔓延扩展或自行性退变所致。

(3)表面:不光滑,粗糙,伴有鳞形或片状脱屑,有时有渗液或渗血,病灶可高出皮表。

(4)感觉异常:局部有发痒灼痛或压痛。

(5)病灶周围皮肤可出现水肿,丧失原有皮肤光泽或变成白色、灰色。

三、治疗原则

(1)手术治疗:一旦明确诊断应尽快行原发灶扩大切除手术。扩大切除手术的安全边缘应根据病理报告中的肿瘤浸润深度决定。

(2)生物治疗:通过调动机体的抗癌能力,杀死机体内残存肿瘤细胞,应使用生物治疗如白细胞介素 2,干扰素,单克隆抗体等。

（3）放射治疗:恶性黑色素瘤对放疗并不敏感,除了对早期的雀斑型黑色素瘤有效外,对其他的原发灶一般疗效不佳,因此对原发灶一般不采用放疗。对皮肤和淋巴结转移、脑转移者可辅助放疗。

（4）化学治疗:恶性黑色素瘤对化疗药物多不敏感,但由于大多数晚期恶性黑色素瘤患者存在多器官转移,全身化疗是晚期恶性黑色素瘤患者姑息治疗的手段之一。

四、健康教育要求

（1）教育内容的要求:教会患者患病的相关因素、治疗原则、药物知识、并发症、自我护理方法,以及自我放松训练的方法、心理暗示法、音乐疗法。

（2）选择健康教育方法:采用一对一交谈的方式进行健康教育。演示起床三步法、自我放松训练等方法。

（3）提供教育材料:病房提供疾病健康教育处方、健康教育展板、图文手册、药品说明书、电子滚动屏等。

（4）评估健康教育学习需求:评估患者对疾病的认知程度,评估患者行为与本病相关健康行为的关联,对疾病健康教育知识学习的需求。

（5）制定健康教育目标:患者能说出本病的病因、治疗原则、药物知识、并发症、自我护理方法,能配合各项检查和治疗,合理饮食、规律作息。

五、实施健康教育

1. 疾病知识指导

（1）向患者讲解恶性黑色素瘤的治疗原则、药物知识、并发症、自我护理方法。

（2）告知患者完善各项相关检查,告知各项检查的程序和注意事项。

（3）定期监测血象,观察患者的治疗反应。

2. 治疗指导

（1）早期的彻底手术切除、术后辅以免疫治疗为目前的首选治疗方法。

（2）重组干扰素是采用现代基因工程制得的一类具有多种生物活性的糖蛋白,具有广谱、抗病毒、抗肿瘤活性和免疫调节作用,在恶性肿瘤的免疫治疗中具有重要地位。不良反应有轻中度发热、骨髓轻度抑制、注射局部疼痛、全身无力、食欲下降。长期大剂量应用可见脱发、血小板减少、甲状腺功能失调等。

（3）白细胞介素对增殖细胞和具有免疫活性效应的细胞有多种作用。大剂量用药可引起毛细血管通透性增加的综合征,如体重增加、体腔积液、肺水肿等。部分患者可出现低血压、发热、寒战、乏力、食欲下降、恶心、头痛等,停药后可好转。

（4）化疗指导:达卡巴嗪(氮烯咪胺)是治疗恶性黑色素瘤的主要化疗药。其不良反应有轻度恶心、呕吐、腹泻、肝肾功能损害等。用药后3周出现骨髓抑制,主要为白细胞和血小板减少。大剂量用药时可出现发热、肌肉疼痛、乏力头晕、全身不适等"流感"样症状。

3. 护理知识指导

（1）使用大剂量干扰素(剂量超过200万单位)均可见发热,初次注射后的反应最大,可给予解热药,如布洛芬、吲哚美辛等防止和减轻发热反应。

(2)对乙酰氨基酚和吲哚美辛可缓解白细胞介素引起的发热,但可能加重肾损害,应指导患者多饮水。

(3)使用达卡巴嗪化疗的患者指导其注意休息,多饮水以缓解不适;出现骨髓抑制,应给予对症处理。

(4)术后患者及时换药,保持创面干燥,预防感染;术后放置潘氏引流管的患者,告知防脱管相关知识。

4. 心理指导

护理人员应充分发挥社会及家庭的支持作用,对患者多关心和照顾,增加患者的安全感和信任感,列举或推荐痊愈的患者与之交流,用社会的力量,树立患者战胜病魔的信心。对心理承受能力极差的患者要高度重视,因不能接受癌症所带来的压力和恐惧会产生自杀倾向;部分患者由于担心家庭经济无法承受而拒绝治疗,要求家属 24 小时留陪,防止不良事件发生,护理人员要耐心地与患者沟通,鼓励患者间交流,减轻患者的痛苦和压力。

5. 出院指导

(1)定期复查。

(2)饮食指导。进食营养丰富,高蛋白、高热量、富含维生素的食物,以均衡饮食为主。

(3)对患病部位不要经常触碰和刺激。

六、健康教育效果评价

(1)健康教育效果反馈:患者能否复述疾病知识要点,是否积极配合治疗和护理,是否有正确的健康行为,是否情绪稳定、焦虑减轻或消除。

(2)效果评价方法:口头提问法、直接观察法、抽样计算法综合评价。

(孙丽　刘潋　胡龙霞)

第十七章　肿瘤健康教育处方

一、各种特殊检查健康教育处方

华中科技大学同济医学院附属协和医院

磁共振成像检查

尊敬的_____（女士/先生）：

为了帮助您早日恢复健康,请您仔细阅读以下内容并积极配合。

1. 检查前提供全部病史、检查资料及既往影像资料等。

2. 装有心脏起搏器、人工瓣膜、金属止血夹、内支架、怀孕三月内的孕妇和病情危重者,不能行此检查。

3. 对难以配合检查的儿童或神志不清者,须适当使用镇静剂。

4. 有以下情况需告知医生:

(1)手术史及药物过敏史;

(2)金属或磁性物质植入或溅入体内,包括金属节育环等;

(3)义齿、电子耳、义眼等。

5. 头、颈部检查者,前一日洗头,勿用护发品及化妆品。

6. 躯干检查者需脱外衣,保留不含金属的内衣裤,去除佩戴的磁性物品及金属品。

7. 上腹部检查宜空腹;下腹检查前半小时饮 500 mL 水,使膀胱充盈。

8. 检查时勿咳嗽或进行吞咽动作。

护士签名_____

___年___月___日

华中科技大学同济医学院附属协和医院

骨扫描检查

尊敬的_____(女士/先生):

为了帮助您早日恢复健康,请您仔细阅读以下内容并积极配合。

1. 提前预约,上午8点到ECT室口服或静脉注射造影剂,4~7小时后再行检查。

2. 请您在休息等待期间勿接触孕妇及小孩,不去公共场所,避免四处走动,如厕后便池反复冲洗。

3. 注射造影剂30分钟后饮水1 000~1 500 mL,以促进骨骼对造影剂的吸收和药物的代谢。

4. 排尿时应注意保持衣裤及皮肤清洁,避免尿渍污染形成伪影。

护士签名_____

___年___月___日

华中科技大学同济医学院附属协和医院

B超检查

尊敬的_____(女士/先生):

为了帮助您早日恢复健康,请您仔细阅读以下内容并积极配合。

1. 行心脏B超,休息片刻再平卧检查。

2. 行肝、胆、脾、胰B超,检查前一天少食油腻食物,检查前8小时(即检查前一天晚餐后)不宜再进食。

3. 同时行胃肠、胆道X线造影,应先行B超或在造影3日后进行。

4. 行子宫及其附件、输尿管、膀胱、前列腺B超前先憋尿,可饮温水1 000 mL左右以利膀胱充盈。

5. 行腹腔器官检查时,遇腹腔气体过多或有便秘者,可在检查前日晚服缓泻药或在检查前灌肠。

护士签名_____

___年___月___日

华中科技大学同济医学院附属协和医院
CT 检查

尊敬的＿＿＿＿（女士/先生）：

　　为了帮助您早日恢复健康，请您仔细阅读以下内容并积极配合。

1. 检查前提供详细病史及既往影像资料，以供参考。
2. 怀孕及哺乳期间妇女禁止行 CT 检查。
3. 告知医生有无药物过敏史及哮喘、荨麻疹等过敏性疾病。
4. 禁止佩戴金属物品，检查时暴露检查部位。
5. 腹部扫描者，在检查前 1 周内不能做钡剂造影、服用含钡或铋的药物；前 3 日内不能做其他各种腹部脏器的造影；前 2 日内不服泻剂。
6. 儿童或神志不清者、行 CT 增强扫描者，需有人陪同。
7. 使用造影剂前，需做碘过敏试验。
8. 盆腔 CT 需憋尿；肝脏、腹膜后 CT 需空腹；消化道、泌尿系、空腔脏器行增强 CT 需口服造影剂；实质脏器行增强 CT 需静脉造影。

护士签名＿＿＿＿＿＿

年　　月　　日

华中科技大学同济医学院附属协和医院
抽血检查

尊敬的＿＿＿＿（女士/先生）：

　　为了帮助您早日恢复健康，请您仔细阅读以下内容并积极配合。

1. 抽血前一日勿食油腻、高蛋白食物，勿大量饮酒及吸烟。
2. 采血前宜安静，不作过大的活动。
3. 行生化检查前需空腹 8～10 小时，如肝功能、空腹血糖、蛋白质、脂类等。（不宜过度空腹）
4. 放松心情，避免因恐惧造成血管收缩、增加采血难度。
5. 药物对检验的影响非常复杂，15 000 多种药物对检验有干扰作用，在检查前一天询问医生是否暂时停药，如不可停用，则应了解可能对检验结果产生的影响。
6. 抽血后按压针眼连同针眼上方 3～5 分钟，勿揉。有出血倾向者，延长按压时间。如局部出现淤血，24 小时后再行热敷。

护士签名＿＿＿＿＿＿

年　　月　　日

华中科技大学同济医学院附属协和医院
纤维支气管镜检查

尊敬的_____(女士/先生):

为了帮助您早日恢复健康,请您仔细阅读以下内容并积极配合。

1. 检查前按申请单上的要求备齐各项检查资料(CT、心电图、血常规、乙肝全套)。

2. 有义齿者应检查前取下。

3. 咯血者一般应止血半月后再做此项检查。

4. 检查前禁食4~6小时,检查后禁食2小时,之后先少量饮水,如无咳嗽可进半流质饮食。

5. 检查过程中应尽量避免刺激,防止咳嗽。

6. 检查后痰中少量带血属正常现象。若出血较多,及时告知医生。

7. 检查后尽量少讲话,使声带得到休息。

8. 检查前后备好纸巾,家属陪伴。

护士签名_____

年　　月　　日

二、饮食健康教育处方

(一)肿瘤患者的饮食健康教育处方

华中科技大学同济医学院附属协和医院
肿瘤患者的饮食

尊敬的_____(女士/先生):

为了帮助您早日恢复健康,请您仔细阅读以下内容并积极配合。

1. 宜食:

(1)优质蛋白质食物,如牛奶、鸡蛋、瘦肉、鱼类、豆制品及坚果类食品,如花生、核桃、莲子等(食管肿瘤患者除外);

(2)增加免疫功能食物,如香菇、蘑菇、木耳、银耳等;

(3)具有抗肿瘤作用的食物,如红薯(生食更佳)、芦笋、大蒜、洋葱、芋头、藕、菱角、胡萝卜、南瓜、青萝卜、百合、杏仁等;

(4)含维生素的蔬菜、水果,如胡萝卜、西红柿、柑橘,深绿色叶菜如菠菜、韭菜、莴苣叶、卷心菜、菜花等。

2. 忌食:油煎、过热、粗糙、辛辣刺激、盐腌、霉变、隔夜等食物;避免鱼、肉烧焦或直接熏烤;忌饮浓茶。

3. 少食:热性食物如牛肉、羊肉、狗肉等。

4. 限制脂肪和油类摄入,禁烟、酒。

护士签名_____

年　　月　　日

（二）肿瘤化疗患者饮食健康教育处方

华中科技大学同济医学院附属协和医院
化学治疗（化疗）的饮食

尊敬的_____（女士/先生）：

　　为了帮助您早日恢复健康，请您仔细阅读以下内容并积极配合。

　　1. 食欲不振者宜食煮、炖、蒸等食物。

　　2. 预防呕吐应限食含5-羟色胺丰富的水果、蔬菜，如香蕉、核桃、茄子等。

　　3. 呕吐者宜少食多餐，可选择薄荷类食物及温凉食物，忌气味太浓、油腻食物，并在饭前、饭后、睡前刷牙以去除异味。

　　4. 口腔溃疡者宜进食温热流质或无刺激性软食，可使用吸管，注意维生素及蛋白质的摄入，如新鲜蔬菜水果、牛奶、鸡蛋、瘦肉、鱼类及豆制品等。注意摄入足量主食，因含有丰富B族维生素，可促进口腔溃疡愈合。

　　5. 腹胀、腹泻者忌食粗纤维、带叶蔬菜、生、冷、辛辣及易产气（糖类、豆类、碳酸饮料等）的食物，宜进食含钾较高的食物，如土豆、橘子、桃子、杏等。

　　6. 便秘者宜多饮水，进食高纤维素食物，如带皮的新鲜水果、香蕉、山楂、茎叶类蔬菜、山药、地瓜及燕麦片等。

　　7. 少进甜食，食用过多在体内发酵、产酸，易引起胃肠不适。

护士签名_____

年　　月　　日

（三）肿瘤放疗患者饮食健康教育处方

华中科技大学同济医学院附属协和医院
放射治疗的饮食

尊敬的_____（女士/先生）：

　　为了帮助您早日恢复健康，请您仔细阅读以下内容并积极配合。

　　1. 放疗可产生热毒，宜食清热解毒、滋阴生津的食物，如藕汁、梨汁、萝卜汁、绿豆汤、冬瓜汤、海带、菱角、黄瓜、百合、香菇、银耳、荸荠、苹果、西瓜等。需要注意的是这类食物摄入量不宜过多，大量食用寒凉食品易损伤胃气，影响脾胃功能。同时还应补充鱼、肉、牛奶、蜂蜜、新鲜蔬菜、水果等。

　　2. 忌食热性食物，如狗肉、羊肉、兔肉、黄鱼、橘子、荔枝、龙眼、榴莲等，因为此类食物最易伤阴，会加重病情；同时也忌用温热类补品，如人参、鹿茸等。

　　3. 忌服辛辣香燥等刺激性食物，如胡椒、葱、蒜、韭菜、芥末等。

　　4. 头颈部肿瘤放疗期间，口咽疼痛不能进食者可先用1%的利多卡因漱口，再选择"超食疗法"，即优质浓缩的食物，如牛奶中加奶粉、新鲜橘汁加糖等。

护士签名_____

年　　月　　日

（四）肿瘤骨髓抑制患者饮食健康教育处方

华中科技大学同济医学院附属协和医院

骨髓抑制的饮食

尊敬的_____（女士/先生）：

为了帮助您早日恢复健康，请您仔细阅读以下内容并积极配合。

1. 预防白细胞及血小板下降：

（1）宜食动物内脏、蛋黄、瘦肉、鱼、黄鳝、泥鳅、河蟹及牛肉等；烹制以煮、炖等方法为佳，尽量将浮油去掉。

（2）配合药膳，如党参、黄芪、当归、红枣和花生等搭配的粥类。

2. 预防和纠正贫血：

（1）宜食含铁丰富的食物，如动物内脏、瘦肉、蛋黄等；

（2）蔬菜类有菠菜、芹菜、西红柿等；

（3）水果类有红枣、杏、桃子、葡萄干、菠萝、橘子、柚子等；

（4）阿胶膏：将东阿阿胶、红枣、花生、桂圆、芝麻、核桃一起熬制而成，放置冰箱冷藏保鲜，随用随食。

护士签名_____

年　　月　　日

三、肿瘤患者特殊治疗健康教育处方

（一）放射治疗健康教育处方

华中科技大学同济医学院附属协和医院

放 射 治 疗

尊敬的_____（女士/先生）：

为了帮助您早日恢复健康，请您仔细阅读以下内容并积极配合。

1. 放疗前后半小时暂禁食，放疗后静卧 30～60 分钟。

2. 放疗中保持摆位时体位，切忌自行移动，保持均匀的呼吸。

3. 保持照射野标记清晰、如标记线模糊及时找医生填补，切忌私自添加及涂改。

4. 穿宽松柔软的棉织衣服，照射野皮肤保持清洁干燥，避免摩擦。

5. 照射野皮肤禁涂刺激性或含重金属的药物如碘酊、万花油及胶布，忌用皂类擦洗，防止阳光直接照射。

6. 每日饮水量 3 000 mL 以上以利毒素排泄，饮用菊花茶及蜂蜜调配温开水以利清热解毒。

7. 忌饮浓茶、忌烟酒，忌食过热、过冷、油煎及过硬等刺激性食物。

8. 体温＞38℃，暂停放疗。

9. 有口腔、食道黏膜反应者进柔软、无渣饮食，餐后漱口或喝温开水冲洗食道。

10. 勿搔抓照射野皮肤，皮肤脱屑忌用手撕剥。

11. 放疗后 1 个月内要注意保护照射野皮肤。

护士签名_____

年　　月　　日

（二）化学治疗健康教育处方

华中科技大学同济医学院附属协和医院

化 学 治 疗

尊敬的＿＿＿＿＿＿（女士/先生）：

　　为了帮助您早日恢复健康，请您仔细阅读以下内容并积极配合。

　　1. 首选 PICC 途径注射化疗药物。

　　2. 选用外周静脉注射化疗药物者，输注过程中如出现穿刺点及周围皮肤发红、疼痛或不适，立即关闭输液器并告知护士。

　　3. 化疗期间限制探视人员。

　　4. 化疗期间多饮水，每日 3 000 mL。

　　5. 每日化疗结束后坚持下床活动。

　　6. 分泌物、排泄物及时处理，水池和便池多次冲洗。

护士签名＿＿＿＿＿＿
年　　月　　日

四、肿瘤各疾病健康教育处方

（一）鼻咽肿瘤健康教育处方

华中科技大学同济医学院附属协和医院

头、颈部放射治疗的饮食

尊敬的＿＿＿＿＿＿（女士/先生）：

　　为了帮助您早日恢复健康，请您仔细阅读以下内容并积极配合。

　　1. 头部肿瘤放疗：

　　宜服滋阴健脑、益智安神食物，如核桃、花生、奇异果、草莓、石榴、芒果、红枣、海带、猪脑等，可饮绿茶。

　　2. 颈部肿瘤放疗：

　　(1)宜选用清淡、低脂、无刺激、易咀嚼、易消化的温流质、半流质或软食，如新鲜蔬菜水果榨汁、粥、面条、馄饨和软饭等；

　　(2)选用温凉食品和酸性较低的饮品，可多食萝卜、菠菜、苋菜、蘑菇、芹菜、茭白、丝瓜、苦瓜、竹笋等含维生素 C、胡萝卜素较多的种类，水果应选雪梨、香蕉、柑子、荸荠(马蹄)、罗汉果、西瓜等，既可补充营养又具养阴生津作用。也可将西瓜、雪梨、苹果、桃子等榨汁口服；

　　(3)选用清热解毒的饮品，如金银花露、菊花茶；

　　(4)忌过咸、过辣、味过浓、粗糙或油炸坚硬的食物。

护士签名＿＿＿＿＿＿
年　　月　　日

肿瘤疾病护理健康教育

华中科技大学同济医学院附属协和医院
头颈部放疗的皮肤护理

尊敬的＿＿＿＿＿＿（女士/先生）：

为了帮助您早日恢复健康，请您仔细阅读以下内容并积极配合。

1. 放疗会引起不同程度的放射性皮炎，请您在放疗期间做好皮肤的保护。

2. 放疗期间穿宽松棉质低领衣服，避免衣领摩擦照射野皮肤。

3. 忌用肥皂及化学性护肤品，忌用含碘的消毒水涂擦或用胶布粘贴放疗区域皮肤。

4. 外出时请您使用遮阳用具，如遮阳伞、太阳帽等，避免阳光照射头颈部皮肤。

5. 放疗前温水清洗皮肤，保持照射野皮肤清洁，放疗标记清晰。放疗后涂擦比亚芬软膏保护皮肤。

6. 建议每日清洁皮肤后以温水轻拍照射区域皮肤 3～4 次，建议每日以新鲜芦荟叶片榨汁涂擦放射区域皮肤，做好皮肤的保湿工作。

7. 剪短指甲，忌搔抓放射区域皮肤，若感觉瘙痒可用指腹轻轻拍打。

护士签名＿＿＿＿＿＿

年　　月　　日

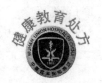

华中科技大学同济医学院附属协和医院
鼻腔冲洗

尊敬的＿＿＿＿＿＿（女士/先生）：

为了帮助您早日恢复健康，请您仔细阅读以下内容并积极配合。

1. 放疗会引起鼻腔内分泌物的增加，鼻腔冲洗是为了帮助您清除鼻腔内分泌物，增加放疗疗效，减少感染，保护鼻黏膜。

2. 放疗期间及放疗结束后半年至一年内，请您坚持每日行鼻腔冲洗 1～2 次，如自觉鼻腔堵塞严重也可酌情增加冲洗的次数。

3. 鼻腔冲洗的方法如下：

(1)洗鼻液的配置：一包鼻腔冲洗剂溶于 240 mL 的 37℃左右温水。

(2)洗净双手，将洗鼻液摇匀，冲洗时身体稍前倾，头偏向一侧，将冲洗器的鼻塞置于上侧鼻孔，张嘴，轻轻挤压冲洗器，让冲洗液从另一侧鼻腔或口腔流出，左右鼻腔交替进行冲洗。

(3)完毕，用温水漱口，清洗冲洗器备用。

4. 鼻腔冲洗的注意事项：

(1)冲洗时保持身体稍前倾，冲洗左侧鼻腔时稍向右偏头，对侧反之，冲洗时勿说笑或吞咽。

(2)冲洗时，冲洗器的开口稍贴近鼻腔壁，勿用力挤压瓶体，以免引起呛咳和鼻腔黏膜水肿。

(3)洗鼻时发现有血丝或出血，应立即停止冲洗，并告知医护人员。

(4)患有中耳炎或其他耳病时勿进行鼻腔冲洗，待耳病治愈后再行冲洗。

(5)每次冲洗后用温水清洗冲洗器，以免残留物堵塞开口。

(6)冲洗器为个人专用品，不可公用，以免交叉感染，应酌情定期更换冲洗器。

护士签名＿＿＿＿＿＿

年　　月　　日

华中科技大学同济医学院附属协和医院
气管套管的清洗

尊敬的_____（女士/先生）：

为了帮助您早日恢复健康,请您仔细阅读以下内容,并积极配合。

1. 清洗套管是为了及时地清除内套管内的痰液,以免痰液结痂堵塞内套管导致呼吸困难引起窒息,减少感染。

2. 清洗气管套管的方法:取下套管、生理盐水或冷开水浸泡、清洗干净→用75％酒精浸泡消毒15分钟→用生理盐水或冷开水冲洗干净→晾干、安装。

3. 清洗套管的注意事项:

(1)取下或安装套管时动作应轻柔。

(2)清洗干净后,手部取套管外上侧,外壁避免碰到内套管,以免污染。

(3)忌用热水浸泡、以免引起套管变形。

(4)安装时内套管要尽量将水沥干,避免呛咳。

(5)取下至安装全程时间不要超过30分钟。

护士签名_____

年　　月　　日

（二）胃肿瘤健康教育处方

华中科技大学同济医学院附属协和医院
胃癌术后注意事项

尊敬的_____（女士/先生）：

为了帮助您早日恢复健康,请您仔细阅读以下内容并积极配合。

1. 患者术后4～6小时血压平稳后取半卧位。

2. 胃肠减压会出现咽喉部疼痛不适现象,注意保持口腔清洁与湿润,必要时可含喉片减轻不适。胃管一般留置至肛门排气后拔除。

3. 术后禁饮食,肛门排气后可拔除胃管,拔管当日先给少量饮水,每次4～5汤匙,第二日进半量流食,每次50～80 mL,1～2小时一次;第三日进全量流食,每次100～150 mL,2～3小时一次;进食后如无不适,第四日可进半流质,以稀饭为好,术后10～14可进软食。要注意少量多餐(每日5～6次),一般需要6个月到1年才能恢复到正常的三餐次。避免进过甜过热流质,进餐后平卧10～20分钟,以防止倾倒综合征。

4. 早期活动,术后1～3天根据情况逐步下床活动。

5. 定时翻身,保持皮肤清洁干燥,防止压疮发生。

6. 出院后保持规律的生活和饮食,保持乐观情绪,如有不适,及时就诊。定期化疗和复诊。

护士签名_____

年　　月　　日

华中科技大学同济医学院附属协和医院

结、直肠肿瘤

尊敬的_____（女士/先生）：

为了帮助您早日恢复健康，请您仔细阅读以下内容并积极配合。

1. 肠道准备的目的和方法：

方法：包括控制饮食、清洁肠道、药物使用三方面。

（1）控制饮食：术前一周进食高蛋白、高热量、高维生素、易于消化的少渣饮食，术前2～3天进流食，有肠梗阻者应禁食补液。

（2）清洁肠道：术前2～3天给口服缓泻剂或普通灌肠，术前1日晚及手术日晨作清洁灌肠或术前1日口服全肠道灌洗液。

（3）药物使用：术前2～3天给口服肠道不易吸收的抗生素，如链霉素、甲硝唑等，并同时补充维生素K。

2. 手术日晨留置尿管，因为结直肠手术有损伤输尿管和膀胱的可能，直肠切除后容易导致尿潴留。

3. 术后4～6小时病情稳定后取半卧位。

4. 术后禁食、静脉补液至肛门排气或结肠造口开放后进流食，如菜汤、米汤等，1周后逐步过渡为软食。

5. 鼓励早期床上活动，术后1天根据情况逐步下床活动。

6. 直肠癌根治术后易损伤骶部神经或造成膀胱后倾，可致尿潴留，故术后均需放置尿管。注意训练膀胱舒缩功能，即夹闭导尿管，根据尿意开放，术后7～10天可除尿管。

护士签名_____

年　　月　　日

第十七章　肿瘤健康教育处方

（三）大肠癌健康教育处方

华中科技大学同济医学院附属协和医院

结、直肠肿瘤

尊敬的_____（女士/先生）：

为了帮助您早日恢复健康，请您仔细阅读以下内容，并积极配合。

1. 肠道准备的目的和方法：

方法：包括控制饮食、清洁肠道、药物使用三方面。

（1）控制饮食：术前一周进食高蛋白、高热量、高维生素、易于消化的少渣饮食，术前2～3天进流食，有肠梗阻者应禁食补液。

（2）清洁肠道：术前2～3天给口服缓泻剂或普通灌肠，术前1日晚及手术日晨作清洁灌肠或术前1日口服全肠道灌洗液。

（3）药物使用：术前2～3天给口服肠道不易吸收的抗生素，如链霉素、甲硝唑等，并同时补充维生素K。

2. 手术日晨留置尿管，因为结直肠手术有损伤输尿管和膀胱的可能，直肠切除后容易导致尿潴留。

3. 体位：术后4～6小时病情稳定后取半卧位。

4. 饮食：术后禁食、静脉补液，至肛门排气或结肠造口开放后进流食，如菜汤、米汤等，1周后逐步过渡为软食。

5. 活动：鼓励早期床上活动，术后1天根据情况逐步下床活动。

6. 尿管：直肠癌根治术后易损伤骶部神经或造成膀胱后倾，可致尿潴留，故术后均需放置尿管。注意训练膀胱舒缩功能，即夹闭导尿管，根据尿意开放，术后7～10天可除尿管。

护士签名_____

年　　月　　日

（四）淋巴瘤健康教育处方

华中科技大学同济医学院附属协和医院

淋 巴 瘤

尊敬的＿＿＿＿＿＿（女士/先生）：

 为了帮助您早日恢复健康，请您仔细阅读以下内容并积极配合。

1. 借助医护人员的专业力量在最短时间内适应角色的转变。
2. 多与其他患者、医护人员交流与沟通，提高自护能力和依从性。
3. 住院期间注意个人卫生，防止感染。
4. 注意劳逸结合，提高机体抗病能力。
5. 鼓励进食，增进全身营养，促进造血功能的恢复。

护士签名＿＿＿＿＿＿

年 月 日

（五）多发性骨髓瘤健康教育处方

华中科技大学同济医学院附属协和医院

多发性骨髓瘤

尊敬的＿＿＿＿＿＿（女士/先生）：

为了帮助您早日恢复健康，请您仔细阅读以下内容并积极配合。

1. 首选经 PICC 途径注射化疗药物。
2. 劳逸结合，尤其中老年人，注意不要过度劳累，保持心情舒畅。
3. 睡硬板床，减少体重对骨骼的压力。
4. 注意安全，活动时由家人陪同，预防跌伤，防病理性骨折。
5. 进高钙、低蛋白质、低钠饮食。
6. 轻度贫血者适当活动，重度贫血者绝对卧床休息。
7. 凝血功能障碍者，避免碰撞，如有出血情况，及时告知医护人员。
8. 高黏滞综合征者，多饮水。观察视力及听力有无障碍。
9. 口服地塞米松时，应在餐后半小时服用，减少对胃部的刺激。

护士签名＿＿＿＿＿＿

年 月 日

肿瘤疾病护理健康教育

（六）肺肿瘤健康教育处方

华中科技大学同济医学院附属协和医院
肺肿瘤

尊敬的_____（女士/先生）：

为了帮助您早日恢复健康,请您仔细阅读以下内容并积极配合。

1. 戒烟,避免被动吸烟。

2. 正确咳痰:先深呼吸 5～6 次,再吸气后迅速将痰咳出。

3. 胸腔引流时,避免引流管扭曲、堵塞、过度牵拉、脱落,保持引流袋低于穿刺点水平。

4. 上腔静脉压迫征者避免在上肢静脉输液,卧床时抬高床头 30°～45°,避免情绪紧张,进低盐饮食。

5. 放疗期间防止受凉、感冒。

护士签名_____

年　　月　　日

华中科技大学同济医学院附属协和医院
胸部手术前呼吸功能锻炼

尊敬的_____（女士/先生）：

为了帮助您早日恢复健康,请您仔细阅读以下内容,并积极配合。

1. 术前的呼吸功能锻炼可以改善肺功能,提高对手术的耐受性,降低术后并发症的发生率。呼吸功能锻炼方法都很简单,请您一定要坚持下来!

2. 上下楼锻炼,每日两次,时间以能耐受为准。

3. 每日早晚到室外活动或慢跑,方法:散步 50 米慢跑 50 米,不要求速度和时间。

4. 原地做蹲起运动,从每次 5 个开始,逐渐增加,每天 3 次。

5. 做深呼吸运动,每次 10～20 分钟,每日 2 次。

6. 练习腹式呼吸和缩唇呼吸,能有效加强膈肌运动,提高通气量,减少氧耗量,改善呼吸功能,增加活动耐力。

护士签名_____

年　　月　　日

华中科技大学同济医学院附属协和医院

肺肿瘤术后呼吸功能锻炼

尊敬的_____(女士/先生):

为了帮助您早日恢复健康,请您仔细阅读以下内容并积极配合。

呼吸训练:

1. 伤口疼痛时行腹式呼吸。

2. 疼痛减轻后恢复胸式呼吸。

3. 拆线后行胸部深呼吸,再逐渐过渡到吹瓶子、吹气球等有阻力的呼吸运动训练。

局部呼吸功能锻炼:

1. 肺上部通气:双手叉腰、放松、深呼吸。

2. 肺下部通气和膈肌运动:深呼吸,吸气时高举双手,呼气时手还原,吸呼时间之比为 1∶2 或 1∶3。

3. 一侧肺下部通气和膈肌运动:身体屈向对侧作深呼吸,吸气时高举双手,呼气时手还原,吸呼时间之比同上。

咳嗽训练:

1. 用手按压术侧胸壁,吸气时两手放松,咳出时再紧按胸部。

2. 经常叩击胸背部。

护士签名_____

年　　月　　日

(七)食管肿瘤健康教育处方

华中科技大学同济医学院附属协和医院

食管肿瘤

尊敬的_____(女士/先生):

为了帮助您早日恢复健康,请您仔细阅读以下内容并积极配合。

1. 饮食宜少量多餐、细嚼慢咽、由稀到干,进食后饮少量温水,取半卧位 30 分钟。

2. 忌过烫、过硬、油煎、霉变、腌制、辛辣食物及碳酸饮料,忌烟、酒及浓茶。

3. 放疗期间饮菊花、金银花茶。

4. 口服药应磨成粉末状服用。

5. 加强口腔清洁,勤漱口。

护士签名_____

年　　月　　日

（八）乳腺肿瘤健康教育处方

华中科技大学同济医学院附属协和医院
乳腺疾病术前护理

尊敬的_____（女士/先生）：

为了帮助您早日恢复健康，请您仔细阅读以下内容并积极配合。

1. 戒烟戒酒，预防肺部并发症。

2. 避免受凉，防止呼吸道感染。

3. 手术前洗头、洗澡、修剪指甲（去指甲油），男性患者请剃胡须。

4. 手术前晚 10 点钟以后禁食、禁饮水，直至手术结束后 6 个小时。

5. 请耐心在病房等待医生、麻醉师与您谈话签字，护士为您备皮、输液等，手术前晚请不要请假回家。

6. 手术当天早晨请更换干净的病员服，如有高血压病史并在服用降压药者，请饮少量水送服降压药。女患者如有长发请用橡皮筋扎紧，取下所有饰品（如发卡、眼镜、项链、戒指、手表等）。如有活动义齿请取出，戴手术帽和手腕带，请医生做好手术标记，贵重物品请家属保管好后进入手术室。

7. 如果您有以下症状请告知医生和护士，延期手术：感冒、发热、咳嗽、女性患者月经来潮。

8. 避免紧张，保持良好的心态，保证良好的睡眠。

护士签名_____
年　　月　　日

华中科技大学同济医学院附属协和医院
乳腺疾病术后护理

尊敬的_____（女士/先生）：

为了帮助您早日恢复健康，请您仔细阅读以下内容并积极配合。

1. 麻醉清醒后取半卧位，有利于伤口渗出物的引流。

2. 保持引流管的通畅，引流管勿打折、受压、扭曲。

3. 术后 6 小时如无恶心呕吐可进少量流质饮食，如米汤、菜汤、果汁等，根据患者情况逐步过渡到半流质饮食（如稀饭、面条等）或普通饮食。常吃含有抑制癌细胞的食物，如卷心菜、荠菜、蘑菇等；常吃干果类食物，如芝麻、南瓜子、花生等，它们富含多种维生素及微量元素、纤维素、蛋白质和不饱和脂肪酸。

4. 患侧手臂的护理，保持患侧手臂血液循环通畅及淋巴回流通畅。在患侧肘部垫一软枕并抬高患肢，以减轻或预防上肢水肿发生。同时保持位置舒适。

5. 术后早期下床活动，预防压疮和下肢深静脉血栓等并发症。

6. 术后 24 小时内麻醉清醒后，即可开始进行手指和腕部的屈曲和伸展运动，在伤口愈合前，不做手臂外展运动。

①术后当天进行患肢的伸指、握拳和转腕运动，每次 1 分钟，每日 3～5 次。

②术后 1～3 天开始增加肘关节屈伸运动，每次 2 分钟，每日 3～5 次。

护士签名_____
年　　月　　日

华中科技大学同济医学院附属协和医院
乳腺疾病术后后期功能锻炼

尊敬的_____（女士/先生）：

　　为了帮助您早日恢复健康，请您仔细阅读以下内容并积极配合。

　　可重复做上述的各项练习，特别是扶墙抬高上肢的运动，可使上肢及肩关节的活动范围逐渐恢复正常。为了进一步使各项动作协调、自然、轻松、还可以进行以下几项功能锻炼。

　　1. 上肢旋转运动：先将患肢上肢自然下垂，五指伸直并拢。自身体前方逐渐抬高患肢至最高点，再从身体外侧逐渐恢复原位。注意上肢高举时要尽量伸直，避免弯曲，动作应连贯，亦可从反方向进行锻炼。

　　2. 上肢后伸运动：患者应保持抬头挺胸。

　　3. 患者还可在日常生活中进行提、拉、抬、举物体的各种负重锻炼，以增强患侧上肢的力量，使其功能完全恢复正常。

　　4. 术后3个月开始，可结合自己的兴趣爱好，配合游泳、乒乓球等体育运动。

　　锻炼需要循序渐进、持之以恒，注意锻炼应不引起疲劳为宜。

护士签名_____
年　　月　　日

华中科技大学同济医学院附属协和医院
赫赛汀治疗的护理

尊敬的_____（女士/先生）：

　　为了帮助您早日恢复健康，请您仔细阅读以下内容并积极配合。

　　1. 靶向治疗药物赫赛汀（herceptin）其活性成分为曲妥珠单抗，是一种重组 DNA 衍生的人源化单克隆抗体，应用于转移性乳腺癌、乳腺癌辅助治疗和转移性胃癌。

　　2. 请妥善保存。首次用药时，备齐冰包、温度计以备运送途中使用。药物应放置于 2～8℃ 下冰箱中贮存。本药禁止冷冻，冻溶过的药物蛋白质变性会造成效价降低。在冰箱存放时不能贴壁，不能放在冷冻室，平时将冰包内的冰块冷冻保存，如遇短时停电，可将药物保存在冰包里。冰箱内温度应定期监测，冰箱内存放的剩余药液不必反复取出检查，避免污染。

　　3. 请当面交接。因药物贵重且稀释后低温保存可使用 28 天，指定治疗班护士负责接收药物。首先将剩余药品交给护士，当面点清，药物应为无色至淡黄色的透明液体，无结冰，检查药物开启日期、已使用量及剩余量，确认配制好的溶液未超过 28 天，然后交接未开启的新药。

　　4. 申请赠药。使用赫赛汀两个月内，患者可凭证件到中国癌症基金会赫赛汀患者援助项目办公室进行入组申请，成功入组后，备齐证件到定点药房领取赠药，认真填写项目随访领药手册。

　　5. 如有不适，及时反映。治疗过程中需要使用心电监护，护士会随时巡视。如有发热、寒战、恶心呕吐、气促咳嗽、心慌等症状，及时告知医务人员。

护士签名_____
年　　月　　日

（九）宫颈肿瘤健康教育处方

华中科技大学同济医学院附属协和医院

宫颈肿瘤

尊敬的_____（女士）：

为了帮助您早日恢复健康，请您仔细阅读以下内容并积极配合。

1. 饮食调养以养血滋阴，健脾补肾为主，如猪肝、莲藕、木耳、阿胶、甲鱼、牛奶、鸡蛋、枸杞等。

2. 若因放疗出现放射性膀胱炎和放射性直肠炎时，给予清热利湿，滋阴解毒作用的膳食，如西瓜、薏仁、荸荠、莲藕、菠菜等。

3. 保持会阴部清洁干燥，坚持阴道冲洗3～6个月，预防阴道粘连，减少盆腔感染。治疗期间禁止性生活，待所有放化疗结束后3个月复查，结果正常方可开始性生活。

4. 照射野皮肤护理：

(1)保持定位线清晰，模糊时请医生添加。

(2)穿全棉、柔软、宽大透气的内衣裤。

(3)用温水和柔软毛巾轻轻擦洗，禁用肥皂或热水浸浴。

(4)照射野皮肤如出现红肿、干燥、瘙痒或脱屑，勿搔抓及撕剥，防止感染。

护士签名_____

年　　月　　日

华中科技大学同济医学院附属协和医院

宫颈肿瘤组织间插植放疗

尊敬的_____（女士）：

为了帮助您早日恢复健康，请您仔细阅读以下内容并积极配合。

1. 进食高蛋白、高维生素、少渣、低纤维、易消化的半流质或软食。避免吃易产气的食物，如糖、豆类、碳酸类饮料，忌辛辣刺激性食物。

2. 插植前清洁外阴，排空大小便，插植后避免用力排便，必要时遵医嘱服用通便药物。

3. 留置尿管者应多饮水，保持外阴清洁，夹管后每2小时开放一次。

4. 适当活动，取平卧位或侧卧位，每2小时翻身一次，宜采取30°翻身法，预防压疮，必要时使用气垫床，平卧位时，双手垫于臀下，双脚交替屈膝，避免大幅度翻身等剧烈活动，防止将插植针带出体外。

5. 疼痛时遵医嘱使用止痛药物，难以入睡时可遵医嘱口服安眠药。

6. 往返病房及放疗室途中避免坠床。

护士签名_____

年　　月　　日

华中科技大学同济医学院附属协和医院

糖尿病饮食治疗

尊敬的＿＿＿＿＿＿（女士/先生）：

为了帮助您早日恢复健康，请您仔细阅读以下内容并积极配合。

1. 平衡膳食，合理安排各种营养物质在膳食中所占的比例。

2. 低脂肪、适量优质蛋白质、足量碳水化合物饮食。

（1）严格控制脂肪的摄入，烹调用油尽量控制在每日 50 g，避免高脂肪性食物，如蟹黄、肥肉、动物内脏及动物表皮；少食高隐形脂肪的坚果类食物，如瓜子、花生、杏仁等。

（2）蛋白质的摄入量宜控制在每日 50～100 g 之间，如瘦肉、鱼类、禽蛋类等。

（3）碳水化合物是指保证足够主食的摄入，如米饭、面食等；严格限制单糖类食物的摄入，如蔗糖、麦芽糖、葡萄糖、果糖等。

3. 鼓励高纤维饮食。主食中搭配一定量的粗粮；多食用含纤维素高的蔬菜，如白菜、芹菜、韭菜等，利于血糖和血脂的下降，改善糖耐量及大便的通畅。

4. 清淡饮食。烹饪方式宜采用蒸、煮，避免油炸及红烧方式；减少盐的摄入，每日食盐不超过 6～8 g。

5. 饮食有规律，定时定量定餐，一天不少于 3 餐。

6. 遵医嘱用药，忌擅自增减药量或停药。

7. 有头晕、心慌、饥饿感和出冷汗等不适时请护士立即为您测血糖。发现血糖过低时，按医嘱进食高糖食物，半小时后再复测血糖。

若在无法测血糖的情况下，先进食含糖饮料、糖块、饼干等高糖食物，以缓解低血糖症状，防止血糖进一步下降引起低血糖昏迷。

护士签名＿＿＿＿＿＿

年　　月　　日

（十）肿瘤合并糖尿病运动和饮食健康教育处方

华中科技大学同济医学院附属协和医院

糖尿病运动治疗

尊敬的＿＿＿＿＿＿（女士/先生）：

为了帮助您早日恢复健康，请您仔细阅读以下内容并积极配合。

1. 运动治疗要求有一定的强度和持续时间，强度要遵循个体化及循序渐进的原则。

（1）运动方式：选择有氧运动，如散步、慢跑、骑自行车、爬山、游泳等。

（2）运动持续时间：开始运动时间持续 10～20 分钟，逐步增加至 30～40 分钟。

（3）运动量：以稍有疲乏感为最佳活动量。

2. 运动应在餐后 1 小时进行，以防出现低血糖。锻炼能使降血糖药物的需要量减少，因此要及时与医生沟通，调整剂量。

3. 运动治疗要持之以恒，每周 3～4 次为最佳。

4. 进行运动治疗前，应当检查血压、尿蛋白、眼底、心电图及运动试验等，以判断有无并发症及其轻重，以选择合适的运动方式。

5. 不要空腹运动，随身携带饼干、糖块等。运动前后最好进行血糖监测，防止运动中发生低血糖。

6. 选择合适的运动场地，最好结伴运动。心肺异常者，出现气促、心悸时应停止运动。

7. 注意足部的清洁，穿着棉质宽松的服装及鞋袜，每日对双足进行检查。

护士签名＿＿＿＿＿＿

年　　月　　日

肿瘤疾病护理健康教育

五、肿瘤患者出院健康教育处方

华中科技大学同济医学院附属协和医院

出院后复查与随诊

尊敬的_____(女士/先生)：

为了帮助您早日恢复健康,提高生存质量请您仔细阅读以下内容,并积极配合。

1. 肿瘤治疗结束一年内,应每3个月定期复查1次;从第2年开始,每半年定期复查1次;5年以后,每年定期复查一次。

2. 就诊时,应带齐我院或其他医院门诊病历、住院病历(包括手术记录、支气管镜、食道镜、病理检查、X线片、CT片、磁共振成像、B超等检查报告单)。

3. 如发现原来肿瘤病灶部位及其附近有新生的肿物、结节、破溃、出血;头晕乏力、食欲不振、体重减轻、贫血出血加重等应及时到医院就诊。

护士签名_____

年　　月　　日

参 考 文 献

[1] 赵锐瑾.肿瘤健康教育[M].北京:军事医学科学出版社,2012.

[2] 赵平,孔灵芝.中国肿瘤死亡报告——全国第三次死因回顾抽样调查[M].北京:人民卫生出版社,2010.

[3] 汤钊猷.现代肿瘤学[M].3版.上海:复旦大学出版社,2011.

[4] 闻曲,刘义兰,喻姣花.新编肿瘤护理学[M].北京:人民卫生出版社,2011.

[5] 黄津芳.住院患者健康教育指南[M].3版.北京:人民军医出版社,2015.

[6] 夏同礼.肿瘤实验诊断学[M].北京:北京科技技术出版社,2005.6.

[7] 高基民,张筱骅.肿瘤的检验诊断[M].北京:人民卫生出版社,2015.

[8] 孙燕,汤钊猷.UICC临床肿瘤学手册[M].北京:人民卫生出版社,2006.

[9] 李厚文.肺癌早期诊断与多学科治疗示例[M].北京:人民卫生出版社,2013.

[10] 谌永毅,马双莲.肿瘤科分册[M].长沙:湖南科学技术出版社,2008.

[11] 王建荣,罗莎莉.肿瘤疾病护理指南[M].北京:人民军医出版社,2013.6.

[12] 张绍敏,陈萍.呼吸疾病专科护理[M].北京:化学工业出版社,2006.6.

[13] 郝玉玲.临床护理健康教育[M].北京:科学技术文献出版社,2009.

[14] 崔新建,兰克涛.实用PET/CT肿瘤诊断学[M].北京:人民卫生出版社,2010.

[15] 孙达.放射性核素骨显像[M].杭州:浙江大学出版社,2000.

[16] 王玉琼.外阴、阴道手术患者的护理[M].北京:人民卫生出版社,2005.

[17] 包家明.护理健康教育与健康促进[M].杭州:浙江大学出版社,2008.

[18] 黄金,姜冬久.患者健康教育理论与实践[M].北京:人民卫生出版社,2002.

[19] 黄选兆,汪吉宝,孔维佳,等.实用耳鼻咽喉头颈外科[M].北京:人民卫生出版社,2009.

[20] 邹万忠.肾活检病理学[M].北京:北京大学医学出版社,2006.

[21] 李鸣等.泌尿生殖系肿瘤外科学[M].北京:人民卫生出版社,2011.

[22] 陆以佳.外科护理学第[M].2版.北京:人民卫生出版社,2001.

[23] 刘浔阳,黄飞舟.外科造口学[M].长沙:中南大学出版社,2004.

[24] 孙则禹,孙光,孙颖浩.睾丸肿瘤[M].上海:人民卫生出版社,2006.

[25] 周际昌.实用肿瘤内科治疗[M].北京:科学技术出版社,2010.

[26] 茅国新,徐小红,周勤.临床肿瘤内科学[M].北京:科学出版社,2015.

[27] 孙燕,石远凯.临床肿瘤内科手册[M].北京:人民卫生出版社,2010.

[27] 尤黎明,吴瑛.内科护理学[M].北京:人民卫生出版社,2006.

[29] 郑守华,李秋洁.临床肿瘤护理学[M].北京:人民卫生出版社,2008.

[30] 张乐丰,李变兰.浅谈预防医学教学中职业肿瘤的原生级预防[J].中国医学理论与实践,2007,17(11):1159-1160.

[31] 杨波.不良生活方式与癌相关关系的探讨[J].中国保健营养,2012(10):3656-3657.

[32] 姜玉华,李贞,程玉峰等.心理因素与癌症的关系[J].中国临床康复,2002,6(1):92-93.

[33] 韩仁强,黄建萍,周全意.江苏省第三次死因回顾调查恶性肿瘤死亡水平分析[J].江苏预防医学,2011,22(4):1-4.

[34] 董桂花,严风珍. 癌症与饮食营养探讨[J]. 实用医技志,2013,20(1):99-100.

[35] 魏晓莉. 肿瘤免疫治疗的研究进展[J]. 国际药学研究,2014,40(1):57-62.

[36] 周玉洁,李莉,等.乳管内视镜检查的护理配合及心理护理[J].现代护理,2006,12(22):22-23.

[37] 贺亚娟,李占文,余婉芬等.纤维乳管内视镜在乳腺疾病中的应用与护理[J].中国现代医生.2011,49(18):62-63.

[38] 刘静,蒋美玲.乳管内视镜检查的护理体会[J].吉林医学,2010,31(14):2011-2012.

[39] 杨巧玲.小儿肾母细胞瘤的护理[J].当代护士,2012,1:80-81.

[40] 屈慧婷,杨玉琼,汪子钰.视网膜母细胞瘤眼球摘除术患儿围术期心理护理[J].护理实践与研究,2013,10(5):130-131.

[41] 黄招娣,莫春玲,雷寅莲.儿童神经母细胞瘤围手术期的护理体会[J].中国医药指南,2012,10(21):303-305.

[42] 武莹.19例高危型神经母细胞瘤患儿应用化疗的观察与护理[J].护理研究,2012,9(29):140-144.

图书在版编目（ＣＩＰ）数据

肿瘤疾病护理健康教育 / 孙丽等主编. -- 武汉：湖北科学技术
出版社, 2017.9
ISBN 978-7-5352-9549-1

Ⅰ.①肿… Ⅱ.①孙… Ⅲ.①肿瘤学－护理学－健康教育学
Ⅳ.①R473.73②R193

中国版本图书馆 CIP 数据核字(2017)第 172454 号

责任编辑：冯友仁　　　　　　　　　　　　　　　　封面设计：曾雅明

出版发行：湖北科学技术出版社　　　　　　　　　　电话：027-87679447
地　　址：武汉市雄楚大街 268 号　　　　　　　　　邮编：430070
　　　　　（湖北出版文化城 B 座 13-14 层）
网　　址：http://www.hbstp.com.cn

印　　刷：武汉市江城印务有限公司　　　　　　　　邮编：430024

787×1092　　　　　　1/16　　　　　　18.25 印张　　　　　　460 千字
2017 年 9 月第 1 版　　　　　　　　　　　　　　2017 年 9 月第 1 次印刷
　　　　　　　　　　　　　　　　　　　　　　　　定价：45.00 元

本书如有印装质量问题　可找承印厂更换